DE LA
SYPHILIS VACCINALE

Publications de l'Académie impériale de médecine.

BULLETIN DE L'ACADÉMIE IMPÉRIALE DE MÉDECINE, rédigé sous la direction de MM. F. Dubois et J. Béclard, secrétaires de l'Académie de médecine, paraissant régulièrement tous les quinze jours, depuis le 15 octobre 1836, par cahiers de 48 pages in-8. Prix de l'abonnement par année : pour la France, 15 fr. ; pour l'étranger, 18 fr. 50.

MÉMOIRES DE L'ACADÉMIE IMPÉRIALE DE MÉDECINE, T. 1er, 1828. —T. 2e, 1832.— T. 3e, 1833.— T. 4e, 1834.—T. 5e, 1836. — T. 6e, 1837.— T. 7e, 1838.— T. 8e, 1840. — T. 9e, 1841. — T. 10e, 1843. — T. 11e, 1845.— T. 12e, 1846. — T. 13e, 1847. — T. 14e, 1849. — T. 15e, 1850. — T. 16e, 1851. — T. 17e, 1853. T. 18e, 1854. — T. 19e, 1855. — T. 20e, 1856. — T. 21e, 1857, T. 22e, 1858. — T. 23e, 1859. — T. 24e, 1860. — T. 25e, 1861. — T. 26e, 1863-64. — T. 27e, 1865-66. 27 vol. in-4, avec planches.

Prix réduit de la collection, 320 fr. Chaque volume, séparé, 20 fr.

HISTOIRE DES MEMBRES DE L'ACADÉMIE ROYALE DE MÉDECINE, ou Recueil des Éloges lus dans les séances publiques, par E. Pariset, secrétaire perpétuel de l'Académie impériale de médecine. *Édition complète*, précédée de l'Éloge de Paris et, publiée sous les auspices de l'Académie, par F. Dubois, secrétaire perpétuel de l'Académie. Paris, 1850, 2 vol. grand in-18. 7 fr.

Cet ouvrage comprend : Discours d'ouverture de l'Académie impériale de médecine, — Éloges de Corvisart, — Cadet de Gassicourt, — Berthollet, — Pinel, — Beauchêne, — Bourru, — Percy, — Vauquelin, — G. Cuvier, — Portal, — Chaussier, — Dupuytren, — Scarpa, — Desgenettes, — Laennec, — Tessier, — Huzard, — Marc, — Lodibert, — Bourdois de la Motte, — Esquirol, — Larrey, — Chevreul. — Lerminier, — A. Dubois, — Alibert, — Robiquet, — Double, — Et. Geoffroy Saint-Hilaire, — Ollivier (d'Angers), — Breschet, — Lisfranc, — A. Paré, — Broussais, — Bichat.

DE LA FIÈVRE PUERPÉRALE. De sa nature et de son traitement. Communications à l'Académie impériale de médecine, par MM. Guérard, Depaul, Beau, Piorry, Hervez de Chégoin, Trousseau, Paul Dubois, Cruveilhier, Danyau, Cazeaux, Bouillaud, Velpeau, J. Guérin ; précédé de l'indication bibliographique des écrits publiés sur la fièvre puerpérale. Paris, 1858, in-8. 6 fr.

RAPPORTS ET INSTRUCTIONS de l'Académie impériale de médecine SUR LE CHOLÉRA-MORBUS, suivis de conseils aux administrateurs, aux médecins et aux citoyens, *publiés par ordre du gouvernement.* Paris, 1831-1832, 2 parties in-8. 4 fr.

HISTOIRE ACADÉMIQUE du Magnétisme animal, accompagnée de notes et de remarques critiques sur toutes les observations et expériences faites jusqu'à ce jour, par MM. Frédéric Dubois et Burdin. Paris, 1841, in-8. 8 fr.

RAPPORT A L'ACADÉMIE IMPÉRIALE DE MÉDECINE SUR LA PESTE ET LES QUARANTAINES, fait au nom d'une commission, par le docteur Prus, accompagné de pièces et documents, et suivi de la discussion au sein de l'Académie. Paris, 1846, 1 vol. in-8 de 1050 pages. 4 fr.

DES PLAIES D'ARMES A FEU. Communications à l'Académie impériale de médecine, par MM. Baudens, Roux, Malgaigne, Amussat, Blandin, Piorry, Velpeau, Huguier, Jobert (de Lamballe), Bégin, Rochoux, A. Devergie. Paris, 1849, in-8. 3 fr. 50

Paris. — Imprimerie de E. MARTINET, rue Mignon, 2.

DE LA
SYPHILIS VACCINALE

COMMUNICATIONS

A L'ACADÉMIE IMPÉRIALE DE MÉDECINE

PAR MM.

DEPAUL, RICORD, BLOT,

Jules GUÉRIN, TROUSSEAU, DEVERGIE, BRIQUET,

GIBERT, BOUVIER, BOUSQUET,

SUIVIES DE MÉMOIRES

SUR

LA TRANSMISSION DE LA SYPHILIS PAR LA VACCINATION

ET LA VACCINATION ANIMALE

PAR MM.

A. VIENNOIS (de Lyon),

PELLIZZARI (de Florence), PALASCIANO (de Naples),

PHILIPEAUX (de Lyon) et AUZIAS-TURENNE.

PARIS

J.-B. BAILLIÈRE ET FILS,

LIBRAIRES DE L'ACADÉMIE IMPÉRIALE DE MÉDECINE,

Rue Hautefeuille, 19.

1865

AVIS DES ÉDITEURS

C'est à l'Académie de médecine que viennent se débattre et se résoudre tous les grands problèmes que les progrès de la science et de l'art peuvent soulever.

Lorsque nous avons publié les communications adressées à l'Académie de médecine sur la *syphilisation* (1), en 1852 et en 1858, sur la *Fièvre puerpérale* (2), nous avons tracé un rapide tableau des graves questions qui avaient fait l'objet

(1) *De la syphilisation et de la contagion des accidents secondaires de la syphilis*, communications à l'Académie de médecine par MM. Ricord, Bégin, Malgaigne, Velpeau, Depaul, Gibert, Lagneau, Larrey, Michel Lévy, Gerdy, Roux, avec les communications de MM. Auzias-Turenne et C. Sperino, à l'Académie des sciences de Paris et à l'Académie de médecine de Turin. Paris, 1853, in-8 de 384 pages.

(2) *De la fièvre puerpérale, de sa nature et de son traitement*, communications à l'Académie impériale de médecine, par MM. Guérard, Depaul, Beau, Piorry, Hervez de Chégoin, Trousseau, P. Dubois, Cruveilhier, Cazeaux, Danyau, Bouillaud, Velpeau, J. Guérin, etc., précédées de l'indication bibliographique des principaux écrits publiés sur la fièvre puerpérale. Paris, 1858. In-8 de 464 pages.

des travaux de cette savante compagnie depuis sa fondation jusqu'à cette dernière date.

Depuis, nombre de points importants de la science ont été soumis à l'Académie de médecine, qui a consacré ses séances à des discussions de faits et de doctrines qui ne seront pas sans influence sur les sciences médicales. Le *Bulletin de l'Académie impériale de médecine*, organe officiel, rend un compte exact et impartial de ses séances, et présente le tableau fidèle de ses travaux ; il enregistre avec soin les opinions de tous les orateurs et reproduit dans tous leurs détails ces mémorables discussions. Ainsi nous signalerons parmi les discussions importantes soulevées au sein de l'Académie : la ligature de l'œsophage (1), le tubage de la glotte (2), le nervosisme (3), l'hypertrophie du col de l'utérus (4), les doctrines médicales (5), l'état mental dans la chorée (6), les allumettes chimiques (7), la médication iodée (8), le perchlorure de fer (9), l'opération césarienne (10), la congestion cérébrale apoplectiforme (11), la morve (12), l'hygiène des hôpitaux (13), la vaccine du cheval (14), les cos-

(1) *Bulletin de l'Académie de médecine*, 1858, t. XXIII, p. 999 à 1108.
(2) *Ibid.*, 1858-59, t. XXIV, p. 99 à 421.
(3) *Ibid.*, 1858-59, t. XXIV, p. 467 à 590.
(4) *Ibid.*, 1858-59, t. XXIV, p. 592 à 795.
(5) *Ibid.*, 1858-59, t. XXIV, p. 1117 à 1201.
(6) *Ibid.*, 1858-59, t. XXIV, p. 741 à 1291.
(7) *Ibid.*, 1859-60, t. XXV, p. 246 à 351.
(8) *Ibid.*, 1859-60, t. XXV, p. 377 à 547.
(9) *Ibid.*, 1859-60, t. XXV, p. 686 à 1015.
(10) *Ibid.*, 1860-61, t. XXVI, p. 113 à 710.
(11) *Ibid.*, 1860-61, t. XXVI, p. 250 à 474.
(12) *Ibid.*, 1860-61, t. XXVI, p. 854 à 1283.
(13) *Ibid.*, 1861-62, t. XXVII, p. 143 à 737.
(14) *Ibid.*, 1861-62, t. XXVII, p. 835 à 909.

métiques (1), les eaux potables (2), la fièvre jaune (3), la rage (4), les vivisections (5), la rage (6), la vaccine (7), la pustule maligne (8), les mouvements du cœur (9), etc.

Aucune question, depuis longtemps, n'avait aussi vivement fixé l'attention du monde médical que la discussion sur la syphilis vaccinale, portée à la tribune de l'Académie de médecine par M. le professeur Depaul : les voix les plus autorisées ont exposé sur ce grave sujet leur opinion, combattant ou défendant les doctrines, apportant leur grande expérience à un des points les plus importants et les plus intéressants de la pratique.

Il nous paraît opportun de publier cette discussion et de réunir tous les discours, tels que les a enregistrés le *Bulletin*, d'après les épreuves corrigées par les auteurs.

Afin que le lecteur soit en même temps édifié sur l'état de la question au moment où elle s'est fait jour à l'Académie, nous croyons devoir reproduire après la discussion, à titre de document, le mémoire de M. le docteur Alexandre Viennois, qui a été le point de départ des observations faites depuis 1860, et qui a pour titre : *De la transmission de la syphilis par la vaccination*. Nous le faisons suivre de la communication que le même a faite au congrès de Lyon, du

(1) *Bulletin de l'Académie de médecine*, 1861-62, t. XXVII, p. 865 à 1160.

(2) *Ibid.*, 1862-63, t. XXVIII, p. 90.

(3) *Ibid.*, 1862-63, t. XXVIII, p. 433.

(4) *Ibid.*, 1862-63, t. XXVIII, p. 702.

(5) *Ibid.*, 1862-63, t. XXVIII, p. 948.

(6) *Ibid.*, 1863-64, t. XXIX, p. 8 à 113.

(7) *Ibid.*, 1863-64, t. XXIX, p. 125 à 594.

(8) *Ibid.*, 1863-65, t. XXIX, p. 346 à 1100.

(9) *Ibid*, 1863-64, t. XXIX, p. 598 à 983.

compte-rendu critique de la discussion qu'il a publié et de la lettre qu'il a adressée à l'Académie sur les expériences à faire pour élucider les points douteux de la genèse de la syphilis vaccinale.

Nous publions également le travail de M. Pellizzari (1) sur l'inoculation de la syphilis par le sang et ceux de MM. Palasciano et Philipeaux sur la vaccination animale.

Mentionnons encore une intéressante communication adressée à l'Académie pendant le cours de la discussion par M. Auzias-Turenne.

Le lecteur aura ainsi sous la main les éléments suffisants pour se faire une opinion sur une des questions les plus élevées de l'hygiène publique.

(1) C'est par erreur que le nom de ce savant a été écrit, page 360, Pelpizzari.

J.-B. B. ET F.

Paris, 30 avril 1865.

DE LA
SYPHILIS VACCINALE

I. — Projet de rapport à présenter à Son Exc. M. le ministre de l'agriculture, du commerce et des travaux publics, au nom de la commission de vaccine de l'Académie impériale de médecine, par le docteur Depaul, directeur de la vaccine.

Séance du 29 novembre 1864.

Monsieur le ministre, quand on remonte au premier temps de la vaccine, on voit qu'elle a eu le sort des grandes découvertes : vantée à outrance par ses nombreux partisans, elle a été aussi vivement attaquée par quelques hommes convaincus, sans doute, mais qui avaient le tort de puiser le plus souvent les éléments de leur conviction dans des raisonnements spéciaux plutôt que dans les faits. Tandis que les premiers la présentaient comme une méthode infaillible et à l'abri de tout danger, les autres lui déniaient non-seulement le pouvoir de prévenir la variole, mais encore son innocuité, et la rendaient responsable de maux nombreux, dont le résultat final devait être d'augmenter la mortalité et de concourir à la dégradation de l'espèce humaine.

Après plus de soixante années d'étude et d'expériences, alors que les passions ont eu le temps de se calmer, il est permis de se convaincre qu'il y a eu de grandes exagérations dans les deux camps, et aujourd'hui que la vaccine a fait ses preuves et n'a plus besoin d'être défendue, on peut sans crainte dévoiler ses faiblesses. L'expérience nous a appris à les connaître, et c'est à elle qu'il nous faut demander les moyens d'en conjurer les fâcheux résultats. Qui ne reconnaît aujourd'hui l'utilité des revaccinations? et cependant plusieurs années n'ont-elles pas été nécessaires pour les faire entrer dans la pratique, d'une manière générale? Pourquoi cette résistance de la part des hommes les plus dévoués à la vaccine? C'est que, pour en augmenter le prestige, ils avaient proclamé son inviolabilité et ne voulaient à aucun prix porter atteinte à sa réputation. Aujourd'hui tout le monde est d'accord, une bonne vaccination préserve pour toujours, dans le plus grand nombre des cas; mais il y a quelques exceptions, et cela suffit pour qu'il faille recommencer au bout de quelques années et surtout en temps d'épidémie.

Les adversaires de la vaccine avaient, dès l'origine, déclaré qu'il y avait un grand danger à introduire dans l'économie un virus pris dans l'espèce humaine ou chez les animaux; ils le représentaient mélangé à d'autres espèces délétères, capables d'altérer la constitution et de produire les désordres les plus graves; pour eux il n'était pas douteux qu'on ne pût transmettre les principes scrofuleux, dartreux, syphilitique, etc., et cette croyance leur suffisait pour proscrire à tout jamais la nouvelle méthode.

Ses défenseurs, au contraire, aveuglés par une tendresse paternelle exagérée, ne voulaient rien laisser inscrire au compte de la vaccine; ils proclamaient que les faits qu'on mettait en avant, avaient été mal observés, et qu'on pouvait puiser impunément du vaccin sur un sujet atteint de quelque affection constitutionnelle, sans qu'on s'exposât, en le reportant sur un organisme sain, à inoculer autre chose que la vaccine. Des expériences avaient été faites qui semblaient donner gain de cause à cette manière de voir, et cependant, malgré les oppositions nombreuses qui se sont produites, la vérité a fini par se faire jour, et il faut bien l'avouer aujourd'hui, sans aller trop loin toutefois, comme certains esprits sont portés à le faire, il n'est pas indifférent de prendre son vaccin sur un organisme sain ou sur un organisme contaminé. C'est cette proposition que nous avons le projet de développer, en nous occupant exclusivement de la possibilité de la transmission de la syphilis par la vaccination et des moyens qui peuvent nous faire éviter ce danger. Notre intention est de ne rien taire de ce qui est arrivé à notre connaissance. Nous sommes en toute chose partisan de la vérité et de la vérité tout entière, bien convaincu, d'ailleurs, que la vaccine a beaucoup plus à gagner qu'à perdre en mettant au grand jour des faits que tous les médecins doivent connaître.

Quand on parcourt tout ce qui a été écrit par les détracteurs de la découverte de Jenner, et ils furent nombreux au commencement de ce siècle, il est difficile de ne pas admettre que des faits semblables à ceux qui se sont passés à une époque plus rapprochée de nous ne se fussent déjà produits ; seulement ils manquent de détails suffisants, et, s'ils constituaient les seuls arguments qu'on pût invoquer, il faut bien convenir qu'il serait encore permis de rester dans le doute. Ceci s'applique surtout aux publications des docteurs William Rowley (1), Moseley et R. Squirrel. Il se pourrait bien toutefois que leur *cowpox Gale* ou leur cowpox ulcère pût se rattacher à la syphilis, au moins dans quelques cas.

Voici des faits qui paraissent plus concluants, et qui semblent établir qu'en prenant du vaccin sur un individu atteint de syphilis, on peut en même temps, et dans la même pustule, puiser le principe syphilitique. Je commence par ceux du professeur Gaspard Cerioli, qui sont cités partout et qui ont été publiés pour la première fois par le professeur Barbantini (de Lucques). Pour ne pas trop allonger mon sujet, je me contente d'en donner, comme pour les autres, un résumé succinct mais fidèle.

1° Une petite fille de trois mois (enfant trouvée) fut vaccinée avec du vaccin pris sur un enfant bien portant et qui ne cessa pas de l'être. Des pustules régulières se développèrent et servirent à inoculer 46 enfants. 6 de ces derniers eurent des pustules normales avec lesquelles on inocula 100 autres enfants qui ne présentèrent ultérieurement aucun symptôme de syphilis. Chez presque tous les autres on observa sur les points où les piqûres avaient été faites des

(1) Voy. Depping, *La vaccine combattue dans le pays où elle a pris naissance*, trad. de l'anglais. Paris, 1807.

ulcères recouverts de croûtes permanentes, ou des ulcères indurés. Ces accidents survenaient au moment de la chute des croûtes vaccinales. Plus tard on vit apparaître des ulcères de la bouche et des parties sexuelles, des éruptions croûteuses sur le cuir chevelu, des taches cuivrées, des ophthalmies. Le système glandulaire et le système osseux ne furent pas épargnés.

Ces accidents se communiquèrent aux nourrices et aux mères des enfants.

La commission sanitaire fut officiellement informée. Elle nomma une commission spéciale dont le docteur Cerioli fut le secrétaire, et qui constata la nature syphilitique des accidents présentés par les enfants et les nourrices. Admis à l'hôpital, ils furent traités par le bichlorure de mercure à l'intérieur et les frictions mercurielles. 19 enfants moururent; les autres se rétablirent plus ou moins vite, en conservant toutefois une grande faiblesse des membres inférieurs. Toutes les femmes infectées furent guéries.

2° En 1860, M. le professeur Cerioli a communiqué à M. le docteur Viennois la nouvelle observation que voici. Elle se trouve déjà signalée dans le mémoire de M. Lepileur :

En 1841, un enfant, P. C..., des environs de Crémone, né de parents syphilitiques, mais n'ayant pas de symptômes apparents au moment de sa vaccination, servit à inoculer 64 individus qui furent contaminés. Le premier phénomène fut une ulcération sur quelques-uns des points inoculés, suivie plus tard de taches de couleur cuivrée sur le corps, avec des ulcérations aux aines, aux parties génitales, à l'anus, à la bouche. La maladie ne fut pas reconnue au début; ce ne fut que longtemps après que les mercuriaux furent administrés : 54 personnes guérirent, 8 enfants et 2 femmes succombèrent.

3° Dans le courant de l'année 1849, la petite vérole éclata dans la ville de R..., et de nombreuses vaccinations devinrent nécessaires. 10 familles subirent cette opération du 14 au 15 février, et presque tous leurs membres devinrent malades. Après trois ou quatre semaines apparurent simultanément, sur la place des piqûres, des ulcères qui avaient tout à fait les caractères syphilitiques, et quelque temps après survinrent des manifestations secondaires. Les personnes atteintes étaient au nombre de 19 et avaient entre onze et quarante ans. Il était impossible de suspecter la moralité de la plupart d'entre elles. Toutes ces revaccinations avaient été faites par un vétérinaire. Le vaccin avait été pris sur un enfant qui était fort et qui paraissait complétement sain. Cependant une éruption érythémateuse ne tarda pas à se montrer chez lui, à la partie interne du pli inguinal, à la marge de l'anus et au visage. Lorsqu'il fut soumis à l'examen d'un médecin, le 21 février, il offrait toutes les apparences d'une roséole syphilitique. Il mourut six jours après.

On sut depuis que l'éruption vaccinale ne s'était pas faite régulièrement chez lui ; que le huitième jour il n'y avait pas encore trace de boutons. Plusieurs autres enfants vaccinés en même temps que celui-ci ne présentèrent rien d'anormal.

Cette observation se trouve consignée dans un journal de médecine de Berlin (1).

4° Un enfant de six ans avait été jusque-là parfaitement bien portant ; ses parents n'avaient jamais été malades. On le vaccina en Irlande. A la place de la piqûre il se développa une ulcération qui mit beaucoup de temps à guérir ; une éruption générale se déclara ensuite et persista pendant plusieurs mois. Au bout de trois ans, il existait encore sur les bras des taches cuivrées ; un ulcère s'était déclaré au gosier, et l'enfant était en danger de mort (2).

5° Une fille de trois ans, d'une bonne constitution et qui n'avait jamais été malade, fut vaccinée. Les trois piqûres dégénérèrent en ulcères profonds, à base dure, qui restèrent deux mois sans se cicatriser. Trois mois après l'opération, on observait sur le tronc et les membres des croûtes aplaties, à forme herpétique, avec une large auréole érythémateuse de teinte cuivrée. Elles étaient surtout très-nombreuses aux cuisses. Les cicatrices des plaques qui apparurent les premières avaient une couleur cuivrée très-prononcée. L'en-

(1) *Medicinische Zeitung*, avril 1850.

(2) *Medical Times*, 2 août 1858.

fant était en proie à une véritable cachexie syphilitique (1).

6° Le docteur Hübener, médecin sanitaire à Hollfeld (Bavière), vaccina 8 enfants, tous bien portants ainsi que leurs parents. Il prit le vaccin sur l'enfant de la fille Marguerite, âgée de vingt-neuf ans. Au dire des parents des vaccinés, les résultats de cette inoculation n'auraient pas été ceux d'une vaccination ordinaire. Chez la plupart des enfants, les premiers effets ne se seraient manifestés qu'au bout de quinze jours au plus. A la place des piqûres se seraient produites de petites vésicules qui n'auraient pas tardé à se rompre, laissant à leur place de petites ulcérations suppuratives. Celles-ci se seraient peu à peu é endues, les unes en superficie, les autres en profondeur. Quelques enfants néanmoins auraient eu, huit jours après la vaccination, des boutons analogues à ceux de la vaccine; mais ces boutons, au lieu de suivre la marche ordinaire, se seraient transformés plus tard en petits ulcères qui auraient fini par devenir confluents, et dont la guérison n'aurait eu lieu qu'au bout de plusieurs semaines, ou même de plusieurs mois. Trois mois après, la plupart de ces enfants n'offraient plus d'ulcères, mais ils avaient des élevures aplaties ou verruqueuses aux parties génitales. Plus tard des manifestations semblables eurent lieu au pourtour de l'anus, dans le pli interfessier, à la partie interne des cuisses, au bas-ventre. A la même époque apparurent des éruptions suspectes chez les mères et chez les bonnes des enfants vaccinés, rhagades, condylomes à l'anus et aux parties génitales (2).

7° Les deux observations suivantes qui se trouvent, comme les précédentes, rapportées dans l'excellente thèse de M. le docteur Viennois, avaient d'abord été adressées à l'Académie de médecine (3). Elles sont dues à M. Jules Lecocq :

(1) *Observation de M. James Whitehead* (*Third Report of the clinical Hospital Manchester*).

(2) *Gazette hebdomadaire*, 1855. — *Annales d'hygiène*, 1864, t. XXI, p. 366.

(3) *Gazette des hôpitaux*, 24 décembre 1859.

En 1858, le 4 mai, un soldat appartenant à un régiment d'infanterie de marine fut revacciné ainsi que plusieurs de ses camarades. Le vaccin, qui fut inoculé par trois piqûres à chaque bras, avait été pris sur de belles pustules vaccinales que portait un autre militaire, qui trois mois auparavant avait eu un chancre induré (je n'ai pas besoin de dire que cet antécédent était complétement ignoré). Au bout de huit jours l'opération paraît avoir échoué; seulement à l'endroit de l'une des piqûres il y a une légère irritation et un point noir entouré d'un cercle rouge assez prononcé avec chaleur et démangeaison. Peu à peu l'inflammation gagne, et bientôt apparaît une ulcération qui s'étend, se creuse et produit alors une vive douleur. Les bords de la plaie sont taillés à pic, elle offre une coloration violacée; du soir au lendemain elle se recouvre d'une croûte brune emprisonnant un pus ichoreux et sanguinolent de mauvaise nature. Sa base s'indure, les ganglions axillaires s'engorgent; en peu de temps elle atteint les dimensions d'une pièce de 2 francs et comprend toute l'épaisseur du derme.

Plus d'un mois fut nécessaire pour obtenir la cicatrisation, et cet ulcère conserva longtemps un mauvais aspect. La plaie était rouge, irrégulière, boursouflée, douloureuse, se recouvrait de croûtes analogues à celles de l'ecthyma et s'excoriait facilement. La santé générale s'altéra, et ce soldat avait à peine repris son service depuis quelques jours, lorsqu'il fut obligé de rentrer à l'infirmerie. Il offrait alors, sur tout le corps, une éruption de prurigo, de lichen et de pustules d'acné. Des bains alcalins et un traitement dépuratif modifièrent heureusement l'éruption, et ce malade put quitter l'infirmerie; mais, quelques jours après, une éruption beaucoup plus caractéristique se montra, et il dut entrer à l'hôpital de la marine le 8 novembre.

Il présentait alors, surtout sur le dos et la face externe des bras, de nombreuses plaques de psoriasis avec une teinte cuivrée caractéristiques des croûtes d'impétigo sur le cuir chevelu, des ganglions cervicaux engorgés et un peu de rougeur au pharynx. Traité par la liqueur de Van Swieten, le *bichlo-*

rure de mercure et l'iodure de potassium, il put quitter l'hôpital le 24 juin 1859 dans un état très-satisfaisant.

Le même jour (4 mai), un autre soldat, âgé de vingt-cinq ans et d'une bonne santé, fut revacciné avec le même virus, par la même personne et avec la même lancette. Au bout de huit jours, aucune éruption vaccinale n'avait paru, mais une des piqûres s'était enflammée, puis recouverte d'une croûte assez épaisse qui cachait une ulcération de mauvaise nature, à base indurée, tendant continuellement à s'agrandir. Cet homme ne put reprendre son service qu'au bout d'un mois et demi; il paraissait alors complétement guéri. Un mois plus tard, il revint à la visite, accusant un malaise général et offrant des rougeurs sur tout le corps. On reconnut une roséole. Quelques jours après survinrent des croûtes d'impétigo sur la tête avec un engorgement des ganglions cervicaux; les parties génitales et la face interne des cuisses se couvrirent de pustules plates caractéristiques. Ce malade affirma n'avoir jamais eu d'affection syphilitique.

Après un traitement spécifique qui fut longtemps continué, il sortit de l'hôpital définitivement guéri.

Tout récemment, de nouveaux faits ont été consignés dans divers recueils périodiques ou communiqués à des Sociétés savantes. Quoique plusieurs aient reçu des interprétations fort indifférentes, il nous a paru impossible de ne pas les faire entrer en ligne de compte, et c'est pour cela qu'il importe que nous les fassions exactement connaître. Ceux qui se sont passés à Rivalta ont été publiés (1).

Vers la fin de mai 1861, le chirurgien Coggiola vaccina, avec du virus renfermé dans un tube qui lui avait été envoyé par le conservateur d'Acqui, un enfant de onze mois qui jouissait d'une parfaite santé et qui avait une constitution robuste. Dix jours après, le 2 juin, on prit du vaccin dans les pustules de cet enfant et l'on s'en servit pour inoculer, dans une seule séance, 46 enfants qui, tous, d'après l'observation, étaient parfaitement sains.

(1) *Gazetta medica italiana* (provinces sardes), 1861, reproduits la même année dans la *Gazette hebdomadaire de Paris*.

Le 12 du même mois, 17 autres enfants furent vaccinés avec du liquide de l'un des 46 de la première série. Le chiffre des vaccinés s'est donc élevé à 63, et sur ce nombre on dit que 46 ont été plus ou moins infectés de syphilis.

Le premier enfant vacciné avec le virus renfermé dans le tube venant d'Acqui était encore vivant au moment de la publication de l'observation, mais il était dans un état de marasme très-prononcé. Le second, qui a fourni le vaccin aux 17 enfants de la deuxième série, est mort peu de temps après. Nous regrettons vivement, avec tous ceux qui ont commenté ces faits, qu'on n'ait pas donné de détails précis sur ce qui s'est produit dans la santé de ces deux enfants qui ont été le point de départ des malheurs nombreux qu'on a eu à déplorer. Mais cela ne nous paraît pas une raison suffisante pour repousser l'observation tout entière, et pour justifier cette assertion, il nous suffira d'en continuer la narration jusqu'au bout. Disons d'abord ce qui arriva aux autres enfants : 39 sur les 46 de la première série et 7 sur les 17 de la seconde ont présenté des traces d'infection syphilitique.

L'infection s'est manifestée en moyenne le vingtième jour après l'insertion du vaccin ; les limites extrêmes ont été dix jours et deux mois, et voici ce qu'on a vu. Chez quelques enfants, la pustule vaccinale, au moment où elle aurait dû se cicatriser, s'enflammait et s'entourait d'une auréole rouge, livide ou cuivrée ; en même temps elle s'étendait et recommençait à suppurer. Chez d'autres, la cicatrisation était déjà achevée, lorsque apparaissait une ulcération sur la cicatrice. Cette ulcération se recouvrait de croûtes qui se renouvelaient incessamment. Chez un certain nombre, enfin, l'ulcération des boutons de vaccine prenait d'emblée un mauvais aspect et était suivie d'une éruption générale que malheureusement les médecins n'ont pas pu voir.

Au bout de quelques semaines, la population s'émeut, on accuse la vaccine, et le docteur Pouza, qui était en cause, va prendre conseil du Congrès médical réuni en ce moment à Acqui. Celui-ci nomme une commission qui se rend à Rivalta le 7 octobre. Elle procède à une enquête, et son rapporteur, M. le docteur Pachiotti, en publia les résultats (1).

En voici les conclusions. Au 7 octobre, 7 enfants étaient morts sans traitement, parce que la véritable nature de la maladie n'avait pas été reconnue. Depuis on avait institué un traitement spécifique, et il n'y avait pas eu de nouveaux cas de mort. 14 enfants étaient en voie de guérison, mais trois étaient en danger.

Sur les 46 enfants infectés, 23 étaient dispersés dans différentes communes, de sorte que l'examen de la commission n'a porté que sur 23 individus, dont les observations sont annexées au rapport de M. Pachiotti. Il résulte des détails qu'elles renferment que la syphilis s'est révélée par les symptômes suivants : pustules plates, tubercules muqueux à la région anale et sur les organes génitaux, ulcérations spécifiques des lèvres et de la gorge, pléiades ganglionnaires, inguinales et cervicales, syphilides diverses, alopécie, ulcérations secondaires sur le prépuce, tubercules cutanés, tumeurs gommeuses ; chez deux enfants, marasme et cachexie. Quelques-unes des mères qui nourrissaient les enfants infectés ont eu des pustules plates aux mamelles.

10° Dans le courant de l'année scolaire 1861-1862, un fait des plus intéressants s'est passé à la clinique de M. le professeur Trousseau, à l'Hôtel-Dieu. Une jeune femme, âgée de dix-huit ans, entre dans cet hôpital le 6 septembre 1861 pour une affection utérine. Examinée à plusieurs reprises, on s'assure qu'elle ne présente aucun symptôme de syphilis. Elle n'a que quelques granulations sur le col et un peu de catarrhe de cet organe.

Pendant son séjour à l'Hôtel-Dieu, une épidémie de variole ayant éclaté, on la soumit à la revaccination. On se servit de liquide provenant de pustules vaccinales régulières. Quatre autres enfants furent inoculés en même temps, et chez eux tout se passa régulièrement. Ils furent observés pendant vingt jours. Seulement la jeune malade de M. Trousseau avait été inoculée aux deux bras comme d'habitude, mais le résul-

(1) *Gazette de l'Association médicale des États sardes*, 20 octobre.

tat fut complétement négatif, ce qui n'étonna pas, puisqu'elle avait déjà été vaccinée dans son enfance. Un mois après sa sortie elle revint à l'Hôtel-Dieu, souffrant beaucoup de son bras gauche, qui offrait à l'endroit des piqûres deux grosses pustules ecthymateuses. On ne s'en inquiéta pas, et l'on crut à l'éruption tardive de pustules vaccinales irritées, sans doute par des frottements. Mais bientôt la scène changea; on reconnut que les ganglions axillaires étaient engorgés, on vit apparaître une roséole syphilitique, et les médecins les plus compétents déclarèrent qu'elle présentait un type de syphilis: rien n'y manquait. On constata deux tubercules à base large, dure, saillante, à circonférence indolente, et une roséole répandue sur la peau.

11° Dans la séance du 26 août 1863, M. Chassaignac mit sous les yeux de la Société de chirurgie un enfant de deux ans, sevré depuis un an, et qui avait été nourri par sa mère. D'après les renseignements, on ne pouvait invoquer une syphilis héréditaire. Cet enfant avait été vacciné le 27 juin 1863. L'éruption vaccinale suivit une marche régulière; vers le quinzième jour les croûtes tombèrent; les cicatrices paraissant définitives et normales, la mère cessa d'observer les bras de son enfant. Quelques jours après, elle découvrit trois ulcérations à la place des cicatrices; une à gauche, deux à droite. Ces ulcérations ont suppuré, se sont étendues, et elles avaient, le 26 août, l'étendue d'une pièce de 50 centimes. Celles de droite étaient recouvertes d'une croûte épaisse à la périphérie, mince et de formation récente au centre. Elles étaient indolentes et reposaient sur une base dure. L'ulcération du côté gauche était plus enflammée; son centre était dépourvu de croûte, elle offrait d'ailleurs les mêmes caractères.

A droite, on voyait en outre deux cicatrices normales; à gauche, il y en avait une pareille, et une autre présentant un soulèvement papuleux récent.

Les ganglions de l'aisselle étaient engorgés des deux côtés. Les ganglions cervicaux étaient aussi légèrement développés. Sous l'oreille droite, il y avait une papule cuivrée recouverte de petites squames grisâtres. Sur la poitrine, l'abdomen et le dos existait une éruption à léger relief, d'une coloration un peu cuivrée, surtout à la partie supérieure de la poitrine. Aucun traitement n'avait encore été fait.

12° Deux faits du même genre ont été récemment communiqués à l'Académie de médecine par MM. Devergie et Hérard ; ils sont consignés dans nos Bulletins (1).

13° Dans la séance du 11 octobre de cette année (2), M. le docteur Viennois, dont les travaux ont si puissamment concouru à éclairer cette question, nous a fait connaître deux nouvelles observations qui sont dues au docteur Adelasio, vice-conservateur du vaccin à Bergame. Elles sont consignées dans un rapport de ce médecin. Je les reproduis textuellement d'après le travail du médecin de Lyon :

Premier fait. — « Le 15 mai 1862, M. Quarenghi vaccina, près de Bergame, 6 enfants avec les pustules vaccinales d'une petite fille qui, au dire des mères, avait une éruption à la peau le jour de la vaccination. 5 enfants sur 6, dont l'âge variait entre quatre et onze mois, eurent aux points vaccinés des ulcères indurés. Des symptômes généraux (roséole, plaques muqueuses) se montrèrent ultérieurement. Chacun de ces enfants servit de contagion dans sa propre famille; c'est ainsi que le premier, âgé de cinq mois, Catherine L..., infecta sa mère et successivement deux autres nourrices qui lui donnèrent accidentellement le sein. Chez les trois femmes, ce fut le même accident, chancre induré du mamelon avec adénite axillaire. Une de ces deux nourrices infecte deux enfants en leur donnant à teter, le sien d'abord et un second enfant qu'elle allaita par hasard (chancre céphalique). Enfin Catherine L..., à l'âge de onze mois, infecte sa sœur âgée de vingt ans. Cette dernière donnait à manger à sa petite sœur avec la cuiller, et cet instrument a servi de mode de propagation.

» Le deuxième vacciné qui a été infecté, est Dominique T..., âgé de cinq mois. Il infecta sa mère (chancre du mamelon).

(1) Devergie, *Bull. de l'Acad.* Paris, 1862-1863, t. XXVIII, p. 664. — Hérard, *Bull. de l'Acad.* Paris, 1862-1863, t. XXVIII, p. 1189.

(2) *Bull. de l'Acad.* Paris, 1864-1865, t. XXX, p. 20.

Plus tard arrivent les accidents secondaires. Après cette époque, infection du mari ; ulcère au pénis, bubon inguinal.

» Le troisième, Matthieu M..., âgé de huit mois. A l'ulcération du bras succèdent, trois mois après, des plaques muqueuses. Il infecte sa mère : chancre du mamelon; plus tard, plaques muqueuses du vagin et des grandes lèvres. Après cette époque, chancre du pénis chez le mari, adénite indolente.

» Le quatrième vacciné est une fille de deux mois; elle infecte sa mère (chancre du mamelon); cette dernière infecte le mari (chancre de la verge). Un frère de l'enfant, âgé de quatre ans, faisait manger sa sœur avec sa cuiller; il est infecté (chancre de la lèvre).

» Le cinquième est Joseph V..., âgé de neuf mois; il infecte la nourrice (le mari n'eut rien) et le fils de la nourrice par un instrument de ménage. La mère, qui venait d'accoucher, réclame son enfant pour lui donner le sein et faire monter son lait avant que le nouveau-né ait pris. Le mari eut la syphilis à son tour.

» Le sixième enfant est resté indemne. En tout 23 victimes, dont 4 morts.

» Le 23 mai 1862, le neuvième vacciné, Joseph V..., sert à vacciner 9 enfants qui demeurent indemnes. Le 31 mai, un de ces 9 enfants, Charles P..., sert à en vacciner 3 autres qui demeurent également indemnes. »

Deuxième fait. — « Le 21 septembre 1863, la fille d'un médecin de campagne, qui eut quelques jours après une éruption syphilitique générale, servit à vacciner deux enfants (Cornago et Corelli), à Almé, près de Bergame. Les boutons vaccinaux du vaccinifère, dans ce cas-ci comme dans le précédent, sont normaux. Mais les deux vaccinés ont des ulcères aux bras au bout de trente-cinq jours, et vers le milieu de novembre des plaques muqueuses aux fesses, au pourtour de l'anus, etc. Une des mères est devenue syphilitique. M. le docteur Adelasio pense qu'il faut accuser le virus vaccinal et non le sang. »

14° La *Gazette des hôpitaux*, dans son numéro du 22 octobre de cette année, a inséré une nouvelle observation qui lui a été adressée par un de ses correspondants de Béziers. Elle présente des détails curieux qui nous engagent à la consigner ici *in extenso :*

« Le 19 mars 1863, la nommée A. M... vint chez moi avec en enfant de dix mois qui avait été vacciné depuis huit jours, pour me prier de vacciner les enfants de deux amies qui venaient avec elle. Je procédai à l'opération *avec la précaution de ne pas faire saigner les pustules*, qui étaient bien développées et ne présentaient rien d'anormal.

» Au moment de recueillir du vaccin pour faire au second enfant la dernière piqûre, le vaccinifère fit un fort mouvement, et la pointe de la lancette pénétrant plus profondément, une gouttelette de sang vint colorer le virus qui, à mon regret aujourd'hui, fut néanmoins inoculé. Vingt-deux jours après, cette femme me porta cet enfant qui était couvert de boutons. Voici ce que je constatai : les pustules vaccinales s'étaient parfaitement développées et avaient régulièrement parcouru leurs périodes ; il n'y avait d'exception à faire que pour celle qui résultait de la *dernière inoculation, et dont je me rappelais fort bien la position.*

» Ce bouton présentait tous les caractères d'un véritable pseudo-chancre. Il était surmonté d'une croûte parfaitement conoïde d'une couleur sombre et très-luisante. Cette croûte offrait environ 2 centimètres de diamètre, et elle était légèrement ulcérée à la circonférence.

» Autour de ce pseudo-chancre et dans un rayon d'un demi-centimètre, il existait des papules lenticulaires, très-lisses, régulières, d'un rouge pâle et en très-grand nombre.

» Dans l'aisselle du même côté s'observait une glande engorgée, du volume d'une moyenne noisette. Elle était mobile, douloureuse au toucher ; quarante-neuf jours après, le pseudo-chancre était ulcéré et présentait une induration considérable. Le corps de l'enfant était couvert d'une roséole syphilitique et de plaques aux parties génitales qui ne laissaient plus de doutes sur la nature de l'infection.

» Afin de me rendre compte de la nature de cette maladie,

je me transportai chez l'enfant qui m'avait fourni le vaccin : il était fort beau en apparence, et ses pustules vaccinales étaient parfaitement guéries. L'inspection de son corps me laissa voir de nombreuses taches de syphilides papuleuses. Les ganglions cervicaux étaient fortement engorgés, et il existait quelques boutons aux parties génitales et à l'anus, d'une nature plus que douteuse.

» Le père de cet enfant m'apprit qu'étant soldat il avait eu un chancre induré, pour lequel il avait été traité trente-cinq jours à l'hôpital de Tours. Il était loin d'être guéri et présentait de nombreuses traces de syphilis constitutionnelle, telles que croûtes au cuir chevelu, engorgement des ganglions cervicaux postérieurs, taches de syphilides et plaques à l'anus.

» Je dois dire, en terminant, que l'autre enfant vacciné avec le même virus et dans la même séance n'a absolument rien eu. »

Nous pourrions ajouter d'autres faits à ceux que nous venons de faire connaître. Mais cette liste est déjà bien longue et plus que suffisante pour mériter une sérieuse attention. On remarquera d'ailleurs que nous n'avons voulu nous occuper que des cas destinés à démontrer l'infection syphilitique produite par la vaccination; mais à côté de ceux-là il en est d'autres qui ont aussi un grand intérêt, et qui ont permis d'étudier l'influence de la vaccination sur la syphilis, qui existait déjà à l'état latent dans l'organisme. Ce sont là, on le comprend, deux questions parfaitement distinctes. Nous dirons ici peu de chose de la seconde. Tous les praticiens savent qu'alors même que la constitution est bonne, l'inoculation du vaccin produit un mouvement général qui se traduit quelquefois par des éruptions de formes variées et qui se généralisent ; elles sont passagères et sans importance pour les enfants parfaitement sains. Elles peuvent être l'expression d'une diathèse jusque-là sans manifestations, quand il s'agit d'individus contaminés par voie héréditaire, par exemple. Le docteur Friedenger a publié le résultat de ses observations sur trois nouveau-nés syphilitiques vaccinés par lui ;

de son côté M. le docteur Viennois a fait connaître un cas de ce genre très-instructif, et il fait remarquer que beaucoup de praticiens en ont vu de semblables. Or, de tout cela il résulte que quand on vaccine un individu en puissance de syphilis, il est très-possible qu'on fasse se développer chez lui, non pas un accident local au point d'inoculation, mais des symptômes de syphilis constitutionnelle et des éruptions générales en particulier. C'est ce que nous avons eu occasion de voir nous-mêmes un certain nombre de fois. Personne n'ignore que ce résultat n'est pas propre à la vaccine, et que toutes les fièvres éruptives peuvent exercer la même influence.

Revenons donc à la première question qui fait seule l'objet de ce travail, c'est-à-dire à la syphilis transmise au moment de l'inoculation vaccinale ; cherchons comment il se fait que de nombreux praticiens aient nié pendant si longtemps la possibilité d'un pareil résultat. Plusieurs causes doivent être invoquées. Nous avons déjà parlé de la disposition des esprits dans les premiers temps de la découverte de Jenner ; il n'était pas permis de supposer que l'inoculation du vaccin pût avoir des inconvénients. Plus tard quelques doctrines erronées de Hunter, relatives à la transmission de la syphilis, furent propagées parmi nous et devinrent des articles de foi pour de nombreuses générations médicales. Le prestige de l'école qui se donna pour mission de les populariser fut si grand, elles paraissaient reposer sur des convictions si profondes, qu'elles finirent par passer dans la science et devinrent même la base des décisions des tribunaux. Il se rencontra bien à toutes les époques quelques hommes qui ne se départirent pas des enseignements de la saine observation, et qui protestèrent au nom de l'expérience chaque fois qu'ils en trouvèrent l'occasion ; mais leurs voix se perdirent longtemps dans la foule, et pendant plus de vingt ans la vérité fut constamment repoussée, au nom de principes réputés immuables.

On comprend qu'il doit en être pour la syphilis vaccinale comme pour la syphilis ordinaire. Le chancre seul étant réputé inoculable, était-il possible d'admettre qu'on pût puiser le virus syphilitique dans une pustule vaccinale? Que d'efforts pour atténuer la signification de certains faits qui étaient publiés de temps en temps! Cependant le temps vint où il fallut se rendre à l'évidence : disciples et maître donnèrent l'exemple, et quoiqu'un peu tardive, cette réparation fut accueillie avec joie par tous les savants et donna une nouvelle force aux doctrines qui avaient été si longtemps repoussées.

Disons toutefois que, pour quelques-uns, la conversion ne paraît pas avoir été absolue, et, pour s'en convaincre, il suffit de se reporter aux réflexions que suggéra l'observation de M. Trousseau, que nous avons rapportée plus haut.

La nature syphilitique des accidents que portait la jeune femme fut proclamée. Mais quelle en avait été la véritable source? Sur ce point on s'efforça de jeter du doute dans les esprits, et si un instant on avait pu croire tout le monde d'accord, on ne tarda pas à s'apercevoir qu'il n'en était pas ainsi.

On soutint que la plaque muqueuse, c'est-à-dire l'accident le plus voisin du chancre, avait seule été inoculée jusqu'alors. Quant aux autres manifestations secondaires, on ne parut pas les en croire susceptibles; mais, en ce qui concerne le sang, on se prononça d'une manière absolue. Ni les expériences directes de Waller ni celles de l'anonyme du Palatinat, ni celles de M. Gibert, de Pellizzari et de plusieurs autres n'ont pu convaincre certains esprits. Comment dès lors les trouverait-on disposés à reconnaître les faits de syphilis vaccinale?

Voici, par exemple, ce qu'on dit à propos de la malade de l'Hôtel-Dieu. L'observation n'est pas entourée de toutes les garanties suffisantes, parce que, chez l'enfant qui a fourni du vaccin, les pustules s'étaient développées régulièrement; parce que, avec le même liquide, on a inoculé quatre autres individus qui n'ont pas été infectés; parce que la jeune femme syphilitique a quitté l'hôpital pendant un mois, et que, n'ayant pas été observée pendant ce temps, il n'est pas impossible qu'elle ait contracté la vérole hors de l'Hôtel-Dieu. A cette occasion on invoque les erreurs qui ont été plusieurs fois commises sur l'origine réelle du virus syphilitique, et l'on semble trouver tout naturel que le hasard le plus extraordinaire ait pu conduire sur la face externe et supérieure des bras, juste aux points d'inoculation qui étaient cicatrisés, du virus syphilitique puisé à sa source ordinaire. Une semblable hypothèse n'est pas de nature à faire perdre au fait de l'Hôtel-Dieu sa véritable signification. Les observations de Cerioli, les faits de Rivolta, ceux de M. Lecocq et beaucoup d'autres doivent l'éclairer d'une vive lumière; et à cette question : la vaccine peut-elle transmettre la syphilis? on ne doit plus se contenter de répondre par un *immense point d'interrogation*, et laisser simplement à l'observation ultérieure le soin de décider.

Malgré toute l'autorité qui appartient à certaines opinions, il est temps de le dire, l'expérience est assez complète, et au lieu de ce doute qu'on aimerait à proclamer, il faut savoir accepter la vérité quelque triste qu'elle soit; il est temps de placer à côté des faits déjà trop nombreux que possède la science un signal fortement accentué qui éveille l'attention de tous et qui nous fasse trouver le moyen d'éviter de nouveaux malheurs.

Il ne faut pas oublier, en outre, que pour juger sainement une question de ce genre, il ne suffit pas de prendre les observations une à une, de les analyser séparément dans leurs plus petits détails et de les repousser absolument parce qu'elles laissent quelque chose à désirer. Il convient au contraire de les rapprocher les unes des autres et de savoir trouver dans ce rapprochement leur complément réciproque. Si l'on veut bien procéder de la sorte pour les faits que nous avons rapportés, nous avons la ferme conviction que, pour tout esprit non prévenu, il sera évident qu'on peut transmettre la syphilis par la vaccination.

Ce qui frappe tout d'abord quand on se place à ce point de vue, c'est l'identité du premier accident dans les cas de syphilis vaccinale. Qu'a-t-on vu en effet? toujours à l'un ou à plusieurs des points de l'inoculation le développement d'un chancre spécifique avec tous ses caractères; puis l'apparition successive des autres phénomènes plus tardifs de la vérole.

Dira-t-on que cela ne démontre pas que la maladie ait été inoculée par l'opération vaccinale, et que les individus observés en avaient déjà acquis le germe par d'autres voies? A cela il y a une réponse concluante, et c'est le chancre induré constamment observé sur les bras qui se charge de la donner. Il est toujours là comme un témoin irrécusable qui atteste l'inoculation en ce point. On connaît d'ailleurs l'action que peut exercer le vaccin pur introduit dans une économie déjà contaminée par le virus syphilitique. La syphilis, demeurée jusque-là à l'état latent, peut bien se réveiller, mais elle témoigne toujours de sa présence par des manifestations d'un autre ordre.

On objecte encore que, dans certains des faits publiés, il y a une lacune capitale, puisque l'état syphilitique des enfants qui ont fourni le vaccin n'a pas été constaté, soit parce qu'ils ne présentaient aucune trace extérieure de la maladie, soit parce qu'on n'avait pas pu les observer. Mais on oublie qu'il n'en a pas été ainsi dans tous les cas, et que dans plusieurs l'état syphilitique du vaccinifère a été très-positivement noté. Il suffit de rappeler le militaire dont a parlé M. Lecocq, et qui, trois mois avant qu'on prît du vaccin sur lui, avait eu à la verge un chancre induré. D'ailleurs, cette constatation n'a pas l'importance qu'on se plaît à lui donner. Dans la pratique ordinaire, quand un homme se présente avec un chancre induré, quand quelque temps après on voit se dérouler chez lui les autres symptômes de l'infection syphilitique, est-il donc absolument nécessaire de remonter à l'origine pour reconnaître la syphilis? L'observation serait plus complète, mais elle ne serait pas plus concluante.

Ce qui étonne quelques esprits difficiles, c'est qu'avec du vaccin pris sur le même individu et dans la même séance, on inocule la syphilis à quelques-uns et que d'autres restent indemnes! Mais n'est-ce pas là ce qu'on observe dans les inoculations de toute sorte? Croit-on faire une objection bien sérieuse en disant que si le liquide était pris sur un chancre au lieu de l'être sur une pustule vaccinale, on arriverait à des résultats plus constants? La seule conclusion qu'on puisse tirer de ces faits, c'est que le virus pris sur l'accident primitif s'inocule plus facilement que celui qui se mêle au sang ou au liquide vaccinal.

Enfin, on ajoute que des expériences directes ont été faites et qu'elles sont restées sans résultat; celles de M. Bidart sont consignées dans le *Journal de médecine et de chirurgie pratiques*, t. II. Le *Journal de médecine de Lyon* relate que, dès 1848, M. Montain a soutenu, devant la Société de médecine, avoir vu trente enfants inoculés avec du liquide vaccinal pris sur un sujet syphilitique, et chacun d'eux ne présenter ensuite d'autre maladie que l'éruption vaccinale.

MM. Schreier et Taupin ont pu recueillir des observations analogues. Mais en quoi ces faits négatifs peuvent-ils infirmer les faits malheureusement trop positifs précédemment relatés? Ils peuvent s'expliquer de plusieurs manières, et pour M. Viennois ils sont un nouvel argument en faveur de la théorie qu'il invoque.

S'il est vrai, comme il nous paraît difficile de le contester, qu'on soit exposé à transmettre la syphilis par la vaccination, sait-on avec la même certitude quel est l'agent de cette transmission? Est-ce le sang? Est-ce le virus vaccin? L'école de Lyon, qui a fait faire depuis quelques années de si grands progrès à diverses questions se rattachant à la syphilis, proclame que le premier de ces liquides renferme seul le virus syphilitique et qu'on peut impunément prendre du vaccin sur un individu contaminé pourvu qu'on ne le mêle pas avec du sang. Plusieurs faits ont été publiés par M. Viennois qui viennent à l'appui de cette manière de voir. Il en est de même de celui que j'ai emprunté à la *Gazette des hôpitaux* (22 octobre 1864). On serait heureux de pouvoir se rattacher à cette opinion d'une manière absolue, car si elle était fondée, il dépendrait toujours de nous de faire disparaître le danger. Malheureusement l'expérience ne nous paraît pas avoir dit son dernier mot sur ce point capital, et il faut bien convenir que, théoriquement, il est difficile de comprendre une distinction aussi radicale. Nous ne saisissons pas bien ce qu'a voulu dire M. Viennois quand il nous représente le vaccin renfermé dans ce qu'il appelle la *poche vaccinale.* On rencontre bien une certaine quantité de ce liquide dans l'épaisseur de la pustule, mais ce n'est que la minime partie de celui qu'on peut y puiser dans une séance de vaccination. Voici en effet ce qu'on observe. Quand, avec la lame d'une lancette horizontalement conduite, on a entamé en plusieurs points l'épiderme épaissi, on voit apparaître, au bout de quelques instants, une ou plusieurs gouttelettes d'un liquide transparent et incolore, quelquefois légèrement citrin. Généralement on peut puiser à cette source pendant un temps assez long pour acquérir la certitude qu'il n'était pas renfermé en totalité dans l'épaisseur de la pustule vaccinale ; mais on fait souvent une expérience qui le démontre sans réplique. Il suffit d'enlever toute l'enveloppe extérieure, de mettre le derme à nu et de l'essuyer complétement avec un linge. Au bout de quelques instants on voit sourdre un nouveau liquide qui a les mêmes apparences que le premier, qui produit les mêmes résultats et qui est évidemment fourni par les capillaires du derme dénudé. Il est souvent assez abondant pour qu'on puisse en remplir deux ou trois tubes. Plus d'une fois nous avons trouvé ainsi sur la même pustule vaccinale de quoi inoculer plus de cent enfants. Ce qui prouve bien encore que ce liquide, appelé virus vaccin, est loin d'être étranger à certains éléments du sang et au sérum en particulier, c'est que, quand on le recueille sur un très-jeune enfant encore atteint de l'ictère des nouveau-nés, il offre une couleur jaune, quelquefois très-marquée, sans que cela paraisse diminuer ses propriétés.

Quand on réfléchit à tout cela, n'est-on pas conduit à se demander en quoi le mélange de quelques globules sanguins peut changer les qualités fondamentales du liquide et lui donner la propriété de communiquer la syphilis? La théorie, il faut en convenir, est séduisante ; elle s'appuie sur quelques faits qui doivent fixer l'attention. Mais il ne nous semble pas qu'elle soit encore assise sur des bases assez solides pour qu'on puisse l'adopter sans faire des réserves ; il faudra certainement en tenir compte dans la pratique, mais jusqu'à nouvel ordre il ne nous paraît pas permis de se croire dans une sécurité complète parce qu'on a évité de faire couler du sang en recueillant le vaccin.

Que faut-il donc faire pour ne plus voir se reproduire les accidents qui ont si justement ému les médecins dans ces dernières années? Je ne suppose pas qu'il puisse venir à l'esprit de personne qu'il faille renoncer aux immenses bienfaits de la vaccine. C'est sur des millions d'individus que le vaccin a été inoculé jusqu'à ce jour avec avantage, et quoiqu'elle se soit déjà trop souvent répétée, la syphilis vaccinale ne constitue en somme qu'une bien rare exception. Où en serions-nous en thérapeutique médicale ou chirurgicale s'il fallait repousser un médicament ou un procédé opératoire parce qu'il ne réussit pas toujours et qu'il peut, dans quelques cas exceptionnels, devenir nuisible! La perfection est une chimère après laquelle il ne faut pas trop courir, et comme toujours, entre deux maux il faut savoir choisir le moindre. C'est à diminuer encore les quelques inconvénients d'une méthode si utile qu'il faut surtout s'attacher, et l'on peut facilement y parvenir en entourant la vaccination de toutes les précautions dont on a le tort de se départir trop souvent en se fiant aveuglément à des doctrines syphilitiques ou vaccinales dont le temps a fait justice.

Le point capital est de ne puiser le vaccin qu'à des sources pures, et cela n'est pas aussi difficile qu'on s'est plu à le dire. Généralement c'est sur de jeunes enfants qu'on le recueille, c'est-à-dire à une époque de la vie où, quand la syphilis existe, elle a été transmise le plus habituellement par hérédité. Or, dans cette supposition, quelle est l'époque d'apparition des manifestations extérieures de la syphilis? De l'aveu même de ceux qui pensent qu'elles existent rarement au moment de la naissance, il résulte qu'elles sont promptes à se produire quand le fœtus a quitté le sein maternel. M. Diday, par exemple, qui a donné à ce sujet un tableau fondé sur 158 cas, est arrivé aux résultats suivants :

Le mal s'est déclaré :

Avant un mois révolu depuis la naissance..	86 fois.
— deux mois....................	45
— trois mois....................	15
A quatre mois........................	7
A cinq mois..........................	1
A six mois...........................	1
A huit mois..........................	1
A un an..............................	1
A deux ans...........................	1

En ne s'arrêtant qu'au premier chiffre, 86 sur 158 avant la fin du premier mois, n'est-on pas forcé de convenir combien est hâtive la tendance à cette manifestation ? Mais il ne faut pas oublier que d'autres observateurs, placés dans des conditions favorables pour voir des cas de ce genre, assurent que c'est surtout au moment de la naissance que les enfants syphilitiques portent des traces extérieures de leur affection. L'un d'eux n'affirmait-il pas récemment, au sein de l'Académie, qu'il avait vu plus de 100 faits de ce genre.

Il est bien rare, si ce n'est en temps d'épidémie et dans les hôpitaux, qu'on vaccine les enfants avant cinq à six semaines ; et par cela même, le danger déjà peu grand de la syphilis vaccinale se trouve encore de beaucoup diminué. Dans tous les cas, comme sur une pareille question on ne saurait s'entourer de trop de précautions, il est bien facile de s'imposer pour règle générale de ne recueillir du vaccin que sur des enfants qui auraient dépassé le deuxième ou le troisième mois.

Il faudra en outre les examiner des pieds à la tête, éloigner tous ceux qui auront quelque éruption suspecte, ne s'adresser qu'à ceux qui sont gros et frais, et avoir autant que possible des renseignements précis sur les antécédents des parents; si l'on ne s'écarte pas de ces règles, on peut marcher hardiment et continuer comme par le passé les vaccinations de bras à bras. Si l'on n'a pas la certitude absolue d'avoir écarté tout danger, on pourra du moins se rendre le témoignage qu'on a rempli son devoir aussi bien que possible dans l'état actuel de la science.

L'Académie peut, sous ce rapport, invoquer son expérience

qui est une des plus vastes. Elle procure les bienfaits de la vaccine à deux ou trois mille individus chaque année; et jusqu'à ce jour, elle n'a pas eu à constater un seul cas de syphilis vaccinale parti de chez elle.

Quoiqu'il ne paraisse pas absolument démontré que le sang soit le seul agent de la transmission syphilitique, il faut éviter de le faire couler en ouvrant la pustule vaccinale, et si l'on n'a pas réussi, il sera bien d'essuyer avec un linge et d'attendre qu'une nouvelle gouttelette à peu près incolore apparaisse à la surface du bouton. Si l'on ne pouvait faire disparaître la partie colorante du sang, mieux vaudrait abandonner cette pustule et s'adresser à une autre.

Rien n'est à dédaigner sur un sujet aussi important; l'expérience a démontré que l'inoculation avec l'aiguille donne, au point de vue de la vaccine, des résultats aussi satisfaisants que l'inoculation avec la lancette ou par d'autres méthodes généralement abandonnées ; or, avec le premier de ces instruments, qui est à peu près le seul dont on se serve à l'Académie depuis plus de huit années, on introduit une beaucoup moins grande quantité de liquide et l'on diminue d'autant les chances de l'infection syphilitique. Peut-être serait-il bien de généraliser ce mode opératoire, qui a d'ailleurs plusieurs autres avantages.

D'un autre côté, si l'aiguille fait pénétrer moins de vaccin, elle fait aussi couler moins de sang sur l'individu vacciné, et si par malheur celui-ci était syphilitique, il y aurait beaucoup moins à craindre de retirer l'instrument chargé de ce liquide et d'inoculer à d'autres enfants qui seraient vaccinés dans la même séance, le principe syphilitique puisé à cette source.

Vivement impressionnés par le récit des faits malheureux qui ont été publiés dans ces dernières années, quelques médecins ont proposé de renoncer à l'inoculation de bras à bras et de ne se servir que de virus conservé dans des tubes. Il est difficile d'admettre qu'on trouvât là une ressource bien efficace, tout dépendrait du liquide ainsi mis en réserve; et si l'on avait négligé les précautions dont nous avons parlé à propos des enfants sur lesquels on puise le virus vaccin, les résultats ne seraient probablement pas modifiés : le virus syphilitique se conserve aussi et peut être transporté dans des tubes.

M. le docteur Viennois, qui est disposé à accorder quelque valeur à cette réforme, ne la croit pas cependant suffisante, et il en propose une beaucoup plus radicale. Revenons, dit-il, au cowpox. Il voudrait que l'industrie privée s'emparât de cette idée; que des génisses fussent inoculées toute l'année, de manière à fournir en tout temps un liquide vaccinal efficace et sans danger. Notre confrère fait remarquer qu'il n'a pas la prétention d'indiquer une chose nouvelle; il sait que cette coutume existe à Naples depuis cinquante ans, parmi les gens de la classe aisée, et il voudrait la voir se généraliser chez nous. Nous pouvons ajouter qu'un médecin de Paris, mort depuis quelques années, mû par d'autres motifs que la crainte de la syphilis, était entré dans cette voie, et pendant longtemps on a pu voir à certaines époques l'annonce de vaccinations faites avec du vaccin pris sur la génisse. Cette tentative n'eut pas grand succès, et elle resta concentrée dans la pratique du docteur James.

Elle semble devoir se renouveler de nos jours, car elle a séduit deux jeunes médecins qui paraissent animés des meilleures intentions, et l'un d'eux est récemment parti pour Naples, dans le but d'y étudier sur place une institution que l'on dit y rendre des services depuis longues années.

En se plaçant à un point de vue purement scientifique, s'il était démontré que l'espèce bovine est absolument réfractaire à l'action du virus syphilitique, et qu'elle n'est pas d'ailleurs sujette à d'autres maladies capables de se transmettre par inoculation, il serait difficile de ne pas voir dans cette idée un véritable progrès, qui ferait cesser des inquiétudes légitimes en rendant à la vaccination toute sa sécurité; mais il ne faut pas se dissimuler qu'elle rencontrera de bien grandes difficultés pour sa mise en pratique. Ce qui pourra être fait pour les grands centres de population, ne saurait l'être pour les petites villes et les campagnes; attendons toutefois le résultat des études qui vont être entreprises et sachons les encourager, en nous souvenant que nous vivons à une époque et dans un pays où rien de ce qui est véritablement utile n'est impossible.

L'Académie termine ici, monsieur le ministre, ce qu'elle avait à vous dire sur cette importante question de la syphilis vaccinale; mais elle ne voudrait pas qu'on pût induire de ses paroles et des faits malheureux qu'elle a dû porter à votre connaissance, que la vaccine a cessé d'être à ses yeux une des plus grandes découvertes dont se soit enrichie la médecine : elle est plus que jamais convaincue qu'il faut encourager la propagation de cette bienfaisante méthode, et elle aura atteint son but si, en dissipant quelques illusions, elle a fait comprendre à tous les médecins qu'il convient de l'entourer des plus minutieuses précautions.

II. — Communication de M. Ricord.

Séance du 10 janvier 1865.

Il y a plus de quarante ans qu'ont été publiés, pour la première fois, quelques-uns des faits récemment invoqués en faveur de la transmission de la syphilis par la vaccine, et repris en sous-œuvre par M. le rapporteur, dans la partie dite *scientifique* de son rapport. Ce sont les premières observations du professeur Gaspard Cerioli ; elles remontent, en effet à 1821 et ont été publiées de nouveau en 1824. Par inadvertance, sans doute, ces dates n'ont pas été indiquées, tandis que la date de faits moins anciens n'a pas été omise.

A cette époque, il n'était pas encore question de l'école dont le prestige a si fort ébloui M. le rapporteur, qu'il s'efforce, avec une bienveillance que je ne saurais trop reconnaître, de lui attribuer un empire irrésistible sur les opinions médicales contemporaines en matière de syphilis. Il est vrai que cet hommage sincère rendu aux doctrines de l'hôpital du Midi a pour but de déverser sur elles, exclusivement, une responsabilité plus grave encore que l'hommage n'est éclatant.

A différentes époques, d'autres observations analogues à

celles de M. Cerioli furent apportées à la cause de la transmission, et, par un privilége heureux, quoique très-explicable, à mon avis, les accidents de ce genre restèrent, autant que je le sache, du moins, étrangers à notre pays, jusqu'aux deux observations de M. Lecoq, de Cherbourg (1).

Quoi qu'il en soit, les nouveaux faits, pas plus que les premiers, ne rencontrèrent beaucoup d'accueil; ils ne purent vaincre l'incrédulité du plus grand nombre des observateurs : le courant général des idées n'était pas en ce sens, et, contrairement aux appréciations savamment calculées du rapport, il est facile de voir que cette incrédulité n'avait rien de doctrinal, qu'elle n'empruntait rien aux doctrines incriminées de Hunter et de l'école du Midi. Elle était, au contraire, tout expérimentale, et d'autant plus fortement accentuée qu'elle était formulée par des observateurs plus autorisés, par ceux qui pratiquaient la vaccination sur une plus large échelle !

Ici les témoignages surabondent, et il me sera bien permis d'en invoquer quelques-uns des plus respectables. Voici, par exemple, ce que disait un de nos collègues les plus vénérés, les plus regrettés, Husson, en 1803 (2). La doctrine de Hunter n'avait pas alors fait beaucoup de chemin en France, et je ne courrai pas grand risque, je pense, en affirmant qu'elle y était à peine connue.

« Le vaccin, écrivait Husson, est toujours *sui generis;* il » se renouvelle indépendamment des circonstances maladives » de l'individu sur lequel il est inoculé. Je l'ai développé sur » des sujets dartreux, vénériens; je l'ai repris sur ceux-là » pour l'inoculer à des sujets parfaitement sains, et je n'ai » pas reconnu qu'il ait produit sur eux le plus léger sym- » ptôme d'affection dartreuse, syphilitique, etc. »

Que l'Académie veuille bien écouter maintenant quelques lignes d'un de ses membres, dont la compétence satisfera, je l'espère, jusqu'aux plus sévères exigences.

(1) *Gazette des hôpitaux*, 1859.

(2) Husson, *Recherches historiques et médicales sur la vaccine.* Paris, 1803.

« On a pris nombre de fois, par ignorance et quelquefois » à dessein, du vaccin sur des enfants atteints de syphilis. » Qu'est-il arrivé? Le vaccin s'est toujours reproduit dans » toute sa pureté et sans causer aucun accident qui pût faire » soupçonner la source impure où on l'avait puisé.

» Qu'on se persuade donc bien que, de la même manière » que le virus de la rage ne peut donner que la rage, le » virus de la syphilis la syphilis, etc., de même aussi le virus » vaccin ne saurait communiquer que la vaccine toute seule, » sans complication, sans mélange d'aucune espèce, ni bon » ni mauvais (1). »

Messieurs, c'est notre honorable collègue M. Bousquet qui écrivait cela en 1833, par conséquent longtemps après la double publication des observations du professeur Cerioli.

Enfin, en 1846, Steinbrenner (2) s'exprime ainsi :

« M. Heim dit avoir vacciné de jeunes dames avec du vac- » cin pris sur des officiers qui avaient la syphilis, sans qu'elles » en aient ressenti aucune atteinte. De même il a inoculé du » virus vaccinal pris sur un enfant qui présentait des sym- » ptômes de syphilis constitutionnelle à trois autres enfants » sans leur causer le moindre mal. »

Plus loin, page 613 : « Ni dans les revaccinations des mi- » litaires, ni dans celles faites dans le civil, où certainement » le virus a été souvent pris d'individus qui avaient diffé- » rentes maladies virulentes, jamais aucun vaccinateur *de* » *tout le royaume* n'a cité un seul cas de transmission d'une » autre maladie par le véhicule de la vaccine.

» Comment, nous le demandons, peut-on aussi admettre » la possibilité d'une pareille transmission ? Il en est du virus » vaccinal comme de tous les autres virus, il ne s'associe ja- » mais aux vices constitutionnels de l'individu. — La pustule » vaccinale est uniquement le produit du virus vaccinal. C'est » une production morbide qui ne dépend que de ce produit » seul. Il serait tout aussi absurde de croire qu'en inoculant

(1) Bousquet, *Traité de la vaccine*, 1833, p. 86.

(2) Steinbrenner, *Traité sur la vaccine*. Paris, 1846.

» la lymphe vaccinale prise d'un syphilitique, on donnerait » la syphilis à l'inoculé, qu'il le serait de prétendre qu'en » inoculant le pus d'un chancre d'un individu qui aurait en » ce moment de belles pustules vaccinales, on pourrait donner » la vaccine à l'individu inoculé. »

Ajoutez, messieurs, à ces témoignages, ceux des praticiens les plus expérimentés, d'hommes tels que MM. Taupin, Devèze, Lecœur, etc., etc., qui ont pratiqué jusqu'à deux ou trois mille vaccinations, et qui, à la question de transmissibilité, répondaient tous négativement au nom de l'expérience.

Mais ce n'est pas tout : nos maîtres dans l'enseignement étaient-ils donc complices des doctrines professées par Hunter (1) sur la contagion, et que, fort de mes convictions, je soutins jusqu'au moment où de hardis expérimentateurs vinrent donner une preuve que je ne m'étais jamais cru le droit de produire?

Ai-je eu l'honneur de compter parmi mes élèves Chomel, Moreau, qui ne sont plus là pour répondre, mais dont les opinions sont bien connues; ou MM. Rayer, Velpeau, Rostan, Sédillot, Stoltz?... Je demande encore ici la permission de citer, et ce ne sera pas long, leur témoignage écrit. Je l'extrais d'un recueil intitulé : *Documents sur l'histoire et la pratique de la vaccine, présentés par le comité général d'hygiène aux deux chambres du parlement, par ordre de S. M. la reine d'Angleterre, en* 1857.

M. Chomel : Je ne pense pas que la pustule vaccinale puisse contenir, outre le liquide qui lui est propre, le germe ou le principe générateur d'une autre maladie, comme la syphilis. A plus forte raison ne saurais-je admettre que la scrofule, qui n'a rien de contagieux ni de transmissible par inoculation, puisse être transmise de cette façon.

M. Moreau : Quand on inocule de la lymphe vraiment vaccinale, on ne produit que la vaccine, quel que soit, d'ailleurs, l'état de santé ou de maladie du sujet qui la fournit. Pour

(1) Hunter, *Traité de la maladie vénérienne*. Paris, 1859.

produire la syphilis, il faudrait inoculer du pus venant d'un chancre vénérien et non d'une pustule vaccinale.

M. Rayer : Dans une très-longue pratique, je n'ai point observé d'exemple de syphilis transmise par la vaccination. Les cas très-rares de transmission qu'on a cités ne me paraissent pas concluants.

M. Rostan : Je n'ai jamais vu que le virus vaccin emprunté à une pustule indubitablement vaccinale ait transmis soit la syphilis, soit les scrofules, soit toute autre maladie. Le virus vaccin ne transmet que la vaccine, mais pour plus de sécurité, il me paraît prudent de ne le prendre que sur des sujets bien sains.

M. Sédillot : Je ne pense pas que la lymphe empruntée à une pustule véritablement vaccinale ait jamais transmis à l'individu vacciné soit la syphilis, les scrofules ou quelque autre maladie, et je ne crois pas qu'un pareil accident soit arrivé à aucun praticien exerçant légalement son ministère.

M. Stoltz : Je ne pense pas qu'il soit possible d'inoculer, avec le virus vaccinal, un autre virus, tel que celui de la syphilis, des scrofules ou d'une autre maladie. J'ai souvent entendu des parents accuser le virus vaccin de certaines maladies développées peu de temps après l'inoculation, mais si l'on avait osé remonter aux véritables sources, on les aurait trouvées.

La vaccination peut être, selon moi, tout au plus la cause accidentelle du développement de certaines maladies, maladies dont le germe existait à l'état latent dans l'économie : mais les premières semaines après l'opération écoulées, je ne pense pas que la vaccine puisse encore être accusée d'avoir réveillé un germe quelconque.

M. Velpeau : Je suis convaincu que non.

Sur 528 réponses, 40 expriment des doutes, 6 des affirmations non appuyées de preuves, 2 avec observations sans détails, 479 sont pour la négative.

A l'époque où ces témoignages furent donnés, on connaissait donc non-seulement les premiers faits qui ont été rappelés, mais encore une deuxième observation de M. Cerioli, en 1841, celles du vétérinaire B..., du docteur Hubner, dont le procès fit tant de bruit, et de MM. Monell et Whitehead, qui datent de 1849, 1852, 1854!...

Ai-je besoin de multiplier ces preuves et de rappeler les fins de non-recevoir opposées à la transmissibilité par nombre de médecins étrangers à l'école du Midi : en 1831 M. Bidart, en 1848 M. Montain, de Lyon, et Schreier, cité dans le rapport, etc., etc.?

Ah! si au lieu d'écouter complaisamment une antipathie doctrinale, peut-être même extra-doctrinale, dont je n'aurai pas l'indiscrétion de rechercher la date, M. le rapporteur eût consulté, sans prévention, la source des croyances relatives aux dangers ou à l'innocuité des contagions vaccinales ; il eût répudié, je veux le croire, un genre de polémique rétrospectif qui, allant au delà des opinions des adversaires, s'attaque aux motifs comme aux intentions, et prétend juger jusqu'à l'opportunité, jusqu'à la mesure des convictions !

Tel est, en effet, le caractère dominant du rapport, et, en particulier, des commentaires sur l'observation de la jeune malade du service de mon ami M. le professeur Trousseau, à l'Hôtel-Dieu.

Quand ce fait me fut présenté, je n'en avais pas encore rencontré de semblable dans ma pratique, et cela n'est pas surprenant, puisque, de l'aveu même de l'auteur du rapport, ils sont heureusement très-rares. Dans les leçons que je fis à ce sujet, je constatai une affection syphilitique : accidents primitifs du bras sur les points inoculés, engorgement des ganglions axillaires, accidents secondaires de la peau.

Il était rationnel de rapporter l'affection à l'opération vaccinale, et je n'y manquai pas. Mais, en tenant compte des déguisements possibles de la contagion et des caprices parfois singuliers du hasard, devais-je, alors, formuler cette opinion sans restriction, d'une manière absolue ; étais-je tenu de n'avoir aucun souci de circonstances traitées assez légèrement dans le rapport ? Eh quoi ! le même vaccinateur, M. Dumontpallier, avec le même vaccin, avec la même lancette, avait inoculé quatre enfants qui restèrent indemnes de toute contagion, et cela ne signifierait absolument rien à vos yeux! L'enfant vaccinifère avait été perdu de vue sans qu'on eût rien constaté de suspect chez lui, et après avoir présenté une éruption vaccinale régulière ; serait-ce pour cela que, sans hésitation, vous concluez à l'infection syphilitique de cet enfant! La malade, absente un mois de l'Hôtel-Dieu, vous affirmez qu'elle n'a pu rencontrer aucune chance de ces contagions médiates ou non qui, pourtant, ne sont pas des mythes ; et vous n'avez jamais vu de siége plus insolite de l'accident infectant qu'*un bras* sur lequel avaient été faites des inoculations récentes, dont les piqûres étaient peut-être encore prurigineuses?...

Eh bien, avec ou sans votre assentiment, ce fait, en raison de ces circonstances, restera, pour moi, un cas probable, très-probable, je le veux, de contagion vaccinale, mais rien de plus : la certitude n'y est pas.

Dans un autre fait très-intéressant observé par notre collègue M. Devergie, j'ai regretté, comme on l'a regretté ici, l'impossibilité de remonter au vaccinifère et de savoir ce qu'étaient devenus les autres enfants vaccinés. Ce sont là des *desiderata* qui, sans doute, n'enlèvent pas toute valeur aux observations, mais qui commandent au moins la réserve. Voulez-vous une preuve convaincante de la nécessité d'apporter de la réserve et pas trop de hâte dans l'interprétation de faits incomplets? les contagions de Rivalto vont la donner.

L'enfant d'où partirent les accidents avait été inoculé avec du vaccin en tube, envoyé d'Acqui, et il est spécialement noté dans l'observation que cet enfant, âgé de *onze mois*, jouissait d'une santé parfaite et d'une constitution robuste au moment de la vaccination.

Lorsque des accidents se furent montrés sur quarante-six des soixante-trois enfants auxquels il fournit le vaccin, soit directement, soit médiatement, quelle fut la source tout d'abord accusée? Ce fut le vaccin d'Acqui : il y eut même, à ce sujet, une histoire d'enfant trouvé qui était du nombre des vaccinifères auxquels le conservateur Ivaldi avait pris le liquide envoyé à Rivalta. On disait que de six enfants inoculés de bras à bras avec le virus vaccinal de cet enfant trouvé, deux étaient morts après l'opération. Ces circonstances sont connues de l'auteur du rapport, puisqu'il a rappelé l'observation; mais il s'est arrêté là dans la recherche des commémoratifs, et je voudrais savoir comment il sortira du cercle de contradictions où il s'enferme à propos de ce fait. L'enfant Chiabrera avait onze mois, une santé parfaite, une constitution robuste, des parents sains. Voilà des conditions qui doivent vous satisfaire, c'est sur elles que vous faites reposer surtout la sécurité de l'opération vaccinale. Ainsi, à votre point de vue, la syphilis héréditaire ne peut être invoquée chez cet enfant. Est-ce au vaccin d'Acqui, suspect à tort ou à raison, que vous ferez remonter l'infection ?... Autre impossibilité, car on n'a constaté aucun accident spécifique sur les bras de Chiabrera, à la suite de la vaccination, qui a été régulière.

C'est là que vous en êtes resté; et si, depuis l'impression du rapport, vous n'avez pas été plus loin, vous êtes en ce moment même sous le coup d'une observation impossible, sur laquelle vous vous appuyez, sans pouvoir la concilier avec les croyances que vous défendez. Aussi vous ne pouvez dissimuler quelque embarras, et, cette fois, vous voulez bien *regretter vivement* « qu'on n'ait pas donné de détails précis sur ce qui » s'est passé dans l'état des enfants qui ont été le point de » départ des accidents. » Ici vous n'êtes plus dans le rôle d'indifférence pour les sources ; et vous ajoutez : « Mais cela » ne nous paraît pas une raison suffisante pour repousser » l'observation tout entière... » Ce qui signifie clairement que vous vous contenterez de ce qu'on voudra bien vous en laisser.

Rassurez-vous. Pour vous tirer d'embarras, il y aura le hasard ; mais le hasard, loin de donner gain de cause à votre indifférence pour les détails précis, serait encore stérile pour vous en ce moment même, si vous n'aviez, pour vous faire savoir l'explication qu'il a mise au jour, la loyauté d'un adversaire accusé par vous de repousser systématiquement la lumière.

Pénétré de principes tout différents sur l'utilité de recherches minutieuses et de l'analyse sévère des faits, je ne m'en suis pas tenu aux documents incomplets et peu satisfaisants que l'on avait sur cette contagion de Rivalta en 1862, date des deux leçons de l'Hôtel-Dieu. J'ai poussé plus loin mes investigations ; et la relation complétée depuis, du docteur Pacchiotti, m'a appris que l'enfant Chiabrera avait été infecté, deux ou trois mois avant sa vaccination, par le sein d'une nourrice qui l'avait allaité accidentellement. Cet incident ne fut connu que huit mois après l'opération vaccinale, lors d'une troisième visite à Rivalta du docteur Pachiotti, qui paraît croire aussi à la nécessité de renseignements exacts sur des faits de ce genre.

Je ne voudrais pas lasser la patience de l'Académie : je lui dois pourtant, et je me dois à moi-même de repousser les attaques qui ont été imprimées dans son *Bulletin*. Pour cela je signalerai quelques côtés des faits et appréciations qui leur servent de base ou de prétexte.

Quand on épouse une doctrine, comme a fait M. le rapporteur de la doctrine des contagions syphilitiques de toutes périodes, avec une ferveur si grande et un esprit de prosélytisme si peu tolérant, on serait mal fondé à en récuser les données principales ou à les traiter sans conséquence pour se ménager les succès d'un éclectisme facile. En faisant cette remarque, j'ai en vue la question de l'incubation et un autre point de doctrine sur lequel j'appellerai plus loin l'attention.

Quelle est, messieurs, la durée d'incubation de l'accident infectant, d'après les opinions soutenues dans le travail auquel je réponds?... Elle serait de trois à quatre semaines, en moyenne de vingt-quatre jours, et il ne serait pas rare qu'elle s'étendît plus loin, jusqu'au trente-cinquième jour et au delà : limite assez large, déjà, il faut en convenir.

Voici maintenant ce que je lis dans le mémoire auquel sont empruntés deux des faits rapportés comme jetant une vive lumière sur la contagion vaccino-syphilitique. C'est l'exposé de la marche suivie par les pustules vaccinales, d'après l'auteur même de ces observations, M. le docteur Lecoq (de Cherbourg) :

« A partir du *quatrième jour* de l'inoculation, la marche » de l'éruption a été essentiellement irrégulière : au lieu » d'une pustule normale, nous avons vu paraître une pus- » tule non ombiliquée, se recouvrant promptement d'une » croûte assez épaisse, au-dessous de laquelle existait une » ulcération, petite d'abord, mais gagnant rapidement en éten- » due et en profondeur, tellement, qu'au bout de quelques » jours elle comprenait toute l'épaisseur du derme et avait » la dimension d'une pièce de 2 francs. Les bords de cette » ulcération étaient irréguliers, taillés à pic ; sa surface était » très-douloureuse, saignait facilement, se recouvrait du soir » au matin d'une croûte qui emprisonnait un pus sanieux ; » *bord très-manifestement induré*, ganglions axillaires engor- » gés, etc. »

Voici donc deux faits qui, par la rapidité de l'incubation deviennent gênants pour la moyenne établie. Ce n'est plus de trois semaines à trente-cinq jours que s'étend la durée de l'imprégnation silencieuse, c'est maintenant de huit à quarante-deux jours; je retrouve en effet ce chiffre dans le mémoire en question... Est-ce assez élastique, sera-t-il interdit de faire remarquer ce peu d'accord entre des observations groupées artificiellement et de suspendre son jugement devant les conclusions graves qu'il faudrait en tirer?

L'examen de cette question me réservait une autre surprise. En lisant avec attention les observations rapportées, j'ai été, en effet, frappé de cette circonstance que la syphilis paraissait, dans quelques cas, avoir été transmise de seconde ou troisième main avant toute manifestation sur le sujet vacciné intermédiaire. Ainsi, du vaccin est emprunté à un enfant syphilitique par droit d'acquisition, comme celui de Rivalta, par exemple, ou par droit de naissance, comme les enfants victimes de l'hérédité, mais n'ayant rien d'apparent : inoculé à un sujet sain, il développera des pustules vaccinales régulières qui, au huitième ou neuvième jour, fourniront, sans que rien puisse l'indiquer, un virus capable d'infecter d'autres sujets. Telle est une des conséquences qui ressortent justement de l'analyse de la contagion de Rivalta. C'est ainsi, en effet, que Chiabrera infecta, entre autres victimes, une petite fille du nom de Manzone, jouissant d'une très-bonne santé, issue de parents sains, et qui mourut, à ce qu'il paraît, des suites de l'infection. A la période vaccinale, c'est-à-dire au dixième jour, et avant qu'aucun signe pût révéler son état, puisqu'elle eut jusque-là une éruption régulière, elle servit à inoculer dix-sept enfants, sur lesquels sept auraient été aussi contagionnés.

Dans l'affaire du docteur Hubner, ce médecin qui subit une condamnation en justice, on retrouve deux fois le même incident, avec cette particularité que, dans un cas, le vacciné intermédiaire devint malade *cinq mois* après la vaccination, et que, dans l'autre, la *syphilis vaccinale l'épargna !*

S'il faut accepter ces faits sans discussion, s'ils sont suffisamment clairs, s'ils sont concluants de tout point, il n'y a pas à reculer devant cette conséquence : la syphilis a le triste privilége d'être transmissible avant, pendant et après toute manifestation !

En signalant un aperçu qui semble avoir échappé aux commentateurs des observations, je donne assez la preuve que, pas plus qu'eux-mêmes, je ne ferme les yeux à la contagion. Je n'ai, d'ailleurs, aucune intention de revenir sur ce point de doctrine, que je croyais jugé ; je n'ai, surtout, aucun interêt à repousser la syphilis vaccinale, qui paraît être un de ses corollaires naturels ; et je n'aurais pas pris la parole, si l'on ne s'était efforcé de convertir en réticences mes réserves sur des points douteux, et d'incriminer bien plus que de discuter les opinions que j'ai professées.

Mais, en acceptant le principe, c'est-à-dire la possibilité de ces accidents de contagion, je reste juge, en ce qui me concerne, des conséquences à tirer des observations, et ne veux me laisser entraîner, au gré d'aucune impatience, avant d'être suffisamment éclairé.

Je ne crois pas, en effet, que la lumière soit toute faite sur ces questions difficiles, et que ce point de la science soit constitué, dès aujourd'hui, sur des bases définitives.

Pour arriver là, je suis d'avis qu'il faut être très-sévère dans le choix des matériaux, qu'il faut analyser très-minutieusement, très-scrupuleusement les faits.

Ce n'est pas là, je le sais, la tendance marquée du rapport qui laisse poindre, au contraire, l'esprit d'une méthode plus accommodante; car faisant bon marché de la précision des détails, elle prétendrait compléter les faits incomplets, par leur rapprochement. Ce système ingénieux d'assistance mutuelle ou de compensation se recommande par une grande simplicité apparente; je doute pourtant qu'il satisfasse des observateurs rigoureux.

L'intérêt d'actualité, au nom duquel est soulevée cette question de la syphilis vaccinale, est-il, d'ailleurs, bien démontré?... Je ne le crois pas et me range de l'avis de notre honorable collègue, M. Gibert, qui en a sagement fait remarquer l'inopportunité. A cet égard, je n'ai pu me laisser toucher, même par de séduisantes considérations, auxquelles ne manque que l'exactitude, celles-ci, par exemple, que : « les » passions ont eu le temps de se calmer; que la vaccine, » n'ayant plus besoin d'être défendue, on peut sans crainte » dévoiler ses faiblesses, et qu'elle y a même bien plus à » gagner qu'à perdre. »

Non! la lecture du rapport ne me semble pas propre à faire ressortir la vérité de ces propositions. J'y ai puisé de tout autres impressions.

Pour composer ce sombre tableau, sur lequel se dessine comme un danger si imminent la complicité de la vaccine et de la syphilis, ne ce sont pas seulement les faits qu'il a fallu rapprocher, ce sont les temps et les distances. Il a fallu condenser plus de quarante ans d'observation, et ces cas malheureux, qui ne constituent *en somme qu'une bien rare exception*, d'après un témoignage qui ne sera pas suspect, il a fallu les emprunter à l'Allemagne, à l'Italie surtout. Dans notre pays, je l'ai déjà fait remarquer, ils sont encore plus rares : on pourrait facilement les compter.

La France n'est cependant pas le pays d'Europe où la

syphilis soit le plus rare, j'en sais quelque chose, ni celui où l'on vaccine le moins : M. le rapporteur pourrait nous renseigner là-dessus, et peut-être aussi nous dire (personne, au moins, n'est mieux placé que lui pour cela), le chiffre des contagions syphilitiques qu'y développe la vaccine, à côté du chiffre des vaccinations régulières. Son aveu que les accidents de ce genre sont une exception bien rare, est déjà rassurant : mais voyant combien il en a été impressionné, je me demande si des chiffres ne seraient pas plus rassurants encore.

Ce n'est pas que je veuille, le moins du monde, repousser les faits de contagion observés à Rivalta, à Florence, à Hollfeld, etc., sous prétexte qu'ils sont d'origine étrangère, ou en nier l'intérêt. Je cherche, au contraire, partout des sources d'expérience et des lumières pour l'étude de ces questions; mais je n'ai pas hâte de conclure, avant de connaître le caractère et la mesure du danger.

Est-ce que l'ennemi est à nos portes ? est-ce que la syphilis est là, menaçant d'envahir nos foyers domestiques sous le couvert de la vaccine?

Non, messieurs, vous le savez, ce n'est pas la syphilis, c'est la variole qui est à nos portes. Consultez là-dessus nos confrères du département de la Seine-Inférieure :... ils vous diront qu'hier encore elle prélevait un tribut cruel sur des populations où, malgré leurs efforts, le bienfait de Jenner n'est pas assez répandu. En quelques mois, 130 décès sur 1600 varioleux, d'après des renseignements que je tiens de bonne source, de notre confrère et collègue distingué de Rouen, M. Leudet.

Le moment n'est donc pas très-heureusement choisi, de faire ce nouveau procès à la vaccine, au risque de compromettre la foi si vive du corps médical et d'une grande partie de la société, dans ce culte de préservation qu'il a fallu tant d'efforts pour édifier tel qu'il est. Je ne comprends donc pas qu'on sonne l'alarme d'une main, si de l'autre on ne nous montre une pratique plus sûre et immédiate; le moyen de remplacer dès demain celle que, malgré soi, on discrédite aujourd'hui? Jusqu'à présent je ne vois pas que M. le rapporteur soit en mesure de s'accorder avec lui-même, autant que le voudrait la gravité particulière qu'il fait à la situation.

Depuis qu'il est devenu si terroriste, sa lancette, je veux dire son aiguille officielle de vaccinateur, est-elle restée suspendue à sa main ?... Non pas que je sache... Si je ne me trompe, c'est trois fois par semaine qu'ici même, il répand, dirai-je maintenant les bienfaits, ou pour parler dans le sens de ses nouvelles convictions, les dangers de la vaccine ? La réponse, je la prévois, mais elle ne peut me satisfaire, si elle ne renferme rien de plus que ce que j'ai lu dans le rapport.

J'ai prouvé, en effet, qu'en se mettant au même point de vue que son auteur, pour juger cette question de transmission de la syphilis par la vaccine, il n'y a plus de sécurité à fonder sur la santé des enfants vaccinifères ou de leurs parents. Ce sont les observations mêmes sur lesquelles s'appuie le rapport qui le prouvent. Rappelez-vous, messieurs, les deux sources de la contagion de Rivalta ; l'enfant Manzone qui fut le trait d'union vaccinal entre Chiabrera et 17 enfants, dont 7 furent infectés, et Chiabrera lui-même ? Est-ce qu'ils n'étaient pas tous les deux d'une santé florissante au moment de la vaccination ? Leurs parents mêmes étaient bien portants ; on n'a appris rien de suspect sur leurs antécédents, et il a fallu cinq visites à Rivalta du docteur Pacchiotti, cinq enquêtes successives, pour lui faire connaître l'origine accidentelle de l'infection de Chiabrera.

L'âge des vaccinifères donnera-t-il au moins des garanties plus sérieuses que leur santé, qu'elle soit ou non confirmée par celle de leurs parents ! On semblait croire d'abord, que les enfants nés de parents syphilitiques, apportaient toujours sur eux, en naissant, le certificat d'infection de leurs père et mère. Puis on a fait un progrès, en reculant à deux ou trois mois la possibilité des manifestations héréditaires de la syphilis. Je constate ce progrès, mais il ne suffit pas. L'autorité des hommes les plus compétents, de ceux qui ont eu le plus souvent l'occasion de voir la syphilis héréditaire, demande davantage. Laissant de côté le témoignage des observateurs les plus anciens et de mon expérience personnelle, je trouve dans Stark, Bertin, Capuron, Lallemand, dans la statistique de mon ami M. Diday lui-même, et quelques autres, des faits qui constatent l'apparition de la syphilis héréditaire depuis le troisième mois jusqu'au dix-huitième, jusqu'à 2, 4 et 5 ans après la naissance. J'en trouve même jusque dans les observations à l'appui du rapport, comme si un esprit malin de contradiction se fût glissé dans sa rédaction! C'est l'observation de Béziers, où il est question d'un enfant syphilitique par hérédité, qui à dix mois infecte un autre enfant par son vaccin.

Du reste, quel gage d'immunité peut-on tirer de l'âge, quel qu'il soit, d'un sujet auquel on inocule, sans le savoir, un vaccin syphilitique, et qui va devenir vaccinifère à son tour? Qu'importe l'âge de Manzone, de Bloser et de l'autre enfant de Hollfeld, Geiger, je crois?

Et ces conséquences, messieurs, ne sont pas de vaines fantaisies; je vous engage, j'engage M. le rapporteur lui-même à les vérifier. Elles résultent rigoureusement des observations de son travail, acceptées avec la foi qu'il réclame pour elles, interprétées comme il exige qu'elles le soient. En sorte que le rapport qui, en définitive, conclut à la nécessité de maintenir, quant à présent, la pratique de Jenner, en insistant beaucoup sur ces deux garanties, âge et santé des vaccinifères, nous donne en même temps le moyen de nous assurer qu'elles peuvent être tout à fait illusoires. J'espère que les doctrines de l'hôpital du Midi n'auront pas à répondre de cette contradiction.

Un nouvel expédient préservatif a été imaginé, il est vrai. Je crains cependant qu'il ne suffise pas à combler la lacune que j'ai dû signaler, et, par conséquent, à rassurer les vaccinateurs. Il consiste à charger la lancette ou l'aiguille d'une très-petite quantité de liquide vaccinal. Moins il y en aura, mieux cela vaudra, moins il y aura alors de chance de prendre du virus syphilitique. Je saisis difficilement l'efficacité de ce moyen, et ne m'y fierais pas beaucoup, ayant toujours pensé que les virus agissaient par leur qualité, non par leur quantité, et, qu'au volume près, une gouttelette de sang était aussi bien du sang qu'une palette de ce liquide.

Passons donc à d'autres moyens préservatifs.

Il est beaucoup question, depuis quelque temps, de la contagiosité du sang des sujets syphilitiques vaccinifères, à l'exclusion de la lymphe que renferment leurs pustules vaccinales; mais ce n'est pas une opinion acceptée généralement : elle est repoussée, par exemple, par M. le docteur Adelasio à qui ont été empruntées deux observations de transmission de syphilis vaccinale, et pour cette fois, au moins, j'ai la bonne fortune inespérée de trouver l'auteur du rapport favorable à ces principes de réserve scientifique que j'applique à d'autres difficultés soulevées par les questions de contagion. Il est au moins singulier, en effet, que dans ces circonstances, le sang soit contagieux et que les pustules vaccinales, comme si elles lui étaient tout à fait étrangères, comme si elles étaient des produits purement exotiques, soient innocentes.

Les physiologistes se demanderont, sans doute, avec M. le rapporteur, quelle est la source de cette lymphe vaccinale si plastique, si riche en éléments stratifiables. —Je ne sais même comment, en discutant cette théorie, il n'a pas relevé cette inconséquence des contagionnistes qui, admettant pour ces cas la contagiosité du sang et non celle des produits qui en dérivent, regardent ensuite ces produits comme certainement contagieux, dans toutes les manifestations constitutionnelles de la syphilis.

Fort de l'assentiment de M. le rapporteur, je laisse donc de côté cette immunité incertaine que donnerait la lymphe vaccinale, sans mélange de sang ; c'est une question à l'étude. A nous deux, nous y accolons un gros point d'interrogation.

Il resterait une garantie plus solide, plus sérieuse en apparence. Ce serait le retour exclusif à la source vaccinogène primitive : la possibilité future de n'emprunter le vaccin qu'aux animaux de l'espèce bovine, comme le fait à Naples M. Palasciano. Encore, pour nourrir cette espérance que j'accepte, pour mon compte, de grand cœur, dont je veux autant que qui que ce soit la réalisation, ne faut-il pas trop céder aux tendances contagionnistes acceptées avec tant d'empressement. On ne connaît, en effet, jusqu'à ce jour, qu'une maladie contagieuse de ces animaux qui soit transmissible à l'homme, le charbon. Quant à la maladie aphtheuse, il y a des doutes dans l'esprit même de nos collègues les plus autorisés de sa section vétérinaire. Or je ne connais pas de maxime plus sage que celle-ci : « Dans le doute abstiens-toi. » C'est donc, jusqu'à présent au moins, avec le charbon seul qu'on aurait à compter dans les inoculations de source vaccinale proprement dite. — Ce n'est pas la sécurité absolue! et il ne suffira pas pour se croire en possession de cette sécurité, d'emprunter le préservatif en dehors des périodes visibles d'épizootie, car les épizooties n'ont pas la rapidité de la foudre ; elles ne frappent pas du premier coup tout un troupeau. Leurs germes disséminés s'attaquent d'abord à un ou à quelques animaux ; pourquoi pas justement à quelques-uns de ceux qu'on aura inoculés, et au moment où on leur prendra le vaccin ? Si la syphilis est transmissible avant, pendant et après toute manifestation, et telle est, je l'ai montré, l'expression de quelques-uns des faits de contagion vaccino-syphilitique ; si la syphilis incube, sans que rien révèle son incubation, comment espérerait-on qu'il en soit autrement du charbon ? Ajoutez à cela les chances de l'avenir. Il y a trente ans à peine que la transmissibilité de la morve du cheval à l'homme est avérée ; tout nous dit cependant que la notion que nous avons de ce fait est en retard sur le fait lui-même de bien des siècles !... En multipliant par l'inoculation les contacts des bêtes bovines avec l'homme, êtes-vous assurés de ne pas connaître un jour d'autres contagions que celles du charbon ?

La longue expérience de M. Palasciano est beaucoup, pour confirmer la valeur du procédé de Galbiati, et les renseignements que nous devons à notre jeune et zélé confrère M. le docteur Lanoix (1), doivent encore ajouter à notre confiance. Cette expérience n'a cependant pas encore pour elle la

(1) Lanoix, *Bulletin de l'Académie de médecine*, t. XXX, p. 241.

puissante et universelle consécration, que tendent à ébranler aujourd'hui les accusations dirigées contre la vaccine, comme la pratiquait Jenner.

Toutes ces craintes fussent-elles vaines, car j'ai hâte de sortir de ces tristes perspectives et de l'exagération du possible, en fait de calamités, la question est de savoir si l'on est prêt à réaliser immédiatement les vaccinations, suivant le procédé qui donne tant d'espoir pour l'avenir, et si, en attendant, on cessera de vacciner dans les 37 000 communes de France. La variole n'attend pas.

Le rapport lui-même nous dit qu'on n'est pas prêt, que cette réforme rencontrera de bien grandes difficultés pour sa mise en exécution, et ce n'est certainement pas avec les observations sur lesquelles on s'appuie si volontiers, pour en tirer des conclusions hâtives que, jusque-là, on consolidera la foi des médecins dans les moyens connus de préservation. On n'a donc rien ajouté aux garanties du passé, que le doute sur leur valeur, et l'œuvre de M. le rapporteur sera surtout d'avoir semé une inquiétude inopportune.

Heureusement, messieurs, une appréciation moins prompte de faits qui demandent encore de la lumière, et une vue plus calme des dangers dont ils signalent l'existence, nous permettent de revenir sur le terrain de la réalité, d'une réalité consolante.

En regard d'accidents regrettables de contagion observés à l'étranger, et que les lois de l'hygiène publique, mieux entendues ou mieux observées, réduisent, en France, à des proportions, bien différentes, placez les bienfaits de la vaccine. Représentez-vous, si vous le pouvez, le nombre des victimes arrachées par elle, depuis plus de soixante ans, au fléau le plus meurtrier, à celui qui, avant cette époque, s'inscrivait pour un dixième dans le chiffre de la mortalité par les maux que nous sommes tous les jours appelés à combattre, et vous vous demanderez s'il y a lieu de traiter si sévèrement la vaccine, et si le nouveau grief articulé contre elle est assez imminent à côté des services rendus, pour risquer d'ébranler le crédit de la découverte bienfaisante de Jenner.

A ces considérations s'ajoute un autre intérêt, trop passé sous silence, quoiqu'il mérite bien aussi de nous toucher. C'est celui du corps médical, dont la responsabilité peut être engagée prématurément et avec des suites fâcheuses, dans des circonstances semblables. Cela est déjà arrivé : rappelez-vous ce médecin que les vaccinations de Hollefeld ont pu conduire devant la justice et faire condamner.

Dans bien des cas étrangers à la syphilis, des médecins ont été accusés légèrement d'avoir mal choisi leurs sujets vaccinifères. Il ne faut donc pas fournir, avant d'avoir la certitude, de nouveaux prétextes à ces accusations.

Je ne sais quel sera le sort définitif de la théorie de la contagion par le sang; mais elle est grosse de dangers pour les vaccinés et les vaccinateurs, à ce point que M. le rapporteur lui-même ne serait pas en sûreté devant elle. Qu'il nous dise, en effet, si les enfants vaccinifères ou vaccinés ne saignent jamais sous sa lancette.

Eh bien, il y a là un double danger. Si la théorie est vraie, vous avez alors, pour rencontrer la contagion, les chances d'un double courant : des vaccinifères aux enfants à qui vous insérez leur vaccin, et de ceux-ci, par retour, aux vaccinifères pour charger de nouveau l'instrument.

On dira bien, on pourra bien dire, au moins, qu'on purge l'instrument ou qu'on peut le purger à chaque inoculation, qu'on peut même le changer ; mais je pose ici la question de bonne foi : dans ces opérations nécessairement rapides parce qu'elles se pratiquent en même temps à un grand nombre de sujets, cela se fait-il, cela s'est-il fait jusqu'à ce jour ? n'est-il pas évident que vous établissez-là, passez-moi l'expression, une promiscuité des sangs, pleine d'inconnues, puisque, avec les diathèses muettes et les incubations récentes tout aussi discrètes, vous êtes réduits à l'incertitude des enquêtes en ce qui concerne la santé des nombreux enfants que vous vaccinez? Et le vaccin que vous distribuez au nom de l'Académie, êtes-vous bien sûr qu'il ne contient que de la lymphe vaccinale et non du sang? J'ai voulu m'assurer de ce fait, et j'ai prié M. le professeur Ch. Robin de vouloir bien examiner du liquide vaccinal conservé à l'Académie sur plaque ; voici la planche que notre éminent collègue a bien voulu dessiner d'après le microscope : jetez-y les yeux, et vous verrez que les globules sanguins fourmillent dans votre vaccin.

J'en ai dit assez, l'Académie appréciera l'intérêt qu'il peut y avoir à inquiéter M. le ministre de nos discussions scientifiques, qu'il n'est pas appelé à juger, et des difficultés de notre pratique, qu'il ne saurait résoudre par arrêté ministériel. Elle décidera si l'état de la question, d'une part, de l'autre les convenances et le respect qu'elle se doit dans chacun de ses membres, lui permettent de donner suite au projet de rapport, ou ne lui prescrivent pas, au contraire, de le renvoyer à la commission.

III. — Communication de M. Blot.

Séance du 17 janvier 1865.

Messieurs, comme je vous le disais mardi dernier, je ne serais pas intervenu dans cette *discussion*, qui me paraît *prématurée*, si je ne m'y trouvais pour ainsi dire contraint et forcé par ma position de *membre de la commission de vaccine*. Il m'a, d'ailleurs, paru impossible de laisser passer, sans une protestation énergique, certaines *assertions* émises par notre honorable collègue M. Depaul, et adressées par lui à M. le ministre au nom de l'Académie tout entière.

Ces assertions, en effet, ont, à mon sens, le double tort d'être *contradictoires* avec les faits cités dans le rapport lui-même ; je m'appliquerai à vous le prouver tout à l'heure, et de plus d'être *grosse de dangers*, non-seulement pour la vaccine, mais aussi et surtout pour les vaccinés et les vaccinateurs ; dangers d'autant plus grands, messieurs, que ces assertions sont formulées par un savant dont la parole a acquis une très-juste et très-grande autorité, non-seulement à cause de sa haute position scientifique à l'Académie et à la Faculté, mais aussi et surtout à cause de ses belles recherches sur l'origine de la vaccine.

Pour éviter des redites ou des omissions, nous suivrons l'ordre adopté par M. Depaul lui-même. Comme lui, nous nous occuperons d'abord des faits qu'il vous a rappelés, nous y joindrons les faits négatifs, un peu trop négligés par notre honorable collègue; nous tâcherons d'apprécier à leur juste valeur les uns et les autres, et nous passerons alors à l'examen critique et consciencieux des conséquences que M. le rapporteur a cru pouvoir en tirer. Nous terminerons enfin par des conclusions que nous diviserons en deux classes : *conclusions scientifiques*, *conclusions pratiques*.

Je n'ai pas besoin d'ajouter que je m'appliquerai constamment à éviter, avec le plus grand soin, ce que les questions soulevées peuvent présenter de personnel.

De cette façon, j'espère, messieurs, parvenir à dégager, de tout ce qui a été porté au débat, le plus de vérité possible. Mais le programme que je viens de tracer est bien difficile à remplir convenablement, surtout pour un nouveau venu au milieu de vous; aussi n'est-ce pas par vaine et banale formule oratoire que je vous demande instamment de vouloir bien m'aider en m'accordant beaucoup de bienveillance et un peu d'attention.

Le but que s'est proposé M. Depaul, il l'indique très-nettement dans les deux propositions suivantes :

1° Je veux prouver la possibilité de transmettre la syphilis par la vaccination ;

2° Indiquer les moyens d'éviter ce danger.

Cherchons à voir si notre honorable collègue a atteint ce double but, recherche un peu longue, un peu ingrate, souvent très-difficile, mais dans laquelle je n'oublierai jamais ce que dit en commençant M. le rapporteur :

« Je suis partisan de la vérité et de la vérité tout entière. »

Cette déclaration de principe nous mettra un peu plus à l'aise pour exprimer des opinions complétement opposées à celles de M. Depaul. Il connaît trop bien, d'ailleurs, mes sentiments à son égard pour supposer chez moi d'autre désir que celui qui l'anime lui-même, c'est-à-dire celui d'approcher le plus possible de cette vérité qu'il aime tant.

Examen des faits. — Les faits produits au débat sont de deux ordres : les faits dits positifs, les faits négatifs.

1° *Faits dits positifs.* — Déjà, mardi dernier, M. Ricord vous en a montré les côtés faibles; dans le désir d'épargner les moments de l'Académie, je ne recommencerai pas cette critique et je me contenterai de m'y associer pour m'arrêter plus longtemps sur les faits négatifs et surtout sur la valeur des moyens prophylactiques dont M. le rapporteur a considérablement exagéré la valeur, sans s'apercevoir, probablement, des dangers énormes que renfermaient ses promesses.

Mais avant d'arriver à ce point de la question, permettez-moi, messieurs, de vous rappeler certains états pathologiques qui ont bien pu en imposer, de temps en temps, pour des accidents de syphilis. Je veux faire allusion, d'une part, aux éruptions vaccinales généralisées, et d'autre part, à ce que j'appellerai volontiers le *phagédénisme vaccinal*. Pour les premiers faits, malgré leur rareté, ceux d'entre vous qui ont pratiqué un certain nombre de vaccinations en ont certainement observé; ils se rappellent que l'éruption n'a pas toujours dans ses éléments des caractères identiques avec ceux de la pustule vaccinale, et que, dans quelques cas, au moins, une personne peu expérimentée pourrait les confondre avec une éruption spécifique. Les faits de cette espèce peuvent souvent être confondus avec ceux dans lesquels la vaccination semble avoir déterminé les manifestations d'une syphilis héréditaire latente.

Pour les seconds, au contraire, c'est avec les accidents primitifs de la syphilis transmise par vaccination qu'ils pourraient être et ont probablement été confondus. Afin de mieux faire saisir ma pensée, je ne crois pouvoir faire mieux que de vous citer un fait qui m'a été récemment communiqué par un de nos confrères les plus distingués, M. le docteur Bergeron, qui en a rendu témoin M Cullerier ; le voici en substance :

« Un enfant, en apparence bien portant, est vacciné par M. Bergeron ; l'éruption vaccinale se fait d'abord avec régularité, mais, bientôt, sous les croûtes, au lieu de cicatrices régulières, on trouve des ulcérations arrondies, à bords nets et tranchés. Ces ulcérations reposent sur une base dure et élastique. Les ganglions correspondants sont engorgés. M. Bergeron se demande alors s'il n'aurait pas affaire à de véritables chancres, mais en praticien prudent il ne veut pas prendre un parti avant d'avoir consulté l'un de ses confrères les plus compétents en syphilis ; il prie donc M. Cullerier de lui donner son avis. Après examen attentif, M. Cullerier reste dans le doute, et, d'un commun accord, on se contente d'un traitement local simple. Des cataplasmes sont maintenus sur les ulcérations, qui ne tardent pas à se cicatriser. M. Bergeron, qui a souvent revu l'enfant depuis cette époque, n'a jamais observé la moindre manifestation générale.

Eh bien, messieurs, je vous le demande, si cet enfant, au lieu d'être observé par deux confrères aussi distingués que MM. Bergeron et Cullerier, se fût trouvé confié à l'un de ceux qui voient volontiers la syphilis partout, n'aurait-on pas pu, avec moins de réserve, moins de rigueur dans le jugement, conclure chez ce petit malade à l'existence de chancres produits par la vaccination?

Il faut donc se rappeler ces éventualités dans la marche de la vaccine pour éviter des conclusions erronées.

Mais, messieurs, en voilà assez sur ce point, j'ai hâte d'arriver au cœur même du sujet, c'est-à-dire à l'appréciation des faits du rapport.

M. Ricord vous a déjà montré en quoi les faits que j'appelle faits à charge, sont défectueux, qu'il me soit seulement permis de rappeler qu'il n'en est pas *un* qui ne laisse quelque chose à désirer, soit sur l'état du vaccinifère, soit sur le liquide inoculé. Aussi n'ont-ils pas encore porté dans mon esprit une conviction aussi profonde que dans celui de M. le rapporteur. Si cependant on admet pour un instant qu'ils suffisent à prouver la première proposition du rapport, à savoir, qu'on peut par la vaccination transmettre la syphilis, il n'en reste pas moins à savoir quel est l'agent de cette transmission, est-ce le virus vaccin pur, est-ce le sang, est-ce le mélange de ces deux liquides? C'est en interrogeant les *faits à décharge* ou *faits négatifs* que nous trouverons, ce me semble, la réponse à cette question. En effet, messieurs, veuillez bien y faire attention, les faits négatifs au point de vue de la possibilité de transmettre la syphilis par le vaccin acquièrent toute la valeur de *faits positifs* quand il s'agit de savoir quel est l'agent de la transmission, et cette valeur nouvelle personne ne saurait la leur refuser.

Faits négatifs. — M. Ricord vous a déjà dit que Husson, dès le commencement de ce siècle, en inoculant le virus vaccin, n'a jamais transmis autre chose que la vaccine. Notre honorable collègue M. Bousquet, nous redisait encore, après la dernière séance, que le virus vaccin, emprunté par lui à des enfants reconnus syphilitiques, n'a jamais transmis que le vaccin.

En 1831, M. Bidart a fait la même expérience dans le Pas-de-Calais, il est arrivé au même résultat : deux faits (1). M. Montain, non plus sur *deux* enfants, mais sur *trente* enfants inoculés avec du pus vaccinal pris sur un sujet syphilitique, n'a vu se développer rien autre autre chose que la vaccine (2).

M. Heymann rapporte (3) le résultat de vaccinations faites par le docteur Schreier sur *deux* enfants avec du vaccin pris sur un syphilitique, et chacun de ces enfants n'a présenté d'autre maladie que l'éruption vaccinale.

Il en est de même de M. Taupin, ancien interne de l'hôpital des Enfants, qui a pratiqué plus de deux mille vaccinations avec du vaccin emprunté à des enfants porteurs de toutes sortes d'affections, entre autres de syphilis, et jamais il ne lui est arrivé d'observer la syphilis sur ses petits vaccinés.

Enfin, tout récemment, un de nos confrères du département de l'Hérault, M. le docteur Sébastian, médecin en chef de la maternité de Béziers, a adressé à l'Académie la relation de

(1) *Journal de médecine et de chirurgie pratiques*, t. II, p. 85.

(2) *Journal de médecine de Lyon*, 17 juillet 1848.

(3) *Journal médical de Munich*.

faits qui me paraissent de nature à jeter un grand jour sur la question. Les voici en résumé :

« Le 19 mars 1863, la nommée A. M... vint chez moi avec en enfant de dix mois qui avait été vacciné depuis huit jours, pour me prier de vacciner les enfants de deux amies qui venaient avec elle. Je procédai à l'opération *avec la précaution de ne pas faire saigner les pustules*, qui étaient bien développées et ne présentaient rien d'anormal.

» Au moment de recueillir du vaccin pour faire au second enfant la dernière piqûre, le vaccinifère fit un fort mouvement, et la pointe de la lancette pénétrant plus profondément, une gouttelette de sang vint colorer le virus qui, à mon regret aujourd'hui, fut néanmoins inoculé. Vingt-deux jours après, cette femme me porta cet enfant qui était couvert de boutons. Voici ce que je constatai : les pustules vaccinales s'étaient parfaitement développées et avaient régulièrement parcouru leurs périodes ; il n'y avait d'exception à faire que pour celle qui résultait de la *dernière inoculation, et dont je me rappelais fort bien la position.*

» Ce bouton présentait tous les caractères d'un véritable pseudo-chancre. Il était surmonté d'une croûte parfaitement conoïde d'une couleur sombre et très-luisante. Cette croûte offrait environ 2 centimètres de diamètre, et elle était légèrement ulcérée à la circonférence.

» Autour de ce pseudo-chancre et dans un rayon d'un demi-centimètre, il existait des papules lenticulaires, très-lisses, régulières, d'un rouge pâle et en très-grand nombre.

» Dans l'aisselle du même côté s'observait une glande engorgée, du volume d'une moyenne noisette. Elle était mobile, douloureuse au toucher ; quarante-neuf jours après, le pseudo-chancre était ulcéré et présentait une induration considérable. Le corps de l'enfant était couvert d'une roséole syphilitique et de plaques aux parties génitales qui ne laissaient plus de doutes sur la nature de l'infection.

» Afin de me rendre compte de la nature de cette maladie, je me transportai chez l'enfant qui m'avait fourni le vaccin : il était fort beau en apparence, et ses pustules vaccinales étaient parfaitement guéries. L'inspection de son corps me laissa voir de nombreuses taches de syphilides papuleuses. Les ganglions cervicaux étaient fortement engorgés, et il existait quelques boutons aux parties génitales et à l'anus, d'une nature plus que douteuse.

» Le père de cet enfant m'apprit qu'étant soldat il avait eu un chancre induré, pour lequel il avait été traité trente-cinq jours à l'hôpital de Tours. Il était loin d'être guéri et présentait de nombreuses traces de syphilis constitutionnelle, telles que croûtes au cuir chevelu, engorgement des ganglions cervicaux postérieurs, taches de syphilides et plaques à l'anus.

» Je dois dire, en terminant, que l'autre enfant vacciné avec le même virus et dans la même séance n'a absolument rien eu. »

M. Sébastian ajoute dans sa dernière communication, que quelque temps après il vaccina *six* enfants avec du vaccin d'un enfant syphilitique, en ayant bien soin de ne prendre que le virus vaccin, *sans aucun mélange de sang*. Chez les six vaccinés, notre confrère ne vit se développer rien autre chose qu'une éruption vaccinale normale.

Non content de cela, il vaccina encore un enfant syphilitique de la Maternité, puis il recueillit avec soin le vaccin, pur de tout mélange, sur cet enfant syphilitique, et il se l'inocula à lui-même. Des deux piqûres qu'il se fit, une seule donna lieu à un bouton de vaccine de *toute beauté* (*sic*), qui parcourut régulièrement toutes ses périodes et lui servit, huit jours plus tard, à vacciner *deux enfants*.

Aucun symptôme de syphilis ne se manifesta ni chez M. Sébastian ni chez les deux enfants.

Ces faits de Béziers ont une importance très-grande qui ne saurait échapper à personne. — En effet, M. Sébastian a bien soin de faire remarquer que dans la vaccination des *deux premiers* enfants, dont l'*un* seulement devint syphilitique, le vaccin était mélangé de sang quand il pratiqua la dernière piqûre. Or, cette *seule* piqûre se transforma en chancre; toutes les autres restèrent normales. Quant aux six enfants de la deuxième série, ainsi que le premier de la première, ils restèrent complétement indemnes, quoique le virus eût été puisé à la même source; mais pour eux il était resté pur et sans mélange.

Peut-on désirer quelque chose de plus clair? Une seule observation de ce genre vaut plus à elle seule que des milliers comme celles de Rivalta, puisqu'elle suffit à démontrer la possibilité de transmettre la syphilis par la vaccination, et que de plus elle nous fait assister au mode de propagation des accidents avec la *preuve* et la *contre-épreuve*.

Si surtout on rapproche de ces faits de Béziers ceux relatés dans le travail très-remarquable de M. Viennois (1), on se trouve insensiblement conduit à admettre, au moins comme très-probable, l'opinion qui regarde le sang comme l'agent de transmission dans les cas de syphilis vaccinale.

Si tous ces motifs ne paraissaient pas suffisants, nous invoquerions encore l'analogie, et nous vous rappellerions, messieurs, que beaucoup d'autres maladies contagieuses peuvent se transmettre par le liquide sanguin : ainsi la variole, la clavelée, le charbon, le sang de rate et la morve.

Sur quoi donc, dès lors, M. le rapporteur s'appuie-t-il pour dire (ce que personne n'avait affirmé avant lui) :

« Il ne nous paraît pas permis de se croire dans une sécu-
» rité complète parce qu'on a évité de faire couler le sang en
» recueillant le vaccin. »

Ce qui, en d'autres termes, revient à dire que même avec du virus vaccin parfaitement pur, on peut inoculer la syphilis, si ce liquide est recueilli sur un individu syphilitique. Or, *aucun* des faits rapportés par M. Depaul ne renferme les détails nécessaires pour prouver cette proposition. — C'est donc à tort, et sans aucune raison plausible, que notre honorable collègue s'est laissé aller à émettre cette affirmation, qui, jusqu'à nouvel ordre, doit être considérée comme non

(1) *Archives générales de médecine*, juin 1860.

avenue, surtout si l'on veut bien se rappeler tous les faits si complets que je viens d'énumérer.

C'est pour n'avoir pas voulu tenir compte de ces faits négatifs, bien et dûment observés, que M. Depaul croit trouver ailleurs des moyens plus certains d'éviter le danger. Or, messieurs, si vous voulez bien le permettre, je vais maintenant m'occuper de ces prétendus *moyens prophylactiques* recommandés par M. le rapporteur. Ils méritent la plus sérieuse attention, car ce qu'en dit M. Depaul me paraît *doublement dangereux*.

Mais d'abord, vous vous demandez certainement comment il se peut faire que depuis plus de soixante ans qu'on vaccine chaque année à l'Académie des milliers d'enfants, comment, dis-je, on n'y a jamais observé de syphilis vaccinale; pas plus M. Depaul que M. Bousquet, pas plus M. Bousquet que Husson. Vous vous demandez aussi comment ceux de nos collègues dont la position spéciale les met à même de vacciner souvent, n'ont pas davantage observé de syphilis vaccinale; comment il se fait que l'Italie semble avoir, pour ainsi dire, le monopole, le privilége de ces accidents. Ah, messieurs! voici ce qu'on vous répond : « C'est qu'à l'Académie on prend » certaines précautions qu'on a trop généralement le tort de » négliger ailleurs. »

Il y a, dans cette proposition, pour la plupart de nos confrères, un blâme indirect que je ne saurais accepter, pas plus que l'admiration complaisante de soi-même qui s'y étale en commençant.

Je sais, en effet, comment les choses se passaient à l'Académie jusque dans ces dernières années, et même peut-être encore aujourd'hui. Nourri près du sérail, j'en connais les habitudes.

Comment croyez-vous qu'est recueillie une grande partie du vaccin qui sert à l'Académie? A quelles sources pensez-vous qu'on aille le puiser? Par quelles mains cette récolte si importante est-elle faite? Je vais vous le dire.

Jusqu'en ces derniers temps, voilà comment les choses se pratiquaient. On vaccinait ici deux, trois, quatre ou cinq enfants envoyés par la surveillante du service de la Clinique d'accouchement, puis ils retournaient à la Clinique. Au bout de huit jours on allait à l'hôpital recueillir ce que chacun de ces enfants avait pu produire de liquide vaccinal. Or, messieurs, qui croyez-vous qui allait faire cette récolte, dont le produit devait servir à inoculer d'autres enfants, soit à l'Académie, soit dans Paris, soit en province? M. le directeur de la vaccine, peut-être? Jamais. A son défaut, M. le sous-directeur? Pas davantage. Eh bien, alors, direz-vous, un des membres de la commission permanente de vaccine? Pas du tout. Alors quelque jeune médecin distingué ou tout au moins un interne? Vous n'y êtes pas davantage. C'était... un simple employé des bureaux de l'Académie, un vieillard valétudinaire, complétement étranger à l'art de guérir, et de plus atteint de tremblement sénile.

Je n'ai pas besoin de dire si ce brave homme était capable de choisir les sujets, d'examiner et d'interroger les mères. En tous cas, en eût-il été capable, il ne s'en inquiétait nullement.

Quoi qu'il en soit, voici comment, chaque semaine, notre brave employé venait tout tremblant pratiquer sa petite récolte vaccinale. Armant sa main vacillante d'une lancette ordinaire, il l'enfonçait parallèlement à la peau sous la partie saillante de chaque pustule; puis, imprimant brusquement à son instrument un mouvement de bascule, il enlevait ainsi, d'un seul coup, toute la partie superficielle de chaque bouton. Alors s'écoulait de la plaie ainsi faite du vaccin plus ou moins impur, plus ou moins mêlé de sang, des tubes et des plaques de verre étaient chargés de ce liquide et rapportés à l'Académie, où, je vous l'affirme, le microscope de M. Robin était tout à fait inutile pour y reconnaître le liquide sanguin. Avec ces détails, messieurs, j'espère que vous resterez à tout jamais édifiés sur la valeur des si grandes précautions qu'on prend à l'Académie et qu'à tort on omet ailleurs.

Non, messieurs, si nous voulons parler sérieusement, la seule supposition à faire pour nous rendre compte de l'absence de syphilis vaccinale à l'Académie, c'est véritablement, que la syphilis héréditaire est plus rare qu'on ne le pense, plus rare surtout en France qu'en Italie ; car, à moins d'aller à Lourcine, on ne pouvait guère se placer dans des conditions plus favorables à la contagion qu'en allant chercher le virus vaccin sur les enfants nés à la Clinique.

Mais, me dira-t-on, depuis que l'attention est attirée sur les accidents possibles, nous avons changé de manière de faire, et grâce à nos nouvelles précautions, nous n'avons encore eu aucun malheur à déplorer. Voyons donc un peu quels sont ces moyens si précieux de nous mettre à l'abri du danger.

Ces moyens peuvent se résumer à *trois :*

1° L'âge et la santé du vaccinifère ;

2° La santé des parents ;

3° L'instrument employé pour l'inoculation.

Examinons-les un à un.

Age. — Et d'abord, pour ce qui est relatif à *l'âge*, M. le rapporteur nous donne une statistique empruntée à M. Diday. Or, de cette statistique il résulte que sur 158 enfants nouveau-nés la syphilis héréditaire s'est déclarée 27 fois après le deuxième mois. Or, 27 sur 158 c'est un peu plus du sixième, par conséquent *une fois sur six* au moins ; en prenant pour vaccinifère un enfant de deux mois, vous serez encore exposé à choisir un individu en puissance de syphilis, et, par conséquent, une fois sur six au moins vous serez exposé à infecter les nouveaux vaccinés ; et l'on veut qu'avec une pareille éventualité nous allions *hardiment*. J'avoue que sans être absolument pusillanime, je ne saurais, dans de semblables conditions, me défendre d'une énorme appréhension chaque fois qu'il me faudra pratiquer la vaccination.

Mais si les preuves tirées de la statistique n'étaient pas du goût de tout le monde, il me serait très-facile d'en fournir d'autres, je n'ai qu'à ouvrir le rapport et à vous rappeler l'âge des vaccinifères dans les cas que M. Depaul a cru devoir citer. En effet, l'épidémie de syphilis transmise par le vétérinaire B... le fut au moyen de vaccin recueilli sur un enfant de *trois mois*, *sain* et *fort*, qu'on eut soin, dit l'observation, de faire mettre *tout nu* afin de *ne pas laisser échapper la moindre égratignure* (*sic*).

Néanmoins, sur 24 enfants vaccinés avec ce liquide, 19 furent infectés de syphilis.

Dans le cas du docteur Cerioli, le vaccinifère avait aussi *trois mois;* il était d'ailleurs également bien portant quand il fournit le vaccin.

Dans la malheureuse affaire Hubner, qui a eu tant de retentissement, et qui a valu à ce confrère une condamnation devant les tribunaux, le vaccinifère avait *trois mois*. Il était *frais* et *dispos.*

Dans les deux premières observations de M. Sébastian (de Béziers), l'enfant porteur du vaccin avait *dix mois*, et cependant son vaccin, mêlé de sang, transmit la syphilis.

Mais j'ai hâte de finir, et je ne veux plus rappeler d'autres faits qu'un de ceux qui ont fait le plus de bruit, celui de Rivalta. Dans ce cas, le vaccinifère était un enfant de *onze mois, bien portant*, *d'une constitution robuste*.

S'il en est ainsi, messieurs, comment accorder une si grande valeur à l'âge et à l'apparence du vaccinifère?

Comment M. Depaul a-t-il pu s'éloigner ainsi de la logique sévère à laquelle il nous a accoutumés?

Santé de la mère. — Ce que j'ai dit de l'âge et de la santé du vaccinifère peut s'appliquer aussi à la mère; c'est ainsi, pour ne prendre qu'un seul exemple, que la mère de Chiabrera ne devint malade qu'après son enfant. Et d'ailleurs, messieurs, si nous nous rappelons un peu ce qui se fait tous les jours dans la pratique, nous voyons qu'un *examen complet* de la mère est presque toujours impossible, et j'en appelle pour cela à la bonne foi de M. Depaul; dans combien de circonstances lui a-t-il été permis de faire cet examen complet? Évidemment jamais. Mais je vais plus loin, je suppose qu'on y consente, quel degré de certitude cela peut-il donner alors que nous ne connaissons pas le père? Par conséquent, ces prétendus moyens d'éviter le danger sont illusoires, et l'on ne peut pas être admis à soutenir ce qu'a dit M. Depaul non-seulement dans son rapport, mais encore dans la discussion relative au fait de M. Devergie :

« Quand la mère est bien saine, que l'enfant se porte bien, » on peut prendre sans danger du vaccin sur cet enfant. »

Instrument employé pour la vaccination. — Quant au dernier moyen proposé pour éviter le danger, je ne m'y serais pas arrêté si M. le rapporteur n'avait énoncé, à propos de lui, une opinion qui est en désaccord formel avec toutes les notions de pathologie générale.

Il est évident, messieurs, et admis par tout le monde qu'en fait de virus ce n'est pas la *quantité*, mais la *qualité* qui importe. Je voudrais considérer cette phrase comme un lapsus échappé à la plume de M. le rapporteur, mais il paraît qu'il n'en est rien, puisqu'il a tenu à la conserver intacte malgré les observations que je lui avais soumises au sein de la commission.

Et, messieurs, si j'insiste tant sur ce qui touche à la prophylaxie, ce n'est pas, croyez-le bien, pour me donner le malin plaisir de relever les erreurs et les contradictions que renferme le travail de notre honorable collègue ; mais c'est que moi aussi je suis partisan de la vérité tout entière, surtout quand l'erreur cache derrière elle un véritable danger. Or, ce danger, vous le prévoyez tous. Qu'un confrère confiant aveuglément en la parole du maître s'en tienne aux précautions recommandées dans le rapport, et il pourra parfaitement lui arriver ce qui est arrivé dans l'affaire Hubner, il pourra d'abord nuire aux enfants qu'on lui aura confiés et se nuire à lui-même en assumant une responsabilité qui ne devait pas lui incomber, et que, pour ma part, je repousse de toute ma force.

Sur le point de terminer son rapport, M. Depaul ajoute :

« La perfection est une chimère. . . . .
» . . . . C'est à diminuer encore les quelques inconvénients d'une méthode si utile (la vaccination) qu'il faut » surtout s'attacher, et on peut FACILEMENT y parvenir en entourant la vaccination de toutes les précautions dont on a » le *tort* de se départir trop souvent. »

On peut y parvenir FACILEMENT ! ! ! ! ! Mais, messieurs, je

vous ai suffisamment prouvé combien sont *difficiles*, pour ne pas dire *impossibles* à prendre ces précautions. Je vous en ai d'ailleurs montré l'inanité. Or, je vous en prie, songez un peu aux conséquences médico-légales qu'on peut tirer des assertions de notre collègue; rappelez-vous le procès Hubner, supposez un procès analogue intenté par les parents d'un enfant devenu syphilitique après la vaccination. Ne vous semble-t-il pas entendre les foudres de l'avocat lancées contre notre malheureux confrère au nom même de M. Depaul?

En résumé, la plupart des faits publiés jusqu'à ce jour sont incomplets, ils manquent des détails nécessaires pour entraîner la conviction. Quelques-uns d'entre eux peuvent trouver leur explication toute naturelle dans plusieurs états pathologiques, tels que :

1° Les éruptions vaccinales générales;

2° Le phagédénisme vaccinal;

3° Une foule d'éruptions vulgaires qui auraient pu se développer sans la vaccine.

Mais si, pour un instant, on admet qu'ils sont capables de prouver qu'on peut par la vaccination inoculer la syphilis, il reste à savoir quel est l'agent de cette infection. Or, jusqu'à présent, *personne*, pas plus M. Depaul qu'aucun autre, n'a encore produit *un seul fait bien détaillé et bien probant* capable de démontrer que le virus vaccin, *à lui seul*, ait pu avoir cette fâcheuse conséquence; jusqu'à nouvel ordre, au contraire, en se souvenant des expériences tentées par MM. Bousquet, Bidart, Schreier, Sébastian et quelques autres, nous sommes autorisés à penser que le *virus vaccin pur et sans mélange* ne peut et ne saurait communiquer autre chose que la vaccine.

Cela veut-il dire qu'il faille marcher aussi *hardiment* que le conseille M. Depaul, je ne le pense pas ; car qui peut être *absolument* et *toujours sûr* de ne pas charger son aiguille de quelque parcelle de sérosité sanguine? Avec une pareille éventualité, la hardiesse mérite un autre nom, c'est de la témérité; et, pour ma part, je dis qu'il n'y a pas à hésiter, il faut, *si tout ce qu'on a dit est démontré*, renoncer franchement à la vaccination de bras à bras. Il ne faut pas reculer devant les conséquences nécessaires des prémisses qu'on a posées, il n'y a pas de moyen terme : ou les faits publiés sont probants, ou ils ne le sont pas. Si on admet qu'ils prouvent ce qu'ils annoncent, il ne faut pas se payer de raisons et de motifs sans valeur pour continuer d'agir comme par le passé. Les précautions recommandées par le rapport sont insuffisantes, illusoires et dangereuses, je crois l'avoir surabondamment démontré; en conséquence, il faut, pour être fidèle à cet amour de la vérité tout entière que professe M. Depaul, il faut, dis-je, ne pas indiquer comme bonnes des précautions sans valeur, et, dans l'intérêt même de la vaccine et de toutes les générations qui sont appelées à en profiter, il faut dire très-carrément que, pour le moment, nous ne connaissons d'autre moyen sûr d'éviter la syphilis que d'aller puiser le liquide vaccinogène à sa source même, c'est-à-dire sur la vache.

Voilà, messieurs, pour le côté scientifique de la discussion; reste le côté administratif. Tout ce que j'ai eu l'honneur d'exposer à l'Académie doit faire pressentir mon opinion à cet égard. De la discussion à laquelle je me suis livré, il résulte évidemment pour tous les esprits non prévenus que tous les points de science relatifs à la syphilis vaccinale restent entourés d'une grande obscurité. Or, comme l'a déjà dit M. Ricord, ce n'est pas par arrêté ministériel que la lumière pourra se faire; par conséquent, les raisons qui m'ont fait regarder la discussion actuelle comme *prématurée* me font juger *inopportun* l'envoi du rapport au ministre, surtout dans la forme qu'il présente aujourd'hui.

IV. — Communication de M. Depaul.

Séance du 17 janvier 1865.

Messieurs, je demande la permission de profiter des quelques instants dont peut encore disposer l'Académie pour répondre immédiatement à M. Blot, me réservant de compléter ce que j'ai à lui dire dans une prochaine séance, en même temps que j'examinerai l'argumentation de M. Ricord.

Le discours de M. Blot m'a causé une certaine surprise, et je n'y ai pas trouvé ces allures nettes qui caractérisent son esprit. Dès le début et après ses premiers développements, tout le monde a pu croire qu'il venait s'inscrire contre la réalité de la syphilis vaccinale. Mais il n'en était rien, car un peu plus tard il a répété par trois fois qu'il admettait le fait comme démontré. Je comprends difficilement, dès lors, comment, refusant d'entrer dans l'examen des observations, il a déclaré qu'il tenait pour valables toutes les critiques qu'elles avaient suggérées à M. Ricord. Cela me prouve qu'il n'est pas difficile, ainsi que j'espère le démontrer plus tard.

Pour le moment, je me contente de prendre acte de son aveu. Il croit à la transmission de la syphilis par la vaccination, et je ne lui en demande pas davantage. Il a adhéré au fait capital qui domine toute cette discussion. Tandis que je me déclare encore incomplétement édifié sur la question de savoir si c'est le sang ou le liquide incolore et transparent qu'on peut puiser dans un bouton vaccinal qui jouit du fatal privilége de transmettre la syphilis, lui, il admet sans réserve que c'est le premier de ces liquides à l'exclusion du second. Pour cela il se fonde sur quelques faits dont j'ai parlé, et il adopte l'opinion de M. Viennois.

Cette question, malgré son importance, que je n'ai pas méconnue, occupe un rang secondaire dans le débat. Ce qui intéresse avant tout la santé publique, la sécurité des familles et même la responsabilité des médecins, c'est de savoir, oui ou non, si en vaccinant un enfant sain avec du liquide vaccinal pris sur un enfant vérolé, on peut le contaminer. Eh bien, je suis convaincu que cela ne peut être mis en doute, et M. Blot lui-même ne le conteste pas.

Voilà pourquoi, en ma qualité de médecin, comme membre de cette Académie et surtout comme le directeur officiel du service de la vaccine, j'ai cru accomplir un devoir impérieux en venant mettre à l'ordre du jour de nos discussions la question de la syphilis vaccinale, question grave sans aucun doute, mais dont l'actualité devient de plus en plus évidente. Depuis le procès du docteur Hubner, depuis les faits de Rivalta surtout, il n'est pas de médecin qui ne se préoccupe et qui n'éprouve quelques scrupules quand il est appelé à pratiquer la vaccination. Il faut donc que la lumière se fasse pour tous! Il faut que les équivoques se dissipent et que les doutes disparaissent! Il faut qu'on sache en définitive à quoi s'en tenir, et c'est pour l'Académie un devoir de faire connaître son jugement dans une affaire de cette importance. Quant à moi, sur qui pèse une si grande responsabilité, puisque je vaccine de 3 à 4000 enfants chaque année et que je fournis du vaccin à tous les médecins de Paris et des départements, je ne pouvais garder le silence en présence des cas malheureux qui se sont reproduits depuis quelques années. Voilà les seuls motifs qui ont inspiré mon rapport, et nullement, comme on l'a dit et comme M. Blot s'est plu à le répéter, les suggestions d'un « malin esprit ». Qu'on n'invoque donc plus de mesquines rivalités de doctrine ou de personnes.

Il se pourrait bien que je prouvasse, en passant, que certaine école syphilographique a fait son temps. Mais si l'étude de la syphilis vaccinale vient lui donner le dernier coup, je déclare que ce ne sera pas là le principal but de mes efforts, je ne le ferai en quelque sorte que contraint par la logique même des faits.

Mais, M. Blot, qui n'a rien eu à ajouter à la critique faite par M. Ricord de quelques-uns des faits cités par moi, et qui cependant conclut tout différemment que notre collègue, s'est surtout attaqué aux moyens prophylactiques que j'ai cru devoir conseiller. Mais, ici encore, il n'a rien ajouté de nouveau à ce qui avait déjà été objecté, et son intervention se borne à l'assentiment qu'il a accordé aux observations déjà présentées par M. Ricord. Seulement M. Blot, qui regrette que je n'aie pas tenu compte des conseils qu'il avait bien voulu me donner dans la commission de vaccine, a oublié que je l'avais prié à mon tour de me lire avec plus de soin qu'il ne m'avait écouté, et surtout de ne pas me faire parler autrement que je l'avais fait. Je suis fâché que ma recommandation n'ait pas été écoutée. S'il en eût été autrement, il ne m'aurait pas fait dire que rien n'était *facile* comme de *prévenir* la syphilis vaccinale.

En effet, après avoir déclaré que je ne pensais pas qu'il pût venir à l'esprit de personne de renoncer aux immenses bienfaits de la vaccine, j'ajoutais : « Où en serions-nous en thérapeutique médicale ou chirurgicale s'il fallait repousser un médicament ou un procédé opératoire parce qu'ils ne réussissent pas toujours et qu'ils peuvent, dans quelques cas, devenir nuisibles. La perfection est une chimère après laquelle il ne faut pas trop courir, et comme toujours, entre deux maux il faut savoir choisir le moindre. C'est à *diminuer* encore les inconvénients d'une méthode si utile qu'il faut surtout s'attacher, et on peut facilement y parvenir en entourant la vaccination de toutes les précautions dont on a eu le tort de se départir trop souvent en se fiant aveuglément à des doctrines syphilitiques ou vaccinales dont le temps a fait justice. »

Il est donc bien démontré que l'assertion de M. Blot est l'œuvre de son imagination, et que la réfutation qu'il en a faite s'adresse à lui-même et non à moi. J'ai l'habitude de mieux peser les paroles dont je me sers et de les mieux mettre en harmonie avec ma pensée. J'ai voulu dire et j'ai dit qu'avec les précautions que je recommandais, on pourrait non pas faire *disparaître à tout jamais* la syphilis vaccinale, mais en diminuer les cas déjà rares.

Malgré les dénégations de M. Ricord, reproduites par M. Blot, je maintiens que rien n'est à négliger dans une question aussi grave, et l'aiguille me paraît avoir des avantages réels sur la lancette ; mais ici encore il me faut pas me prêter des opinions que je n'ai pas exprimées. Voici mes paroles : « Avec le premier de ces instruments (l'aiguille) on *introduit* une moins grande quantité de *liquide*, et l'on diminue d'autant les chances de l'infection syphilitique... D'un autre côté, si l'aiguille fait pénétrer moins de vaccin, elle fait aussi couler moins de sang sur l'individu vacciné, et si par malheur celui-ci était syphilitique, il y aurait moins à craindre de retirer l'instrument chargé de ce liquide et d'inoculer à d'autres enfants qui seraient vaccinés dans la même séance le principe syphilitique puisé à cette source. »

Comment, après m'être expliqué d'une manière si claire, M. Blot persiste-t-il à me reprocher d'avoir confondu la *quantité* d'un virus avec sa *qualité*. Ceci me donne le droit de faire remarquer qu'il ne distingue pas l'*inoculation* d'un virus de son *absorption*. Cela étant, je comprends que nous ne puissions pas nous entendre. Mais, pour peu qu'il veuille y réfléchir, il sera forcé d'admettre que la lancette entamant la peau dans une étendue 5 à 6 fois plus grande donnera 5 à 6 chances de plus à l'*absorption* du virus. Je ne me suis nullement occupé de la *quantité* de virus qui devait être *absorbée* pour que l'*infection* eût lieu ; à cet égard, il est probable que l'ignorance de M. Blot est aussi grande que la mienne ; tout ce que nous savons, c'est qu'il en faut très-peu, mais encore en faut-il une certaine quantité.

Quoi qu'il en soit, je pense qu'il est prudent de ne prendre au bout de l'instrument que le *moins possible* du liquide que fournit une pustule vaccinale et qui contient peut-être du virus syphilitique; or, sous ce rapport, l'aiguille a une supériorité marquée sur la lancette.

M. Blot m'a demandé sur quoi je me fondais pour dire qu'il n'était pas permis de se croire dans une sécurité complète parce qu'en recueillant du vaccin on avait évité de faire couler du sang. Cela ne signifie pas, comme il l'a prétendu, qu'avec du *virus vaccin parfaitement pur* on pouvait inoculer la syphilis : ce serait là une naïveté par trop grande dont je ne me suis pas rendu coupable. Pour s'en convaincre, il suffisait de me lire et de ne pas me dénaturer. S'il est vrai, disais-je, qu'on soit exposé à transmettre la syphilis par la *vaccination*, sait-on avec la même certitude quel est l'agent de cette transmission ? est-ce le sang ? est-ce le virus vaccin ? Puis, après avoir rappelé les faits qui viennent à l'appui de l'opinion de M. Viennois, j'ajoutai qu'on serait heureux de pouvoir s'y rattacher, mais que malheureusement l'expérience n'avait pas encore dit son dernier mot sur ce point capital. De quoi se compose d'ailleurs le liquide vaccinal ? Évidemment de sérum contenant le virus vaccin. Or ce sérum, c'est le sang, en définitive, et comme je l'ai dit dans mon rapport, on ne comprend pas pourquoi le mélange de quelques globules qui ne sont pas la partie absorbable serait indispensable pour la transmission de la syphilis.

Toutefois je n'ai pas exprimé d'opinion absolue, puisqu'en parlant de cette théorie, qui a quelque chose de consolant, j'ai ajouté qu'il fallait en tenir compte dans la pratique.

Comme M. Ricord, M. Blot s'est demandé s'il y avait opportunité à saisir un ministre d'une semblable question. Je m'explique les scrupules du premier, mais je ne les comprends pas dans la bouche du collègue auquel je réponds en ce moment. Avec qui donc l'Académie s'entretient-elle de tout ce qui concerne la vaccine, si ce n'est avec M. le ministre de l'agriculture, du commerce et des travaux publics? N'est-elle pas en communication officielle avec lui, chaque année, à l'occasion du rapport qu'elle doit transmettre sur l'état de la vaccine en France? Ai-je besoin, pour montrer tout l'intérêt qu'il porte à cette question d'hygiène publique, de rappeler qu'il a pris quelquefois l'initiative et que, s'adressant à l'Académie, il lui a demandé la solution de questions au moins aussi délicates. Le 25 octobre 1858, ne lui écrivait-il pas, *dans l'intérêt de la pratique médicale et de la médecine légale*, pour demander une réponse aux deux propositions suivantes :

1° Les accidents syphilitiques constitutionnels sont-ils contagieux ?

2° Au point de vue de la contagion, le produit de ces accidents a-t-il, chez les enfants à la mamelle, des propriétés différentes que chez l'adulte ?

Il est incontestable que M. le ministre veut être instruit de tout ce qui intéresse la vaccine, et que notre devoir est de ne pas nous laisser devancer. Il y a dans le corps médical une sourde rumeur qui prouve que le moment est arrivé de s'occuper sérieusement de la question de la syphilis vaccinale, et les alarmes exagérées de quelques personnes intéressées ne sont pas de nature à supprimer une discussion devenue nécessaire pour la tranquillité de tous. Beaucoup de médecins croient à la possibilité de la transmission de la syphilis par la vaccination. Cette opinion est vraie ou erronée : si elle est fondée, il ne faut pas craindre de la proclamer; si elle est erronée, il faut lui barrer le passage et ne pas attendre plus longtemps pour la combattre et pour la détruire. Combien d'erreurs, notamment en matière de syphilis, erreurs pernicieuses et funestes, n'auraient pas si longtemps régné dans la science, au grand détriment de la santé publique, si les doctrines d'où elles dérivaient n'avaient pas été acceptées si complaisamment et si elles avaient subi, dès l'origine, l'épreuve de la controverse et le contrôle des discussions académiques.

V. — Communication de M. Jules Guérin.

Séance du 17 janvier 1865.

En ma qualité de membre de la commission de vaccine, je demanderai à dire quelques mots sur l'état de la question.

En déclarant, comme il vient de le faire, qu'il lui est indifférent que la partie scientifique de son rapport soit ou non adressée au ministre, M. Depaul a beaucoup simplifié le débat. Cependant, il importe de le faire remarquer, l'attitude qu'il avait prise d'abord était loin de celle qu'il prend aujourd'hui. Parlant au nom de la commission, puis au nom de l'Académie, il s'était donné la mission de proclamer comme un fait établi, comme une certitude acquise, la transmission de la syphilis par la vaccine. Cette manifestation adressée au ministre, envoyée aux préfets, des préfets aux médecins, devait se répandre dans le public sans restriction ni mesure. Or, qu'est-il arrivé? C'est qu'à peine la discussion a-t-elle été entamée on s'est aperçu de toutes parts que les faits sont insuffisants par le nombre, la qualité, leur défaut de précision; que, s'ils permettent de croire à l'infection syphilitique par la vaccine, ils ne permettent pas d'accepter cette croyance comme une chose démontrée. Voilà ce qui résulte des argumentations de MM. Ricord et Blot. En présence de cette situation, M. Depaul a senti qu'il devait battre en retraite, et il vous a déclaré qu'il tenait peu à ce que son rapport fût envoyé au ministre. L'Académie sera certainement de son avis, et le résultat qu'on pouvait attendre de la discussion sera complétement obtenu. Elle aura éveillé l'attention des médecins sur un ordre de faits nouveaux et très-importants, elle aura provoqué de nouvelles observations, elle aura suggéré les moyens de mieux voir, de mieux caractériser et de prévenir peut-être la syphilis vaccinale. Mais un tel but, on pouvait l'atteindre, et on l'atteindra sans le concours du ministre, des préfets, de l'administration. Par le débat académique, les médecins seront mis au courant de ce qu'ils doivent savoir, et l'avenir achèvera de donner la solution d'une question qui pour le moment ne doit point sortir de l'enceinte académique. (Très-bien! très-bien!)

M. Depaul : Je n'admets pas, comme tendrait à le faire penser M. Jules Guérin, que je ne sois pas convaincu de la transmission de la syphilis par la vaccine ; je prétends et j'affirme le contraire. Les faits que j'ai rapportés me paraissent suffisants pour me permettre de regarder comme une chose certaine cette transmission.

M. Jules Guérin : Telles peuvent être les convictions de M. Depaul ; mais il ne faut pas équivoquer sur ce que j'ai dit : j'ai dit et je répète que l'opinion générale n'est pas disposée à admettre les convictions de M. le rapporteur de la commission de vaccine. J'avais cru que la concession qu'il venait de faire était un témoignage tacite en faveur de cette opinion.

VI. — Communication de M. Trousseau.

Séance du 24 janvier 1865.

Messieurs, je n'avais pas l'intention de prendre la parole dans le débat qui s'agite devant vous. Je voulais réserver la patiente indulgence de l'Académie pour la discussion qui aura lieu le mois prochain sur le rapport de M. Lélut, discussion dans laquelle mon ami M. le professeur Bouillaud doit parler le premier. Mais le fait le plus important qui ait été introduit dans le débat, celui de cette jeune fille de dix-huit ans qui avait fourni à M. Ricord l'occasion d'une si brillante leçon dans mon amphithéâtre de clinique à l'Hôtel-Dieu, ce fait, dis-je, m'appartenait, il avait été observé dans mes salles, et j'étais peut-être mieux que personne placé pour en connaître tous les détails, pour en faire apprécier à l'Académie toutes les circonstances.

Et puis, messieurs, il m'avait paru que l'Académie avait été bien soudainement saisie d'un accès de prudence, aimez-vous mieux que je dise de pruderie, dont je ne concevais pas bien les motifs. L'Académie semblait craindre de s'engager dans la question qui s'agite, elle semblait craindre qu'en renvoyant au ministre compétent le rapport sur le vaccin que l'on envoie tous les ans, et qui cette année contient quelque chose sur la transmissibilité de la syphilis par le vaccin, elle semblait craindre, dis-je, qu'on ne l'engageât un peu trop loin. De là, messieurs, son soulèvement vraiment étrange contre le rapporteur, M. Depaul.

Je me suis très-sérieusement demandé en quoi M. Depaul était si coupable envers l'Académie, et il m'a semblé que l'Académie était toute prête à l'absoudre ; mais qu'il n'en était pas de même de quelques-uns des membres de notre compagnie.

M. Depaul est un rude jouteur ; dans les luttes académiques, il a des vivacités, des vérités qui ne sont pas du goût de tout le monde ; il a quelquefois la dent un peu dure, et, pour me servir d'une comparaison cynégétique, il donne des coups de boutoir qui décousent les gens ; et les gens décousus, qui tout naturellement lui tiennent rancune, ne seraient pas fâchés de le coiffer. Au demeurant, messieurs, c'est affaire à lui, et quoi qu'on fasse, soyez sûrs qu'on ne le détournera pas de sa piste.

Cependant puisqu'on a fait tant de bruit à l'endroit des méfaits de M. Depaul, voyons donc quels sont ces méfaits.

Voici l'*énormité* de M. Depaul, il a dit : « La syphilis *peut* et non *doit* être communiquée par le vaccin lorsque le vaccin a été pris sur un enfant syphilitique. » Souvent? Non ! Rarement? Non! Il vous dit *dans* des cas *extrêmement rares*. Et cela vous scandalise?

En vérité, messieurs, c'est à n'y rien comprendre; mais nous sommes tous de cette opinion, et si quelqu'un de nous avait un de ses enfants à vacciner, je crois ne pas m'engager beaucoup en déclarant qu'il ne prendrait jamais pour vaccinifère un enfant syphilitique, eût-il le vaccin le plus beau qui se puisse trouver. Pourquoi ce scrupule, si nous ne croyions *un peu*, un *tout petit peu* à la possibilité de la transmission de la syphilis par le vaccin? On le croit donc; mais il faudrait ne le dire que tout bas, comme les Romains de Tibère murmuraient dans les carrefours de la grande ville les nouvelles de Caprée.

En vérité, messieurs, c'est là un excès de prudence dont vous ne vous rendrez pas coupables.

Voyons un peu ce que nous sommes, messieurs, et ayons de nous l'opinion que nous devons avoir. Je ne trouve ici ma modestie nullement blessée en disant que nous sommes le corps le plus haut placé dans la hiérarchie médicale, et si nous sommes un corps *éclairé*, nous sommes aussi, permettez-moi ce jeu de mots, un corps *éclairant*. Nous devons à l'administration la vérité tout entière sur les questions dont nous sommes saisis par elle; mais nous avons un autre privilége, dont nous avons été toujours très-jaloux; il nous appartient d'évoquer les questions sans avoir été mis en demeure de le faire; et nous avons bien souvent usé de ce privilége. Vous vous rappelez ces discussions célèbres sur la fièvre puerpérale, sur la fièvre jaune, sur l'hygiène des hôpitaux, dans lesquelles se trouvaient agitées des questions que nous avons résolues librement et hautement dans un sens qui n'était pas du goût de tout le monde; rappelez-vous ces discussions sur la liberté morale dans laquelle nous avons examiné, avec une netteté que personne n'a blâmée, des procès criminels dans lesquels la tête, la fortune de tant de gens avaient été en cause. Nous avons pu dire que tels individus qui avaient porté leur tête sur l'échafaud n'étaient que des malades en délire. Croyez-vous que la cour impériale nous ait cités à sa barre, que le ministre de la justice ait mandé le bureau de l'Académie pour lui faire de sévères admonestations?

Or, messieurs, en renvoyant, comme vous le faites chaque année, le rapport de M. Depaul au ministre compétent, imaginez-vous qu'il en résulte un grand péril? Imaginez-vous que le ministre va n'avoir rien de plus pressé que d'imprimer le rapport dans le *Moniteur*, en grosses capitales, afin de saisir les populations de cette terrible vérité :

« La vaccination donne la syphilis. » *Caveant matres!* Demain le spectre des compagnons de Christophe Colomb va frapper au seuil de toutes les portes!

Le ministre fera ce qu'il fait toujours, ou il gardera le rapport dans ses cartons, ou il l'enverra aux conseils d'hygiène, qui l'ont déjà lu et relu dans les journaux de médecine.

Ne craignons donc pas, messieurs, que nos discussions soient connues au dehors, la vérité ne peut que gagner à se produire; n'y mettons pas de prudence inopportune.

Permettez-moi, messieurs, de vous rappeler un fait que vous connaissez. Lorsque nos jeunes lévites vont recevoir la consécration dernière, avant qu'ils commencent à diriger les consciences, on met entre leurs mains des ouvrages de casuistique où certaines questions sont traitées avec des détails qui effrayeraient un vieux juge; ce sont les théologiens les plus chastes qui sont chargés d'expliquer des textes qui, sans doute, peuvent laisser dans le cœur des jeunes prêtres des semences d'impureté; mais personne ne recule devant un devoir, si difficile qu'il soit de l'accepter.

Tâchons, messieurs, de n'être pas plus prudes que les ecclésiastiques, qui, pourtant, auraient des motifs de l'être un peu plus que nous.

Me voici bien loin de la syphilis vaccinale; arrivons-y, et laissez-moi vous raconter avec les détails nécessaires le fait qui s'est passé dans mon service de clinique de l'Hôtel-Dieu, et dont il a été si souvent question dans ce débat.

Une jeune femme de dix-huit ans, récemment mariée, entre dans mon service dans les premiers jours du mois d'octobre

1861. Elle venait se faire traiter d'une affection chronique de l'utérus. Le toucher et l'exploration par le spéculum donnèrent les résultats suivants : Le col est un peu gonflé, granuleux et légèrement excorié ; il n'est pas entr'ouvert. Il est impossible d'y voir les traces d'un chancre. Il n'y a pas non plus d'ulcération à la vulve non plus qu'au vagin. L'affection utérine était si peu grave que, contre mon habitude, je résolus de ne pas employer le cautère actuel et de me borner à toucher les surfaces malades avec le nitrate d'argent ou le nitrate acide de mercure. Cette opération fut répétée cinq ou six fois à des intervalles plus ou moins grands.

Cependant, lorsqu'elle entra à l'hôpital, nous avions des varioles, et elle témoigna le vif désir d'être vaccinée pour éviter la contagion. Nous avions précisément dans la salle des nourrices un enfant âgé de moins d'un mois qui était entré quelques jours auparavant. Sa mère seule était malade ; l'enfant lui-même avait les apparences de la plus florissante santé. Je dois à la vérité de dire que je ne l'ai pas fait déshabiller, que je n'ai pas vu s'il avait à l'anus ou aux plis que forme la peau des plaques muqueuses ; mais si ces accidents eussent existé, il est probable que la mère, que l'infirmière, qui lavaient souvent l'enfant, me les eussent signalés ; d'ailleurs, quand, chez un enfant âgé de moins d'un mois, il y a des accidents cutanés syphilitiques, il y a en même temps un teint cachectique qui, certes, m'eût détourné de l'idée de le choisir pour vaccinifère. J'ai l'habitude, en effet, de ne jamais prendre du vaccin que sur des enfants parfaitement bien portants. Je demande pardon à l'Académie d'entrer dans des détails si minutieux, mais je dois à mes collègues tous les éléments du jugement dans une question aussi solennelle.

On vaccina en même temps cinq autres enfants du service. Lorsque vint le tour de notre jeune femme, elle fit des difficultés, et il fallut une grande insistance de la part de mon chef de clinique, M. le docteur Dumontpallier, pour vaincre ses refus. Ajoutons un détail qui aura peut-être sa valeur. Ordinairement je prends le vaccin du cinquième au sixième jour ; à cette époque le virus est peu abondant, mais me paraît plus énergique. Par cela même que mon chef de clinique avait vacciné cinq enfants avant d'arriver à notre jeune malade, il est sinon certain, du moins infiniment probable que la pustule avait été grattée, et que le virus vaccin était mêlé de sang.

On fit trois piqûres à chaque bras. Le lendemain il y avait déjà une vive rougeur et de la démangeaison, comme cela se passe chez les gens dont la vaccine est modifiée par une vaccination antécédente. Après cinq jours, tout semblait guéri ; il ne restait plus qu'un petit point rouge et une petite croûte là où les piqûres avaient été faites. Notre jeune femme resta dans les salles jusqu'au 9 novembre, et pendant les trois dernières semaines, nous ne regardâmes plus les piqûres vaccinales dont nous ne devions ni nous occuper ni nous préoccuper. Il s'était écoulé un mois depuis la vaccination. Un mois plus tard, la malade revenait nous voir pour être cautérisée. Le col de l'utérus était beaucoup mieux, et nous fîmes une cautérisation. Pas de traces de syphilis du côté des organes génitaux. Elle nous montra alors ses bras. Sur deux des piqûres du bras gauche il s'était développé deux ulcérations recouvertes de croûtes épaisses et stratifiées, ressemblant assez bien à des croûtes de rupia. Ces ulcérations furent considérées par moi comme le résultat d'une vaccine à incubation longue, à début tardif, à marche anomale.

Un mois plus tard, le 11 janvier 1862, Mme X... rentre définitivement à l'hôpital pour y être encore soignée de son affection utérine, qui était revenue au point où nous l'avions vue en octobre 1861. A cette date, les prétendues ulcérations vaccinales ne sont pas cicatrisées et suppurent ; au-dessous, le derme est induré ; de plus, dans l'aisselle, on constate une adénopathie multiple, indolente, et, sur le tronc, les bras et le menton, une roséole dont le début remontait à peu près au 15 décembre, et dont la nature spécifique ne pouvait être douteuse. Il y avait aussi céphalée, adénopathie occipitale. Rien du côté des ganglions inguinaux.

Je priai mon ami M. Ricord de venir voir la malade; il

n'hésita pas sur le diagnostic : c'était, pour lui, l'*ulcus elevatum* (variété de chancre induré) ; c'était une syphilis constitutionnelle avec sa porte d'entrée dans les deux ulcérations du bras gauche.

Je désirai alors que M. Ricord vînt, dans mon amphithéâtre, faire entendre aux élèves cette voix aimée qu'ils avaient entendue si longtemps et avec tant de profit, et il consentit à faire deux conférences qui sont restées dans le souvenir de tous et surtout dans le mien. Il pensa que ce fait ne prouvait pas d'une manière évidente la transmission de la syphilis par la vaccine, mais qu'il fallait conserver des doutes.

C'est encore l'opinion de M. Ricord, qui encore aujourd'hui admet que la chose est probable, mais non absolument démontrée.

Quant à moi, je suis beaucoup plus absolu. Le fait que je viens de mettre sous vos yeux est, pour moi, la démonstration la plus irréfragable de la transmission de la syphilis par la vaccine.

Si ce n'est pas à la vaccination qu'il faut imputer le mal, cherchons la cause, dans une transmission directe, la seule autre possible. Il faut supposer ou bien que cette jeune femme a porté directement avec ses doigts l'ichor d'un chancre pris sur elle-même, ou bien qu'après des attouchements répétés sur un homme infecté elle s'est grattée et s'est ainsi inoculée.

Voyons d'abord si la contamination venait d'elle. Je vous ai dit que l'examen le plus attentif des organes génitaux, fait plus de trois mois de suite, n'avait jamais permis de constater la plus petite lésion syphilitique. Peut-on supposer qu'il existait un chancre de la cavité du col utérin, un chancre intra-cervical ? Mais d'abord M. Ricord admettra avec moi que les ulcérations syphilitiques n'occupent que rarement la cavité du col d'une manière exclusive, et que lorsqu'il y a des chancres en ce point il y en a en même temps sur les lèvres du col.

Acceptons pourtant cette origine si étrange. Il faudra alors que la malade ait porté ses doigts jusque dans la vulve, ce qui n'a rien d'impossible, et que, avec la main droite, elle ait été gratter les pustules vaccinales avortées pendant les quelques jours qu'elle a eu des démangeaisons. Mais nos malades, à l'hôpital, ont une chemise qui couvre les bras, une camisole qui protége le bras et l'avant-bras jusqu'au poignet. Alors il faut supposer que pour se frotter elle a relevé sa camisole et sa chemise, quand il est si facile de calmer la démangeaison en se grattant à travers des tissus aussi fins que ceux d'une chemise et d'une camisole. Il faut supposer qu'elle ne s'est grattée qu'en ce point, que jamais elle n'a eu ailleurs d'autres petits boutons prurigineux sur lesquels elle ait porté la main, et il est du reste assez étrange que les chancres se soient développés précisément et exclusivement sur les points touchés par la lancette.

Écartant cette supposition, d'autant moins admissible que la malade ne portait nulle part des traces de chancres syphilitiques, il reste une autre supposition au moins aussi étrange : elle consiste à dire que, durant son séjour à l'hôpital, cette femme a eu des rapports avec un homme infecté de chancres syphilitiques.

En vérité, messieurs, il faut un étrange désir de faire triompher une opinion chancelante pour se réfugier derrière de semblables prétextes.

Il faut qu'un infirmier, un élève peut-être, trouve le moyen d'avoir des rapports avec une jeune malade, qui reste toujours dans une salle de femmes surveillée de très-près par une religieuse fort sévère, par ses voisines de lit ; ou bien il faut qu'elle ait pu quitter la salle à l'insu de tous et qu'elle ait été chercher un homme qui, précisément, était infecté d'un chancre ; il faut que par un luxe de débauche peu admissible, quand ces rapports ont eu lieu presque à la dérobée, il faut, dis-je, que le pus de ce chancre ait été précisément déposé sur les piqûres vaccinales. Mais, messieurs, la partie externe du bras, ce n'est pas une place, et s'il fallait qu'elle eût été infectée, il me semble et il vous semblera à tous qu'elle devait l'être du côté des organes générateurs ; or, de ce côté, elle n'a eu rien, absolument rien, comme nous avons pu nous en assurer en pratiquant de nombreuses explorations avec le spéculum et de nombreuses cautérisations du col utérin.

Vous ne direz pas davantage qu'elle était infectée avant d'entrer à l'hôpital, car, encore une fois, elle ne portait aucune trace de vérole, et les premiers et seuls points atteints ont été précisément les points touchés par la lancette vaccinale.

J'ai dit, messieurs, que cette jeune femme était nouvellement mariée ; son mari venait souvent à l'Hôtel-Dieu, et nous avons pu nous assurer qu'il n'avait pas la syphilis ; nous apprenions, en outre, que, jusque-là, les rapports conjugaux étaient douloureux pour la femme, et rares pour ce motif. D'un autre côté, rien ne faisait supposer, bien au contraire, qu'il y eût dans ce jeune ménage aucune cause de trouble.

Il paraît, messieurs, qu'il n'en a pas toujours été ainsi, et si j'en crois des rapports peut-être calomnieux, notre jeune malade n'aurait pas été depuis deux ans un modèle de fidélité conjugale. Je sais que son mari a obtenu contre elle une séparation de corps fondée sur son inconduite ; on dit en outre qu'elle n'imite pas l'épouse de Tarquin Collatin, demeurant au logis et filant de la laine, et que ses joyaux ne sont pas ceux dont était si fière la mère des Gracques. On dit encore, et l'on comprend que je n'aie à cet endroit que des rapports peut-être inexacts, qu'elle est devenue la *notissima fossa* de la Closerie des lilas.

Mes chastes collègues ne savent probablement pas ce que c'est que la Closerie des lilas : j'avoue que pas plus qu'eux je n'y suis allé ; mais j'en sais assez pour affirmer que ce n'est pas un lieu où nous devions conduire nos femmes ou nos filles.

Mais, messieurs, qu'importe à la cause que je défends la conduite actuelle de notre jeune malade.

Si ce fait était unique, si d'autres absolument identiques n'avaient cours dans la science, je comprendrais, à la rigueur, la répugnance de M. Ricord à l'accepter comme preuve de l'inoculation de la syphilis par la vaccination ; mais je veux vous en citer deux qui ont été publiés par M. le docteur Lecoq et qui sont, non pas ressemblants, mais identiques avec celui qui s'est passé dans nos salles de clinique. Je n'en rappellerai qu'un. Le 4 mai 1858, on vaccine les soldats du 1er régiment d'infanterie de marine, en garnison à Cherbourg. Le nommé Désiré G..., âgé de vingt-cinq ans, d'une santé habituelle, irréprochable, fut revacciné avec ses camarades : le virus vaccin fut fourni par de belles pustules prises sur le bras d'un autre militaire qui avait eu, trois mois auparavant, un chancre induré à la verge, pour lequel il avait subi un traitement complet à l'hôpital de la marine. Cette circonstance était ignorée de M. le docteur Lecoq, qui n'en a été informé que plus tard. Trois piqûres furent faites à chaque bras au moyen de la lancette.

Le huitième jour, le vaccin n'a donné lieu à aucune éruption vaccinale ; mais une des piqûres s'est enflammée, puis recouverte d'une croûte assez épaisse, qui cache une ulcération de mauvaise nature, à base indurée, tendant continuellement à s'agrandir, malgré un traitement approprié. Le malade ne peut reprendre son service qu'après un mois et demi, paraissant complétement guéri du premier accident ; mais, un mois plus tard, G... revenait à la visite, accusant un malaise général et se plaignant d'avoir des rougeurs sur tout le corps. On l'examine alors avec attention, et l'on constate chez lui une roséole qui se prolonge bien au delà de sa durée habituelle ; quelques jours après, des accidents beaucoup plus graves apparaissent à la peau. Il existe, dans les cheveux, de nombreuses croûtes d'impétigo, avec engorgement des ganglions cervicaux ; aux parties génitales, sur le scrotum et sur la partie interne des cuisses, on voit apparaître un grand nombre de pustules plates, avec leurs caractères pathognomoniques. Ces derniers symptômes ne permettant pas le plus léger doute sur la nature spécifique de l'éruption que porte le malade, on voulut encore remonter à la source de la maladie. P... fut interrogé sur sa vie passée, et il nous affirma que jamais il n'avait contracté d'affection syphilitique, et cependant il avait tout intérêt à dire la vérité. Il fut soumis à un traitement mercuriel. Après avoir pris 56 solutions de liqueur de Van Swieten, le malade, dont l'éruption était fortement modifiée, fatigué de son séjour à l'hôpital, demande sa sortie, qui lui fut accordée, quoique le traitement fût considéré comme insuffisant. On ne tarda pas à s'en apercevoir, car, quinze jours plus tard, les mêmes accidents reparaissaient avec une nouvelle intensité ; il y avait, de plus, des pustules plates autour de l'anus, avec engorgement des ganglions inguinaux. Conduit de nouveau à l'hôpital, P..., après un traitement antisyphilitique long et sévère, sortit définitivement guéri.

Vous remarquerez, messieurs, que chez les deux malades de M. Lecoq les accidents locaux et primitifs se déclarent au point où les piqûres vaccinales ont été faites, et si l'on voulait admettre une autre origine, il serait fort étrange, en vérité, que chez ces deux soldats, comme chez notre malade de l'Hôtel-Dieu, une contamination étrangère à la vaccine se fût opérée par une pareille voie. Ces soldats, examinés avec soin, ne présentaient aucune trace de syphilis primitive ailleurs qu'au bras ; interrogés par M. Lecoq, ils déclarèrent que rien dans leur conduite ne rendait possible une infection syphilitique qui ne fût pas vaccinale.

Je comprends, messieurs, qu'une femme ne soit pas toujours sincère lorsqu'elle nous parle de l'origine de la syphilis dont elle est attaquée ; mais les soldats n'ont pas ordinairement de pareils scrupules, et si la syphilis n'est pas toujours une bonne note, toujours est-il que les confidences sont faites toujours très-libéralement au chirurgien-major.

Et puis, messieurs, supposez les plus excentriques lubricités de la part de ces deux hommes comme de la part de ma malade de l'Hôtel-Dieu, convenez qu'il faut une étrange coïncidence pour que ces trois individus aient, à une place aussi insolite que la partie externe du bras, un chancre syphilitique, juste au point où la vaccine a été inoculée. Je ne crains pas de dire que cette étrangeté dont je parle est précisément une preuve irréfragable contre laquelle ne prévaudront pas les suppositions de nos adversaires.

Remarquez encore, messieurs, comme surcroît de preuves,

que ces chancres occupent exactement la même place, subissent les mêmes transformations, ont la même évolution que dans les inoculations des accidents secondaires faites par MM. Gibert, Waller et Pellizari. L'Académie, j'en suis convaincu, appréciera la valeur de cet argument.

S'ensuit-il, messieurs, que la syphilis puisse s'inoculer facilement par la vaccination ? A Dieu ne plaise que j'émette ici une pareille opinion. Il s'agit ici d'accidents secondaires, et si les accidents secondaires sont en général si difficiles à inoculer, que des hommes comme Hunter en aient contesté la possibilité et que M. Ricord ait pu n'en pas avoir d'exemple dans une longue pratique, et n'être conduit à admettre l'inoculabilité de ces accidents que dans ces dernières années, nous accepterons de même que l'inoculation de la syphilis secondaire par le virus vaccinal doit être bien plus difficile encore ; et nous ne serons pas surpris que, pendant plus de soixante ans, les vaccinateurs de l'Académie de médecine qui, chaque année, inoculent plus de 4000 enfants, n'en aient pas vu un exemple.

La transmission de la syphilis par la vaccine est donc un fait excessivement rare, si rare qu'il ne doit que bien peu préoccuper les médecins.

Mais, messieurs, quand on lit les faits de Cerioli, ceux de Hubner, ceux de Rivalta, on ne peut s'empêcher de croire que, dans de certaines conditions qu'il nous est impossible d'apprécier, le virus syphilitique peut, lors même qu'il n'existe que des accidents secondaires, prendre une activité que rien ne pouvait faire prévoir.

Nous comprenons à merveille comment un enfant infecté et atteint seulement d'accidents secondaires communique la syphilis à sa nourrice ; ici les rapports sont tout à fait exceptionnels et ne se retrouvent nulle part aussi intimes et aussi souvent répétés. Le plus ordinairement le nourrisson porte des plaques muqueuses ou du psoriasis sur les lèvres, toujours il a du coryza, et le flux nasal baigne le mamelon de la femme qui l'allaite. Pendant l'acte de la succion, les lèvres s'excorient et saignent; elles sont d'ailleurs dans une sorte d'érection aussi bien que le mamelon qu'elles embrassent. Le mamelon lui-même est souvent excorié, et il l'est d'autant plus souvent que le contact des lèvres ulcérées suffit pour irriter la peau du mamelon indépendamment de toute cause syphilitique. Ajoutez à cela que le mamelon reste quelquefois une demi-heure de suite dans la bouche de l'enfant, et quelquefois davantage lorsque l'enfant s'endort ; aussi n'est-il pas surprenant que, dans le plus grand nombre des cas, un enfant atteint d'accidents syphilitiques infecte sa nourrice.

Mais il en est tout autrement dans les cas ordinaires où les rapports sexuels ont lieu, l'une des parties ayant des accidents secondaires. Ces rapports sont ordinairement de courte durée, peu répétés, et d'ailleurs les organes en contact peuvent n'être pas précisément ceux où existent les manifestations morbides.

Ne nous éloignons pas de notre sujet, et revenons à ce que je vous disais tout à l'heure des conditions accidentelles de virulence que nous pouvons observer.

La morve chronique avait naguère la réputation d'être contagieuse et de communiquer des accidents soit aigus, soit chroniques. Les doctrines pathologiques qui avaient eu cours au commencement de ce siècle avaient fait table rase sur toutes ces opinions prétendues surannées. Je me rappelle que dans les années 1827 et 1828 notre collègue M. Leblanc et moi étions presque tous les jours au clos d'équarrissage de Montfaucon, étudiant, entre autres maladies, la morve chronique. Pour qui connaît la disposition anatomique des fosses nasales du cheval, il est facile de comprendre que peu de jours se passaient sans que nos mains fussent piquées ou déchirées, d'autant plus que nous ne prenions aucune précaution. Or nous n'avons jamais contracté ni la morve, ni le farcin. Aujourd'hui, messieurs, nous n'oserions reprendre de semblables recherches sans prendre de nombreuses précautions, parce que l'expérience a prouvé que, depuis un certain nombre d'années, la morve et le farcin se sont assez souvent communiqués aux anatomistes qui se livraient aux mêmes travaux que nous pouvions jadis poursuivre impunément. Il peut donc arriver quelque chose d'analogue pour les accidents secondaires de la syphilis, en vertu de conditions spéciales de l'individu infectant, en vertu de dispositions particulières de l'individu infecté.

Dans les faits que nous avons cités, lorsque l'on voit, parmi les soldats de M. Lecoq, vaccinés avec le même vaccin, avec la même lancette, le même jour, à la même heure, deux hommes seulement prendre la syphilis, il faut bien admettre qu'il y avait chez ces deux soldats une *réceptivité* toute spéciale (passez-moi ce mot barbare). Et d'un autre côté, quand on voit, comme dans les faits de Cérioli, de Hubner, de Rivalta, tous les individus vaccinés prendre des accidents redoutables, il faut bien admettre, non pas une réceptivité spéciale, mais bien une virulence exceptionnelle et extraordinaire du vaccin imprégné de l'élément syphilitique.

Je sais que M. Viennois a pu ingénieusement expliquer ces faits étranges par le mélange du sang avec le virus vaccin. Il est en effet aujourd'hui bien connu que le sang, dans beaucoup de maladies virulentes, peut transmettre l'affection; et, à cet égard, les expériences des vétérinaires ne peuvent laisser aucun doute. Il est encore hors de doute que la syphilis secondaire peut être transmise par le sang, et l'expérience si considérable tentée par M. Pellizzari démontre le fait de la façon la plus péremptoire; il démontre, en outre, que, pour que cette transmission ait lieu, il faut un luxe de précautions que le hasard donne bien rarement.

En effet, messieurs, l'inoculation faite par M. Pellizzari sur trois personnes, avec le sang d'un individu syphilitique, a été pratiquée avec des circonstances tout à fait exceptionnelles. En effet, on dénude l'épiderme, on fait, sur la partie dénudée, des scarifications, puis on applique un gâteau de charpie imprégné de sang que l'on venait d'extraire de la veine céphalique. Cependant un seul malade sur trois a pris la syphilis.

Convenez, messieurs, que jamais nous n'inoculons le

vaccin dans de semblables conditions, et par là s'explique l'excessive rareté de la syphilis vaccinale.

Voyez, d'ailleurs, messieurs, combien serait fréquente cette inoculation si le sang seul, pris en très-petite quantité, suffisait pour produire la contamination. A l'Académie, par exemple, on vaccine, chaque année, près de 4000 enfants du peuple. Pour qui connaît la fréquence de la syphilis, on ne m'accusera pas d'exagération si je dis, que sur ces 4000 enfants, il y en a 20 qui ont une syphilis congénitale. Or, quand la lancette chargée de vaccin s'enfonce dans leur bras, elle en revient imprégnée d'une petite quantité de sang, lequel est reporté sur la pustule d'où l'on puise le vaccin. De plus, la lancette, dans ces opérations rapides, n'est presque jamais essuyée, et il est impossible alors qu'une grande quantité d'enfants vaccinés, dans la même séance, ne reçoivent pas un vaccin imprégné du sang d'un enfant syphilitique. Or, messieurs, voyez ce qui arrive; ne savez-vous pas que depuis soixante ans il n'a pas été vu à l'Académie un seul enfant sur lequel la syphilis ait été transmise par le vaccin, et pourtant on a vacciné plus de 200 000 enfants. Il faut donc, comme je le disais, que l'inoculation, comme dans ce fait de Pellizzari, soit faite d'une manière toute spéciale. Ou bien il faut admettre chez le vaccinifère ou chez le vacciné des conditions de virulence ou de réceptivité toutes spéciales.

Il n'en est pas, messieurs, de la transmissibilité de la syphilis autrement que de la transmissibilité des autres affections contagieuses. Nous ne savons guère pourquoi certains individus résistent plus longtemps et sont quelquefois invulnérables, tandis que d'autres sont frappés avec une étrange facilité.

Laissez-moi, messieurs, vous citer un exemple emprunté à la médecine vétérinaire. Si, dans un troupeau de 500 moutons, la clavelée se déclare, huit ou dix jours après que le premier animal a été frappé, 10, 20, 30 le sont à leur tour, et bientôt l'épizootie règne avec la plus grande violence; après deux mois, trois mois, il reste encore quelques moutons isolés qui payent tardivement leur tribut à la maladie; et quelques-uns y échappent absolument. Or, tous ces moutons étaient dans la même étable, entassés les uns à côté des autres, les fenêtres d'autant mieux closes que le préjugé populaire, préjugé fatal, veut que, dans les maladies éruptives, le malade soit tenu dans une atmosphère aussi chaude que possible; ils mangent aux mêmes rateliers, souillant les barres de ces rateliers avec le pus qui s'écoule des pustules qu'ils ont sur la face, souillant les aliments qu'ils goûtent avec l'ichor qui s'écoule de leurs naseaux; leur litière est imprégnée de déjections putrides et de pus, les cadavres ne sont quelquefois enlevés qu'après dix ou douze heures, et pourtant 40, 50 moutons sur 500, placés dans de semblables conditions, résisteront pendant deux ou trois mois à la maladie, tandis que d'autres auront été pris après quelques jours, bien qu'il n'y ait eu encore qu'un ou deux animaux contaminés.

Ce que je viens de dire pour la clavelée des moutons, je le dirai pour les maladies endémiques et épidémiques de l'homme. En est-il autrement des fièvres intermittentes, de la fièvre jaune, du typhus, de la variole, quand ces terribles maladies frappent sur un rassemblement d'hommes?

D'un autre côté, messieurs, des maladies contagieuses, mais non épidémiques, comme est la syphilis, peuvent, en vertu d'une condition tout exceptionnelle de la personne infectée, prendre une virulence terrible, et les sécrétions, qui le plus souvent ne transmettent pas la maladie, peuvent alors la transmettre. M. Ricord n'a certes pas oublié les douloureuses préoccupations qui ont assiégé son esprit, il y a quelques années, lorsqu'il vit presque tous les jeunes israélites de Paris que l'on avait circoncis prendre des accidents d'abord locaux, puis généraux, tellement semblables à la syphilis, que l'on ne pouvait raisonnablement les attribuer à une autre cause.

C'était toujours le même péritomiste qui circoncisait à la synagogue de Paris; jamais auparavant pareil désastre n'avait été signalé, jamais il ne l'a été depuis cette époque. Le circonciseur, après avoir coupé le prépuce, mettait dans sa bouche le pénis de l'enfant et exerçait une sorte de succion : c'était là une pratique ancienne et qui existe encore dans beaucoup de communautés juives. Les instruments furent changés et remplacés par des neufs, M. Ricord put s'assurer que ni à la bouche, ni ailleurs, le péritomiste ne portait de traces de vérole; pourtant il était difficile de ne pas croire qu'une syphilis cachée infectait sa salive. Le mal se continua et ne cessa que lorsque le consistoire israéliste, éclairé par M. Ricord, ordonna que désormais on s'abstînt de la succion après la circoncision.

Or, messieurs, ne peut-il pas arriver, comme cela s'est vu à Rivalta, à Crémone, que par une fatalité insolite, un enfant vacciné et atteint en même temps de syphilis puisse avoir exceptionnellement le virus vaccin contaminé par la syphilis, comme tout à l'heure le péritomiste israélite avait la salive infectée par une vérole dont il ne portait pas de traces extérieures.

Mais, messieurs, des faits de ce genre sont extraordinairement rares, et il faut avouer que, en général, ainsi que je le disais tout à l'heure, le vaccin conserve sa pureté et son autonomie, même chez les individus atteints de variole, à plus forte raison chez les enfants qui ont une syphilis secondaire.

Que l'Académie me pardonne d'avoir si longtemps abusé de sa patience; il ne me reste plus qu'à indiquer, à mon tour, les moyens d'éviter la contamination syphilitique par la vaccine.

J'ai été, pendant plus de vingt ans, à la tête d'un service où j'avais toujours un grand nombre d'enfants à la mamelle, et il m'a été donné d'étudier avec une grande facilité l'évolution de la syphilis congénitale. Or, je puis établir ici, comme règle, que les manifestations syphilitiques, rares au moment de la naissance, apparaissent surtout du dixième au trentième jour de la vie. Il est bien entendu, messieurs, que l'on voit la vérole ne devenir apparente que le deuxième, le troisième, le sixième mois, et même plus tard; mais c'est déjà fort rare de la voir apparaître le deuxième mois, et dans le cours d'une carrière déjà bien longue, je ne l'ai vue que deux fois commencer après le sixième mois.

Je dirai, pour justifier une opinion qui n'est pas tout à fait d'accord avec celle d'un grand nombre de pathologistes, que beaucoup de médecins méconnaissent les premières manifestations de la vérole. Dans bien des cas, le coryza est la première expression du mal, et lorsque, dès les premiers jours de sa vie, un enfant n'a eu qu'une inflammation tenace de la membrane muqueuse des fosses nasales, on ne voit que dans le cours du second mois survenir les excoriations des lèvres, le flux sanguinolent des narines, le psoriasis, les plaques muqueuses de l'anus, dont personne dès lors ne méconnaît le caractère. Il en est de même de l'hypertrophie du foie, du teint bistré et en quelque sorte enfumé de ces enfants, accidents évidemment syphilitiques, accidents qui peuvent ouvrir le triste cortége de la vérole et qui sont mal interprétés par ceux qui connaissent mal la syphilis infantile. Enfin il arrive, dans quelques cas, qu'un enfant simplement atteint de cachexie mal déterminée meure, et, à l'autopsie, on trouve des gommes soit dans le foie, soit dans les poumons, comme cela a été observé par plusieurs médecins, et notamment par MM. Frémy et Martineau.

Il importe donc d'être pénétré de ce que je viens de dire pour éviter, dans la mesure où la chose peut se faire, de prendre du vaccin sur un enfant atteint de syphilis.

Ne pas prendre du vaccin sur un enfant âgé de moins d'un mois ; exclure absolument ceux qui ont un coryza chronique ou une teinte cachectique ; ceux dont les parents peuvent être soupçonnés de syphilis ; prendre le vaccin avec de telles précautions que jamais on ne fasse saigner la pustule, et l'on aura de grandes chances d'éviter les malheurs que nous avons signalés dans le cours de cette discussion.

Cependant, messieurs, il ne faut pas se dissimuler que quelquefois nous serons forcés d'oublier ces préceptes prudents. Lorsque, dans nos maisons d'accouchements, dans les services où nous recevons les enfants nouveau-nés avec leurs mères, la variole règne et fait de nombreuses victimes, il nous faut bien, à tout prix, vacciner les enfants au moment de leur naissance et prendre sur eux du vaccin quand leur santé semble bonne ; car, encore vaut-il mieux courir les chances infiniment rares de la transmission syphilitique par la vaccine que celles de la variole, qui est à peu près invariablement mortelle dans le premier mois de la vie.

Ainsi, messieurs, bien que la vaccine puisse transmettre la syphilis dans quelques cas infiniment rares, nous devons vacciner lors même que nous ne pouvons nous entourer des précautions que j'ai eu l'honneur de vous indiquer tout à l'heure.

La variole est une si terrible maladie, messieurs, qu'il faut à tout prix l'éviter, quand même nous achèterions l'immunité par quelques dangers si rares qu'ils sont presque imaginaires, et tous nous sommes si bien convaincus de cette vérité, que nous n'hésitons pas à vacciner tout en sachant que la vaccination, faite même dans les meilleures conditions et avec les précautions les plus grandes, peut amener des accidents quelquefois mortels. Qui de nous n'a pas vu mourir des enfants vaccinés sur le bras desquels se développait un érysipèle, maladie si cruellement fatale dans le premier mois de la vie. Qui de nous n'a vu de profondes eschares de la peau et du tissu cellulaire succéder à la vaccination et prendre naissance sur le point vacciné ; qui de nous, même avec ces risques, bien plus grands que les chances à peu près nulles de la syphilis, hésiterait à faire vacciner ses enfants.

J'ai fini, messieurs, et je ne veux pas terminer ce discours si long sans vous remercier de la bienveillante attention avec laquelle vous l'avez accueilli.

Permettez-moi de terminer en exprimant le vœu que le rapport de M. Depaul soit envoyé au ministre avec tous les discours qui ont été prononcés dans cette discussion.

VII. — Communication de M. Depaul.

Séance du 31 janvier 1865.

Messieurs, l'Académie connaît aujourd'hui le travail que j'ai eu l'honneur de lui soumettre, et elle a pu juger par elle-même si tous les efforts qui ont été tentés, dès le début, pour l'empêcher de se produire avaient quelque raison d'être. On vous l'avait présenté comme un acte révolutionnaire qui allait tout mettre en péril, et j'espère que vous lui aurez reconnu un caractère éminemment conservateur qui dénote dans son auteur un dévouement profond pour la vaccine. Ils ont été bien mal inspirés ceux qui semblent tant redouter le bruit et la lumière en détournant mon rapport de sa voie naturelle qui le conduisait simplement dans la collection officielle de nos travaux sur la vaccine, où il serait enterré comme ses aînés sans recevoir même les honneurs de l'insertion dans nos *Bulletins* et sans que la presse médicale eût à s'en occuper !

Aujourd'hui, au contraire, ma communication a franchi les portes de cette enceinte, emportée et discutée par les divers organes de la presse scientifique, et elle est devenue à l'heure qu'il est l'objet des préoccupations du corps médical tout entier. En ce qui me concerne, je ne vois à cela aucun danger réel. Il était utile que l'attention des praticiens fût réveillée sur un pareil sujet, et si j'en juge par les nombreuses communications qui me sont adressées de tous les côtés, j'ai touché à une question sur laquelle chacun éprouvait depuis longtemps le besoin d'être éclairé.

Je puis me rendre le témoignage d'avoir donné à mon travail une forme irréprochable. Si j'ai été ferme et inexorable sur le fond, je me suis efforcé d'être toujours académique. Je n'ai pas cessé d'être poli et même élogieux pour ceux dont j'ai attaqué les doctrines, et si j'ai usé de mon droit de critique, je n'en ai jamais dépassé les limites.

Je dois à la vérité de dire que je n'ai pas trouvé les mêmes tendances dans la réplique de mon contradicteur M. Ricord. Uniquement occupé de sa personnalité, il a fait des efforts inouïs pour égarer la discussion et pour faire disparaître dans des détails secondaires le fait capital et uniquement scientifique qui seul était en cause.

Selon une habitude qui s'était déjà révélée dans la discussion de 1852, il a par voie d'insinuation cherché à vous faire entendre qu'une question personnelle avait été le seul mobile du promoteur de ce débat, et il a eu soin de faire accentuer davantage de pareilles accusations en dehors de cette enceinte. Je suis étonné qu'un homme de sa valeur et dans sa position n'ait pas compris que de pareils arguments n'étaient dignes ni de lui ni de l'assemblée à laquelle il s'adressait, et je me permettrai d'ajouter que je les repousse comme indignes de moi. Il faut, en vérité, qu'il ait bien peu de bonnes raisons à donner, et qu'il trouve bien mauvaise la cause qu'il a si obstinément défendue jusqu'à ce jour pour qu'il ne recule pas à descendre jusqu'à de pareils moyens!

Après avoir, à l'aide de ce fantôme, cherché à jeter de la défaveur sur ma communication, il a voulu vous émouvoir en se présentant comme une victime qu'on avait comploté d'immoler. Il vous a sérieusement demandé s'il était convenable de le faire intervenir sans son autorisation dans une discussion scientifique.

Il en a appelé à la bonne confraternité et même aux convenances académiques. Mais ce qui l'a surtout profondément ému, c'est la pensée terrifiante pour lui que des doctrines qui ont fait sa gloire et sa réputation pendant plus de vingt ans pussent trouver place dans un rapport destiné à un ministre, accompagnées, bien entendu, des critiques dont elles sont inséparables aujourd'hui. Il ne peut se faire à cette idée à laquelle des flatteurs intéressés ne l'ont pas habitué, et c'est pour cela qu'il a dans cette occasion fait jouer toutes ses batteries et cherché en dehors de cette enceinte des défenseurs dévoués quand même.

Comme une pareille tactique ne lui inspirait pas sans doute une confiance absolue, il a fait intervenir d'autres arguments qui sont de la même force et qui ont toujours soin de laisser de côté la question scientifique qui seule devrait l'occuper. N'y a-t-il pas un grand danger, s'est-il écrié, à faire un nouveau procès à la vaccine? Et ne faut-il pas s'arrêter devant la crainte de lui porter un coup funeste? L'occasion ne serait pas favorable, parce qu'au moment où nous parlons la variole sévit dans le département de la Seine-Inférieure. Mais à ce compte, il faudrait renoncer pour toujours à s'occuper de ce sujet, car il n'est pas d'année où cette maladie n'apparaisse sous forme épidémique dans plusieurs localités. Non, cet ennemi ne nous menace pas plus aujourd'hui que de coutume, et fût-il à nos portes comme on vous l'a dit, le moment serait toujours opportun de travailler à diminuer les inconvénients de la vaccine ; mais pour cela il faut d'abord les connaître.

Mon contradicteur n'a pas été mieux inspiré, quand, s'adressant au corps médical tout entier, il lui a parlé de sa responsabilité augmentée par la question que j'avais eu l'imprudence de soulever. Rappelez-vous, a-t-il dit, ce médecin que les vaccinations de Hollfeld ont pu conduire devant la justice et faire condamner? Oui, sans doute, il faut s'en souvenir ; mais ce qu'il ne faut pas oublier non plus, c'est que cette responsabilité sera d'autant plus grande, que peu soucieux de savoir au juste ce que vous faites, vous continuerez à marcher dans les ténèbres, alors qu'il dépendait de vous de savoir la vérité et par cela même de mieux vous tenir sur vos gardes.

Non, j'ai trop de confiance dans le bon sens de mes collègues et de tous mes confrères pour leur faire l'injure de croire qu'ils aient pu être ébranlés par de pareils arguments; ce sont ceux que mettent en avant les avocats qui ont des causes mauvaises à défendre; mais dans cette enceinte ils ne peuvent manquer d'être appréciés à leur juste valeur, et je suis bien rassuré sur l'impression qu'ils sont destinés à faire sur vos esprits. M. Ricord a beau vouloir donner le change, il ne fera croire à personne que ma communication n'ait eu pour but que de lui être désagréable. Comment, d'ailleurs, expliquerait-il l'intervention de son *excellent ami* M. Trousseau, qui est venu défendre les mêmes doctrines que moi et combattre les mêmes erreurs? Eh quoi, il ne serait plus possible de critiquer les opinions scientifiques d'un collègue sans qu'on vous accusât d'un acte d'hostilité personnelle! Quant à moi, je proteste et je passe outre : tout ce que M. Ricord peut exiger, c'est qu'en discutant le savant on respecte l'homme privé. Je n'ai pas manqué à ce devoir jusqu'à présent, et je promets de ne le point perdre de vue dans ce qui me reste à dire.

Que mon contradicteur se trouve mal à son aise, je le comprends sans peine. Qu'il aimât mieux qu'on ne s'occupât plus de ses doctrines, cela ne se voit que trop. Aujourd'hui que sa charte est déchirée et qu'il n'a plus de fil conducteur, il est placé dans une situation pénible, entre le souvenir d'anciens succès qu'il ne voudrait pas voir s'effacer et des idées nouvelles dont la portée ne peut échapper à son esprit clairvoyant, mais qui, malheureusement, ne laissent que des débris épars de cette ancienne école du Midi, dont il n'est plus question qu'à un point de vue purement historique.

Au point où en sont les choses, à quoi peuvent aboutir toutes ces résistances désespérées? A rien d'utile pour la science, ni même pour la réputation scientifique d'un collègue qui s'est certainement trompé de très-bonne foi et qui trouvera encore dans les choses utiles qu'il a faites de quoi passer à la postérité. Que si cela ne lui suffit pas, libre à lui de rester en arrière avec ses idées d'autrefois : au lieu de se mettre à la tête d'un mouvement qu'il aurait dû diriger, il sera forcément entraîné par lui, et je me demande ce que sa considération y gagnera.

Après ces préliminaires indispensables qui sont ma réponse à une partie de l'argumentation de M. Ricord, que l'Académie me permette de remettre la discussion sur son véritable terrain.

1° La syphilis peut-elle être transmise par la vaccination?

2° Si la réponse est affirmative, y a-t-il des mesures à prendre pour conjurer un pareil résultat ou du moins pour en diminuer les chances?

Sur le premier point, mon savant collègue a d'abord éprouvé le besoin de faire voir qu'il n'avait pas été le seul à résister aux faits qui affirmaient la syphilis vaccinale, et une grande partie de son discours a été employée en citations qui étaient bien inutiles, puisque j'avais déclaré moi-même que, jusqu'à ces dernières années, cette négation avait été la croyance de la grande majorité des médecins : aux témoignages de Husson (1), de Steinbrenner (2), de M. Bousquet (3), il aurait pu joindre celui de la plupart des auteurs qui ont écrit sur la vaccine. Je n'avais pas omis non plus de citer le résultat négatif des expériences tentées par MM. Bidard, Taupin et plusieurs autres. Aussi je ne comprends pas quel besoin avait M. Ricord de faire intervenir un document qui est certainement le moins probant de tous ceux qu'il pouvait invoquer ; je veux parler des résultats de l'enquête faite par le comité général d'hygiène, sur l'histoire et la pratique de la vaccine, présentés aux deux chambres du parlement par ordre de Sa Majesté la reine d'Angleterre (en 1857).

Dans un questionnaire imprimé, qui fut adressé à presque tous les médecins ayant quelque notoriété, la syphilis vaccinale avait naturellement trouvé sa place. Vous avez vu que la plupart de ceux qui ont répondu ne se sont pas beaucoup compromis, et vous resterez convaincus comme moi que ce n'est pas avec de pareils documents qu'on peut faire avancer la science.

M. Chomel s'est contenté de dire qu'il *ne pensait pas* que la pustule vaccinale pût contenir, outre la lymphe qui lui est propre, le principe de la syphilis.

M. Moreau, qui est du même avis, est tellement sous l'empire des doctrines syphilitiques de l'époque, qu'il se hâte d'ajouter que pour produire la syphilis il faudrait inoculer du pus venant d'un chancre vénérien et non d'une pustule vaccinale.

M. Rayer ne dit qu'une chose, c'est que dans sa longue pratique il n'a pas observé d'exemple de syphilis transmise

(1) Husson, *Recherches historiques et médicales sur la vaccine*, 3e édition. Paris, 1803.

(2) Steinbrenner, *Traité sur la vaccine, ou recherches historiques et critiques sur les résultats obtenus par les vaccinations et les revaccinations*. Paris, 1846.

(3) Bousquet, *Nouveau traité de la vaccine et des éruptions varioleuses ou varioliformes*. Paris, 1848.

par la vaccination. Les cas rares qu'on a cités ne lui paraissent pas concluants.

M. Rostan émet bien l'opinion que le *virus vaccin* ne transmet que la vaccine ; mais pour plus de sécurité, toutefois, il recommande de ne le prendre que sur des sujets bien sains.

En somme, sur 527 réponses, 40 expriment des doutes, 6 affirment simplement, 2 affirment en se fondant sur des observations.

J'avoue qu'en me laissant guider par ce que je savais de l'opinion générale des médecins sur cette question, je n'aurais pas soupçonné un pareil résultat, et je trouve que les 40 doutes émis avec les 8 affirmations positives attestent que la possibilité de la transmission de la syphilis par la vaccination n'avait pas rencontré autant d'incrédules que je me l'étais imaginé.

Mais puisque mon contradicteur attachait tant de valeur aux témoignages des autres, il n'aurait pas mal fait de nous dire qu'en dehors du document anglais beaucoup d'autres voix se sont élevées dans ces dernières années pour affirmer la réalité de la syphilis vaccinale. N'est-il pas curieux, par exemple, que presque tous ses élèves l'aient abandonné sur ce point comme sur tant d'autres, et pour n'en citer qu'un, M. Diday n'écrivait-il pas dernièrement « que la transmission de la syphilis par la vaccine humaine était devenue d'une simple croyance reléguée au rang des préjugés vulgaires, un fait s'imposant au nom de la science qui l'explique autant que sur la foi des malheurs qui la signalent. »

Le docteur Henri Lee (1) a fait connaître les opinions de quelques éminents médecins.

M. Ackerly (de Liverpool) écrit qu'il ne doute pas que la syphilis ait été transmise d'un enfant infecté à un enfant sain à l'aide de la vaccination.

Le docteur Bamberger (de Wurzbourg) dit qu'il est réellement convaincu qu'une maladie contagieuse telle que la syphilis peut être inoculée simultanément avec la lymphe vaccinale. Un

(1) H. Lee, *Leçons sur la syphilis. De l'inoculation syphilitique et de ses rapports avec la vaccination*, trad. par E. Baudot. Paris, 1863.

cas semblable, ajoute-t-il, s'est même présenté il y a peu de temps dans une ville voisine. Il fait allusion au fait qui entraîna la condamnation d'un médecin.

M. Barber (de Stamford) rappelle qu'il est très-possible qu'une petite quantité de sang soit mélangée avec la lymphe vaccinale, et nous ignorons, ajoute-t-il, quelle est la quantité de sang nécessaire pour déterminer une infection constitutionnelle.

M. Complin dit qu'il croit que la syphilis peut être communiquée par la vaccination.

Le docteur Lever (de l'hôpital de Guy) dit qu'il a vu un médicastre donner la syphilis à un enfant en le vaccinant.

Il serait inutile de multiplier ces citations, et quoique l'ouvrage dont je parle en contienne beaucoup d'autres, je terminerai par une réflexion que j'emprunte à M. Henri Lee : « Il faut se rappeler que ces opinions furent émises à une époque où presque tous les médecins partageaient les doctrines de M. Ricord, c'est-à-dire que les effets de l'inoculation syphilitique apparaissaient immédiatement après l'application du poison. A cette date on ne croyait pas que des accidents syphilitiques pussent ultérieurement apparaître lorsqu'il s'était déjà écoulé une semaine sans que le malade offrît aucun phénomène morbide. »

Je ne suis donc pas le seul à croire que les doctrines de l'hôpital du Midi aient contribué pour une large part à nous laisser ignorer pendant longtemps l'existence de la syphilis vaccinale, et c'est précisément parce que je me suis permis de le dire que j'ai soulevé tant de colères. Mais puisqu'on ne veut pas convenir de cette vérité et qu'on persiste à affirmer qu'on n'a jamais nié la possibilité de la transmission des accidents secondaires, je suis forcé de chercher et de montrer dans les diverses publications de mon contradicteur que ce n'est pas à la légère que j'ai fait peser sur lui une pareille responsabilité. Mais avant, qu'on me permette de rappeler comment s'exprimait M. Gibert en 1859 (1).

(1) Gibert, *Rapport sur la contagion des accidents secondaires de la syphilis* (*Bulletin de l'Académie de médecine*, 1858-1859, t. XXIV, p. 884).

« Ces questions (il s'agit de la contagion des accidents secondaires), depuis longtemps résolues par le praticien dans le sens de l'affirmative, avaient été obscurcies par les expériences et les dénégations de Hunter dans le siècle dernier, et plus encore à notre époque, par un système expérimental nouveau qui tendait à réformer les doctrines généralement reçues sur la syphilis, d'après les résultats obtenus de l'*inoculation artificielle*.

» La contagion avait fini par être révoquée en doute et même complétement niée par plusieurs médecins de cette nouvelle école, bien que les partisans des anciennes doctrines, s'appuyant, à la vérité, presque exclusivement sur l'observation clinique, continuassent de chercher à faire prévaloir l'autorité des faits cliniques sur les lois posées par la doctrine nouvelle. »

Plus loin, il parle « des dénégations obstinées qu'on opposait aux observations cliniques les plus probantes. »

Je n'en ai pas dit davantage dans le rapport qui a éveillé tant de susceptibilités, et l'on va juger si j'avais raison. Voici ce que disait M. Ricord (1) en 1838 :

« Le virus modifié par l'absorption veineuse et lorsqu'il a produit l'empoisonnement général ne peut transmettre la maladie que par voie d'hérédité seulement.

» Toutes les fois qu'un symptôme, quels que soient son siége et sa forme, donne du pus inoculable, il est de nécessité le produit d'une contagion directe et non le résultat d'une infection générale due à l'absorption partie d'un autre point, et n'indique pas actuellement le tempérament syphilitique, ou, en d'autres termes, la vérole constitutionnelle. »

En 1856 (2), il aborde avec une conviction plus entière encore les mêmes questions, et il les résout de la même manière. Je recommande la lecture de la trentième et de la trente et unième lettre. Après avoir apporté l'esprit que vous lui connaissez dans la critique des faits de Waller, il revient à Wallace,

(1) Ricord, *Traité pratique des malad. vénériennes*. Paris, 1838, p. 166.

(2) Ricord, *Lettres sur la syphilis*, 2e édition, Paris, 1856 ; 3e édition, Paris, 1863.

qu'il croyait mort, et se vante d'avoir ajouté quelques mots à son *oraison funèbre*; puis, en terminant, il demande à ses lecteurs *de décider s'il n'a pas gagné sa bataille de Prague.* Je sais bien ce qui lui fut répondu à cette époque par les gens *impartiaux* qu'il interrogeait, mais je sais aussi ce que lui répondent de tous côtés les observations cliniques, aussi bien que les expériences, et sa prétendue victoire n'est qu'une grande déroute.

C'est dans le même ouvrage qu'il formule pour la première fois son opinion sur la *syphilis vaccinale* (page 321) : « Ne me demandez rien sur la vaccine comme moyen de propagation de la syphilis. La vaccine a ses ennemis comme tout le monde. On l'accuse déjà, à tort ou à raison, d'être la cause de la fièvre typhoïde, en ayant empêché les enfants qui devaient mourir plus tard de cette dernière, de mourir plus tôt de la variole. On peut bien l'accuser de transmettre la syphilis; mais vous connaissez les *déplorables et ridicules observations* sur lesquelles on s'appuie, et vous avez jugé, comme moi, celles qu'on a fait valoir contre le docteur Hubner. Vous êtes convaincus, comme tous ceux qui ont présentement étudié cette question, au point de vue historique, critique, clinique et expérimental, que le vaccin ne transmet que le vaccin, sans empêcher la syphilis de se propager par ses voies ordinaires et trop souvent mystérieuses. »

En 1858, il renouvelle sa profession de foi (1) dans les termes suivants :

« Le chancre naît du chancre et *peut seul le reproduire.*

» La vérole naît du chancre et ne reconnaît pas d'autre origine. C'est là un fait surabondamment démontré aujourd'hui et que les vains efforts de quelques rares contradicteurs ne suffisent plus à mettre en doute; c'est un fait qu'une expérience de vingt-cinq ans, sur le plus vaste théâtre de la syphilis, me permet de proclamer sans hésitation et pour lequel je n'ai point à craindre le démenti des générations à venir.

(1) Ricord, *Leçons sur le chancre*, rédigées et publiées par Alfred Fournier. Paris, 1858. — 2e édition, 1860.

» Comme je l'ai dit ailleurs, le chancre est à la vérole ce que la morsure du chien enragé est à l'hydrophobie. » (Page 10.)

« On suppose à juste titre que c'est par le sang que le virus se dissémine sur les autres organes ; mais on n'a pu, ni par l'*inoculation*, ni par l'analyse, démontrer la présence du virus dans le sang.

» Il est même remarquable que ce sang ne possède aucune qualité contagieuse et ne puisse communiquer la maladie à un sujet sain. » (Page 143.)

« Il y a plus, c'est que si vous cherchez dans les sécrétions même d'origine syphilitique, c'est-à-dire dans la sérosité ou le pus d'un accident *consécutif* quelconque, secondaire ou tertiaire, là même il vous échappe. On savait déjà à l'époque de Hunter et l'on sait encore de nos jours, en dépit des *confusionnistes contemporains*, que les symptômes constitutionnels de la syphilis ne produisent pas un pus semblable à celui d'où ils tirent leur origine. » (Pages 149 et 150 ; 2e édit., p. 212.)

« Dans tous les cas, et ils sont nombreux, où l'inoculation d'accidents secondaires ou tertiaires a pu être pratiquée sur des *sujets sains*, dans les conditions *d'une expérimentation sérieuse*, elle n'a donné que des résultats *absolument* négatifs. » (Page 151.)

Dans ses annotations au *Traité de la maladie vénérienne* de Hunter (troisième édition, 1859), on trouve les passages suivants :

« Comme Hunter, je crois que les enfants ne peuvent transmettre que l'*accident primitif* (le chancre) contracté soit en naissant, soit après leur naissance. Aucune observation *incontestable* ne détruit cette proposition. » (Page 50.)

« Le pus fourni par les accidents secondaires ne s'inocule pas. » (Page 566.)

Les citations que j'ai empruntées aux trois dernières publications dont je viens de parler établissent que les idées de notre collègue ne s'étaient nullement modifiées à la suite de l'importante discussion qui eut lieu dans cette enceinte, en 1852, sur la transmission des accidents secondaires de la syphilis. Il disait alors que ce n'était pas par pur esprit de système qu'il ne voulait pas que les accidents secondaires fussent contagieux et inoculables; mais il demandait, pour modifier ses croyances, qu'on produisît des faits probants, et il repoussait tous ceux qu'on avait mis en avant comme n'ayant aucune valeur.

Cependant, sur l'invitation de M. le ministre lui-même, la question fut de nouveau portée devant l'Académie, à l'occasion du rapport de M. Gibert, dont j'ai déjà parlé; et dans la séance du 31 mai 1859, il eut de nouveau l'occasion de nous faire savoir où il en était de ses convictions sur la réalité de l'inoculation des accidents secondaires. Après un discours dans lequel, tout en protestant de son désir de connaître la vérité, il évite soigneusement de se prononcer d'une manière catégorique; il conclut en disant que le rapport qui sera adressé à M. le ministre, en réponse à sa demande, devra se renfermer dans la *réserve la plus rigoureuse*, admettant, si l'on veut, la *possibilité* de la contagion des accidents secondaires, mais sans rien spécifier de plus, quant à présent : de peur que ces paroles, qui ne le compretta̱ient cependant guère, fussent prises pour une concession, il s'écriait en terminant : *Fiat lux!* J'ajoute que notre collègue, qui faisait partie de la commission avec moi, avait refusé de signer le rapport.

Plusieurs d'entre nous ne se trouvèrent pas satisfaits d'une pareille réponse : M. Ricord, pressé de toutes parts, se décida à faire un pas de plus, et s'adressant à M. Bouillaud qui avait pris la parole, il ajouta : « Que s'il avait fait une si longue opposition à la doctrine de la transmission des accidents secondaires, c'est que, d'une part, les fauteurs de cette doctrine n'étaient pas d'accord entre eux, et ne s'appuyaient que sur des observations cliniques, contestables et susceptibles d'être interprétées autrement, et que, d'autre part, il n'avait pas fait d'inoculations sur des individus sains. Aujourd'hui, ces expériences ont été faites, et il ne peut s'élever contre elles. »

Voilà les paroles qui furent prononcées dans cette enceinte; ce fut un grand événement, et chacun s'en alla croyant à une conversion définitive et sincère de ce redoutable adversaire. La presse enregistra cet aveu qu'on avait eu tant de peine à obtenir et le porta à la connaissance du monde scientifique ; mais il paraît que cet aveu, qui avait été fait sans aucune restriction dans la séance académique, ne tarda pas à troubler le repos de M. Ricord, car, en le faisant imprimer dans nos Bulletins, il l'a fait suivre des réserves suivantes :

« Toutefois, j'attendrai, pour avoir une conviction sans réserve à cet égard, que mes observations personnelles me l'imposent et non les observations de M. Gibert. » De sorte que les mêmes observations de M. Gibert, qui semblaient d'abord l'avoir convaincu, lui imposent encore des réserves qui ne cesseront que quand il y sera conduit par ses expériences personnelles. Or, comme avec la timidité qu'on lui connaît il a déclaré plusieurs fois qu'il ne se permettrait jamais d'en entreprendre de pareilles, cela veut dire, si je ne me trompe, qu'il faut se résigner à ne le voir jamais convaincu.

Ce qui s'est passé à l'Hôtel-Dieu, en 1862, va nous montrer qu'on s'était bien réellement mépris sur la réalité de sa conversion de 1859, et qu'il a toujours conservé au fond de son cœur un culte pieux pour ses anciennes doctrines. Serons-nous plus heureux cette fois à l'occasion de la syphilis vaccinale? Je l'espère sans pouvoir l'affirmer. Quoi qu'il en soit, dans les deux leçons qu'il fit dans l'amphithéâtre de M. Trousseau, après avoir discuté à sa manière le fait qui lui était soumis, il émit les propositions suivantes, qui sont loin d'exprimer une véritable conviction et qui légitiment mes inquiétudes sur une conversion définitive :

« Jusqu'à ce jour la plaque muqueuse seule a été inoculée ; c'est l'accident le plus voisin du chancre qui peut se transformer en plaque muqueuse.

» Vous voyez que jusqu'à cette heure les inoculations de sang syphilitique sont restées sans résultat, et que les prétendus résultats sont entachés d'erreur.

» Quant à la syphilis vaccinale il est impossible de poser des conclusions absolues. Des faits nouveaux viennent de se produire, dont la portée *sera peut-être immense. Attendons!*

» *Un immense point d'interrogation* est aujourd'hui la seule réponse possible à la question qui nous a été posée. La vaccine peut-elle transmettre la syphilis? »

Je n'ai pas besoin de m'étendre longuement pour faire voir qu'à cette époque, qui est bien près de nous, notre collègue n'avait pas encore les convictions que quelques personnes lui ont attribuées, ou que du moins il s'était empressé de reprendre une grande partie de ce qu'il nous avait concédé. On le voit alors, comme aujourd'hui, se retrancher dans un système de temporisation qui témoigne bien de l'état de son esprit. Quoi ! de nouveaux faits de syphilis vaccinale, *dont la portée sera peut-être immense*, se sont produits, et l'on nous conseille d'attendre ! Et au lieu d'examiner ces faits, qui contiennent peut-être la solution de l'une des plus graves et des plus urgentes questions dont puissent s'occuper les médecins, on vous propose de fermer les yeux et de dormir tranquilles ! Mais quand donc le moment paraîtra-t-il opportun ? A quel nombre ces faits devront-ils s'élever pour qu'il vous paraisse utile d'en tenir compte?

Messieurs, M. Ricord s'est plaint amèrement de ce que, à propos de la syphilis vaccinale, j'avais cru devoir faire intervenir ses doctrines syphilographiques. L'examen rétrospectif que j'en ai fait passer sous vos yeux lui a paru presque une inconvenance, et vous savez avec quelle vivacité de langage il m'a demandé pourquoi je le mettais ainsi en scène. Vous avez déjà deviné ma réponse : c'est qu'il ne pouvait pas en être autrement. La question de la syphilis vaccinale est intimement liée à la question de transmission de la syphilis en général, et il est tellement impossible de parler de l'une sans s'occuper de l'autre, que mon collègue lui-même n'a pu se soustraire à cette nécessité. Consultez ses deux leçons faites à l'Hôtel-Dieu, et vous verrez quelle part large il a accordée à l'étude de l'inoculation du sang et du produit des accidents secondaires. Aujourd'hui, de plus en plus embarrassé par le lourd fardeau de ses anciennes doctrines, il voudrait qu'on les laissât dans l'ombre, mais la science a des exigences auxquelles nous devons tous nous soumettre. Qu'il reste plus ou moins attaché à des ruines qui lui sont toujours chères, c'est son affaire. Quant à nous, nous avons le droit et le devoir de chercher à quelles sources diverses on peut puiser le virus syphilitique.

Pour ce qui est de la contamination par l'inoculation du produit des accidents secondaires, la question est définitivement résolue, on a beau se débattre, incriminer sans cesse la plaque muqueuse et appliquer à l'interprétation des observations un système impossible, tout cela n'a pas empêché la vérité de s'imposer. Les inoculations expérimentales de MM. Wallace, Waller, Rinecker, Velpeau, Vidal (de Cassis), Bouley, Auzias-Turenne, Gibert, etc., ont depuis longtemps fait passer la conviction dans presque tous les esprits. Il en est de même des inoculations accidentelles qui ont été observées dans tous les temps, dans tous les pays, par les hommes les plus capables de bien voir et qui n'avaient aucun système à défendre. Tantôt c'est un mari, tantôt c'est la femme qui, n'ayant que des accidents secondaires, donnent cependant la syphilis ; dans d'autres cas c'est un nouveau-né qui infecte sa nourrice ; plus rarement celle-ci qui contamine son nourrisson. On ne compte plus aujourd'hui les cas de cette espèce.

La transmission de la syphilis par l'inoculation du sang est un fait non moins définitivement établi. Ce qu'on savait déjà de l'inoculation par le sang d'un grand nombre de maladies virulentes aurait dû faire pressentir que la syphilis ne pouvait faire exception. J'emprunte à M. Viennois les indications suivantes :

1° *Épizootie.* — Un auteur qui ne s'est pas fait connaître a publié, en 1763, des observations faites à Brunswick sur l'inoculation de cette maladie. On inocule la maladie en introduisant une mèche imbibée de sang contagieux dans une ouverture faite à la veine jugulaire ou dans une incision pratiquée au fanon. Il recommande de réitérer l'inoculation si elle n'a pas réussi une première fois (1).

(1) *Gazette médicale de Paris*, 1852.

2° *Clavelée.* — M. Lebel s'y prend de la manière suivante pour inoculer la clavelée : Il fait au bouton une faible incision n'intéressant qu'une faible épaisseur de son tissu. Il s'en écoule du sang d'abord, dont il se sert, tant qu'il est fluide, pour inoculer, puis, bientôt, du sang mêlé à de la sérosité, puis de la sérosité pure. Or, les premières inoculations produisent, aussi sûrement que les deuxièmes et que les dernières, un claveau régulier (1).

3° *Sang de rate.* — Les expériences de M. Rayer démontrent la contagion de la manière la plus évidente. On inocule à un mouton atteint de tournis le sang de la rate d'un mouton qui venait de périr de la maladie.

M. Rayer rappelle que M. Barthélemy, en 1823, avait obtenu le même résultat. Les expériences de MM. Voyer, Mannoury, Boutet (2), Davaine (3), l'ont confirmé.

4° *Morve.* — 1° Injection : Coleman, cité par Delabère-Blaine (4), rendit en trois jours un âne morveux, après avoir injecté dans sa veine jugulaire du sang tiré de la carotide d'un cheval morveux.

M. Renault (5) obtint le même résultat en injectant le sang de la veine jugulaire d'un cheval morveux dans la même veine de deux autres chevaux.

2° Inoculation : Un capitaine étant mort à Alger le douzième jour d'une morve aiguë, M. Guyon prit, à l'autopsie (faite douze heures après la mort), du sang dans les cavités du cœur, et inocula ce sang sur un cheval sain : cet animal mourut le dix-septième jour avec tous les symptômes de la morve aiguë (6).

5° *Charbon.* — Les exemples du développement du charbon par suite de l'inoculation du sang sont très-nombreux. Les expériences de M. Delafond ne laissent rien à désirer.

(1) *Société centrale de médecine vétérinaire*, 20 novembre 1846.

(2) *Gazette médicale de Paris*, 1850, p. 788.

(3) Davaine, *Comptes rendus de la Société de biologie*, 3e série, t. V, p. 149, et *Mémoires*, 3e série, t. V, p. 19.

(4) *Not. fondam. de l'art vétér.*, t. III, p. 217.

(5) *Bulletin de l'Académie de médecine.* Paris, 1843, t. VIII, p. 668.

(6) *Revue médicale*, 1845.

Appelé à étudier une épizootie de fièvre charbonneuse au Risel (Somme), il recueillit, à l'autopsie d'une vache morte sous ses yeux, du sang encore chaud dans des tubes de verre qu'il boucha exactement. Il s'empressa, à son arrivée à Alfort, d'inoculer ce sang à deux chevaux ; l'un mourut en soixante heures et l'autre après huit jours.

6° *Rage.* — M. Eckel, directeur de l'Institut vétérinaire de Vienne, inocula, le 13 novembre 1841, à la tête et aux oreilles d'un chien, le sang encore chaud pris sur un goret qui venait de mourir enragé ; une seconde inoculation fut faite sur le même animal le 29 janvier 1842 avec le sang d'un homme mort enragé. Le chien devint malade le 1er avril 1842 et offrit tous les symptômes caractéristiques de la rage (1).

Je pourrais citer encore la rougeole et la variole.

Après tout cela, n'était-il pas permis d'affirmer à l'avance que la vérole, la plus virulente de toutes les maladies, devait être inoculable par le sang? Je ne ferai que mentionner les expériences de Waller, de l'anonyme du Palatinat et de M. Gibert, qui, depuis 1850 jusqu'à 1859, l'ont péremptoirement établi, et je vous demanderai la permission de vous donner les détails de celle que nous devons à M. Pellizzari. Mais avant, sachons admirer le courage de ce jeune et intelligent confrère (M. le docteur Bargioni) qui s'est si généreusement dévoué pour la science. Je tiens de lui-même l'histoire de son inoculation. Il est dans cette enceinte au moment où je vous parle, et c'est ce qui m'empêche de pousser plus loin les éloges que je voudrais lui donner.

Le 6 février 1861, M. Pellizzari fit, devant un grand nombre de praticiens, l'inoculation du sang extrait d'une femme syphilitique sur les docteurs G. Bargioni, B. Rosi et H. Passigli chirurgien interne, tous indemnes d'antécédents syphilitiques.

La femme qui fournit le sang était la nommée A. C..., âgée de vingt-cinq ans et enceinte de six mois. Examinée avec soin, elle présentait des papules muqueuses très-confluentes et sécrétant abondamment, aux parties génitales. Une d'elles, située

(1) *Recueil de médecine vétérinaire pratique*, t. IV, 3e série.

sur la grande lèvre gauche, était plus grande et plus élevée que les autres et avait une base franchement syphilitique. Celle-ci était ou l'ulcère infectant transformé en plaque muqueuse, ou une plaque muqueuse développée sur la cicatrice de l'ulcère primitif. On rencontrait aussi des papules muqueuses au pourtour de l'anus, et des glandes grosses, dures et indolentes aux aines. Il y avait sur le tronc un érythème assez confluent. Les ganglions de la partie postérieure du cou étaient engorgés, et il y avait des pustules acnéiformes sur le cuir chevelu. Aucun traitement antérieur n'avait été fait.

C'est en saignant la veine céphalique du bras droit qu'on se procura du sang. Aucune manifestation éruptive n'existait dans cette région, qui fut d'abord lavée. Le chirurgien, de son côté, se lava soigneusement les mains. Le ruban, la lancette, le vase destiné à recevoir le sang étaient neufs. Le sang à peine extrait, on en imbiba un plumasseau de charpie que l'on appliqua au docteur Bargioni à la région supérieure et externe du bras gauche au niveau de l'insertion du deltoïde, où l'on avait fait trois incisions transversales après avoir enlevé l'épiderme dans l'étendue de 2 centimètres en hauteur sur 1 en largeur.

Vingt-quatre heures après, on enleva la bande qui avait servi à fixer la charpie sur le bras du docteur Bargioni. Il n'y avait rien, si ce n'est une croûte mince et noirâtre due au sang extravasé et desséché. Quatre jours après, toute trace de l'inoculation avait disparu.

Le 3 mars au matin, M. Bargioni vint trouver M. Pellizzari et lui annonça qu'au centre de la surface où avait été inoculé le sang il avait remarqué une petite élevure qui occasionnait un peu de prurit. On trouva, en effet, au point indiqué, une petite papule de forme arrondie et d'une couleur rouge foncé. Pas d'induration à la base, point d'engorgement des ganglions de l'aisselle. On se contenta de recouvrir la papule de linges enduits de cérat, et elle fut vue par M. Pellizzari et plusieurs autres personnes presque tous les jours. Au bout de huit jours elle avait atteint les dimensions d'une pièce de 20 centimes.

Le 11 mars elle était recouverte d'une squame mince argentée et très-adhérente. Deux jours après, cette squame était devenue plus dense, moins adhérente et commençait à se briser au centre.

Le 14, deux glandes mobiles et indolentes, grosses comme une noisette, se sentaient dans l'aisselle.

Le 19, en pressant sur la squame qui recouvre la papule, on fait suinter à la périphérie un peu de sérosité purulente. Les ganglions axillaires ont augmenté, mais sont toujours indolents. Pas d'induration à la base de la papule.

Le 21, il y a une vraie croûte qui commence à se détacher. Au-dessous on voit une surface ulcérée. La base présente une légère induration.

Le 22, la croûte est enlevée, et l'on met à découvert un ulcère infundibuliforme, à bords résistants, élastiques, représentant très-bien l'induration annulaire. La plaie fournissait peu de pus et était recouverte par une couche comme diphthéritique. Peu de douleur, pansement avec de la charpie sèche.

Le 26, l'ulcère s'est étendu ; il offre les dimensions d'une pièce de 50 centimes. Il sécrète davantage. L'induration est beaucoup plus marquée. Même traitement.

Quoique déjà édifié, le docteur Bargioni est bien décidé à attendre les manifestations générales avant de commencer un traitement interne.

Rien de nouveau jusqu'au 4 avril. Alors, légère céphalée nocturne qui dure deux ou trois jours. Engorgements ganglionnaires à la partie postérieure du cou. Le 12, taches rosées de forme irrégulière sans malaise sur presque tout le corps, mais surtout sur les côtés du thorax et aux hypochondres ; ganglions cervicaux plus développés. Les jours suivants l'érythème devient plus confluent de manière à ne pas laisser de doute sur sa nature syphilitique. Il dure plus de huit jours en laissant l'état général excellent.

Le 20, même état de l'ulcère, aucune tendance à la cicatrisation. Le 22, l'érythème prend une teinte cuivrée ; des papules lenticulaires ont apparu. L'ulcère est devenu sanguinolent ; il entre dans la période de réparation.

C'est alors que M. Bargioni se soumet à un traitement mercuriel, et je suis heureux d'ajouter qu'aujourd'hui il paraît complétement guéri de la maladie qu'il s'était volontairement inoculée.

Quant à ses deux courageux compagnons, ils furent aussi suivis avec soin par M. Pellizzari; mais l'inoculation, chez eux, resta sans résultat.

Laissons à M. Ricord le soin de s'étonner de ce qu'on n'ait obtenu qu'un succès sur trois expériences. Quant à moi, quand nous n'aurions que cette seule observation, je déclare avec M. Cullerier que la contagiosité du sang syphilitique est irréfutable.

Ces divers points une fois bien établis, je reviens à la syphilis vaccinale, qui est le corollaire forcé de l'inoculation par le sang. On sait déjà que dans mon rapport je ne m'étais pas contenté de cette démonstration, qui a cependant bien sa valeur, et que j'avais cherché dans les faits directs une base encore plus solide pour asseoir mes convictions. J'en avais réuni quatorze, et je disais que j'en connaissais encore plusieurs autres que je croyais inutile de rapporter, la démonstration me paraissant complète et ne voulant pas dès lors allonger inutilement mon travail. J'ignore pour quel motif mon contradicteur n'a cru devoir s'occuper que de quatre ou cinq. Serait-ce parce qu'il n'avait rien à objecter à ceux dont il n'a pas parlé? Cela m'étonnerait, sachant qu'il a à son service un système commode de démolition devant lequel aucune observation ne saurait résister s'il se généralisait.

Il vous a d'abord parlé du fait de Cerioli, que je disais cité partout et, par conséquent, connu de tout le monde. La seule critique qu'il ait trouvé opportun de lui adresser est la suivante : je n'ai pas donné la date de sa publication. Je me confesse de ce *tort grave*, mais je me demande en quoi cela a pu diminuer la valeur de l'observation. Je me demande surtout pourquoi il a complétement passé sous silence une deuxième observation du même Cerioli, observation dont j'avais pourtant bien précisé l'acte de naissance, car j'avais eu soin de dire qu'elle était déjà signalée dans le mémoire de

M. Lepileur, dont la date est antérieure au travail de M. Viennois, qui la relate aussi, la tenant directement de l'auteur. Que lui manquait-il donc pour qu'on l'ait dédaignée? Est-ce qu'il n'est pas bien constaté que le vaccinifère était né de *parents syphilitiques*?... Est-ce que le nombre des contaminés n'est pas assez considérable? Il s'élève cependant à soixante-quatre. N'oublions pas en outre que sur ce nombre huit enfants et deux femmes succombèrent.

Je ne reviendrai pas sur l'observation de M. Trousseau, lui-même vous en a exposé tous les détails. Lui, qui a tout vu et tout fait depuis le commencement jusqu'à la fin, il est venu ici vous déclarer qu'aucun doute n'était possible, que la syphilis avait bien été inoculée à sa malade pendant l'acte de la revaccination; vous l'avez entendu combattre, comme il convenait de l'être, ce système malheureux de dénégations perpétuelles et, plaçant la vérité au-dessous de l'amitié, s'efforcer de faire comprendre à M. Ricord qu'il s'égarait. Non, lui a-t-il dit, l'*empreinte deltoïdienne* n'est pas *une place* pour la syphilis ordinaire! Qu'il me soit permis d'ajouter qu'elle est, au contraire, la *place toute naturelle* pour la syphilis vaccinale. Du reste, depuis 1862, les idées de mon contradicteur se sont sensiblement modifiées à propos de la valeur de ce fait, car dans son dernier discours il nous apprend que maintenant il le considère comme *un cas probable* et *même très-probable* de contagion vaccinale. L'*immense* point d'interrogation est devenu un point d'interrogation *ordinaire*.

Quant aux deux observations de M. Lecocq, comme elles défiaient par leur précision l'application du système habituel, il a bien fallu changer ses batteries, et l'on a cherché à les saper en s'en prenant à la durée de l'inoculation qu'on trouve beaucoup trop courte. Je demande à rectifier tout d'abord une erreur commise par M. Ricord. Ce n'est pas au bout de *quatre* jours, comme il l'a dit, mais bien au bout de *huit*, que fut constatée pour la première fois la lésion locale dans les deux cas. Mais, d'ailleurs, est-ce que, sérieusement, il attribuerait une grande importance à une incubation un peu plus longue ou un peu plus courte? Nous pouvons bien donner la moyenne et les extrêmes des cas connus, mais rien n'est définitivement fixé à cet égard ; tout ce que nous savons, c'est que, d'une manière générale, la syphilis transmise par le produit des accidents secondaires ou par le sang a une incubation plus longue que celle qui a pour point de départ l'inoculatiou du chancre. Les deux observations de M. Lecocq restent donc avec toute leur valeur et parmi les plus concluantes.

Parlerai-je encore des faits de Rivalta qui ont été tant discutés, tant commentés, et qui aujourd'hui ne doivent plus laisser de doute dans l'esprit. En 1862, M. Ricord, les ayant examinés dans l'une des leçons qu'il fit à l'amphithéâtre de l'Hôtel-Dieu, s'exprimait ainsi sur leur compte : « L'histoire de Cerioli n'est pas la seule qui ait été publiée sur la transmission de la vérole par la vaccine. Récemment on a signalé une autre épidémie arrivée à Rivalta : son récit ne m'a pas moins *révolté* que celui de Cerioli. » Après ce jeu de mots, notre collègue s'était persuadé qu'il n'y a plus rien à dire, et ne doutait pas que son arrêt ne fût accepté par tout le monde. Depuis ce temps, il a dû singulièrement le modifier, et vous l'avez entendu, à cette tribune, vous dire que l'observation de Rivalta était un cas *très-probable* de syphilis vaccinale. Que s'est-il donc passé, depuis 1862, pour qu'une observation qui le révoltait à cette époque, soit devenue tout à coup un fait ayant une grande valeur? On a su, d'une manière positive, que Chiabura, le premier vaccinifère, était bien positivement syphilitique, et que deux ou trois mois avant sa vaccination à lui, il avait été infecté par le sein d'une nourrice.

Est-ce que tout cela ne devrait pas lui faire comprendre tout ce qu'il y a de défectueux dans sa manière de disséquer les faits? Il constatera, j'espère, qu'un rapprochement judicieux des observations est infiniment préférable, car sa méthode l'a conduit à une erreur qu'il a fallu rétracter, tandis que mon système *d'assistance mutuelle* m'avait permis de voir la vérité ; j'ose espérer que désormais il ne plaisantera plus sur ce point.

Mais puisque aujourd'hui M. Ricord est disposé à accueillir avec quelques égards les observations qu'on lui présente, je me hasarderai à lui en faire connaître de nouvelles qui aideront peut-être à lui faire faire un pas de plus. Il verra dans mon insistance le désir que j'ai de le rattacher définitivement à la cause que je défends et tout le prix que j'attache à son assentiment.

En voici deux qui méritent d'être rapprochées, quoiqu'elles soient éloignées par leurs dates : je les intitule observations *à coups doubles*, parce qu'elles fournissent une double démonstration et que leur valeur s'en trouve ainsi singulièrement accrue.

La première remonte à 1849. Elle a été publiée par M. Viani dans la *Gazetta medica lombarda* et reproduite dans la *Gazette médicale* de Paris de la même année. Madame N. N... accoucha, en Italie, en 1838, et allaita son enfant. Au bout de quelque temps, il lui vint des ulcérations au mamelon, et bien qu'elle en ignorât la nature syphilitique, elle fut obligée de confier son enfant à une nourrice étrangère. Celle-ci présenta bientôt des symptômes évidents de syphilis. Il en fut de même d'une seconde et d'une troisième femme qu'on avait successivement chargées d'élever cet enfant. La dernière donnait quelquefois à teter à un autre nourrisson. Celui-ci contracta bientôt à la bouche des ulcères qui s'étendirent et le firent périr en peu de temps.

Confié à la garde de deux de ses oncles qui l'entourèrent de soins, l'enfant de madame N. N... finit par ne plus présenter d'autres symptômes morbides qu'une ophthalmie. On le vaccina à ce moment. Comme la variole régnait alors, un oncle et une tante de cet enfant, âgés l'un de vingt-huit ans, l'autre de vingt-trois ans, voulurent être revaccinés avec du virus fourni par leur neveu, dont M. Viani ignorait alors complétement les antécédents. Les choses marchèrent d'abord chez les vaccinés comme d'ordinaire ; mais après la dessiccation des pustules, il se forma une croûte dure, entourée d'une aréole d'un jaune rougeâtre et différente des croûtes vaccinales. L'oncle fut bientôt couvert de croûtes sur tout le corps; il survint plus tard des exostoses, des douleurs ostéocopes et quelques ulcères sur d'autres parties. Il fut plus de cinq ans avant de se débarrasser de cette maladie.

La tante, de son côté, présenta des phénomènes secondaires graves, et sa guérison fut aussi longue à obtenir que dans le cas précédent.

La seconde observation, non moins intéressante, appartient à M. le docteur Rodet (1). Elle est intitulée : « Syphilis vaccinale communiquée par un enfant qui donna aussi la syphilis à sa nourrice. »

En voici un résumé fidèle : Le 25 août 1855, une femme de Solaise, allaitant un enfant de cinq mois, consulta M. Rodet; elle fut vue en même temps par MM. Bouchacourt, Rollet et Vallette. L'enfant était né sain en apparence, mais quinze jours après parut une éruption qui existait encore au moment où il fut examiné.

Il fut trouvé petit, décrépit, cachectique; papules muqueuses excoriées sur les fesses, près de l'anus, et sur le scrotum ; fissure sur la commissure gauche des lèvres; cicatrice sur la lèvre inférieure ; abcès sous-cutanés dans plusieurs régions.

La nourrice portait à la base du mamelon gauche un ulcère de l'étendue d'une pièce de 1 franc, placé sur une base élevée demi-résistante, ayant l'aspect d'une large plaque muqueuse, indolent et suppurant peu ; deux ganglions indolents dans l'aisselle du même côté, gros comme une amande; un abcès non spécifique dans le sein droit.

Le mari et l'enfant de cette femme, qui avait quatorze mois, furent examinés avec le plus grand soin. Ils étaient sains.

Trois ou quatre jours après, M. Rodet reçut la visite d'une femme qui lui présenta une petite fille atteinte de syphilis parfaitement caractérisée : plaques muqueuses à la commissure labiale gauche, sur les lèvres, à la vulve, etc.

La mère, parfaitement saine, raconta que sa fille avait été vaccinée, quatre mois auparavant, avec du vaccin pris sur

(1) *Gazette médicale de Lyon*, 16 janvier 1865.

l'enfant syphilitique dont il a été parlé plus haut, lequel avait alors un mois.

Le vaccin prit aux deux bras, mais sur le bras droit une pustule s'ulcéra et suppura longtemps. M. Rodet constata sur ce bras une cicatrice de l'étendue d'une pièce de 50 centimes un peu élevée, avec induration qui commençait à se ramollir.

On trouve dans le journal l'*Imparziale de Florence* (n° 5, 1862) les deux observations suivantes, qui sont dues à M. le docteur Marone (de Lupara) :

Premier fait. — A la fin d'octobre 1856, M. Marone fit venir de Campobasso du vaccin dans des tubes; il était transparent, mais mêlé à un peu de sang.

Un grand nombre d'enfants furent vaccinés, et parmi eux vingt-trois furent atteints de syphilis. Le nom et l'âge de ces enfants est indiqué ; ils avaient de cinq à dix mois. Tous ces enfants, ainsi que leurs parents, étaient sains au moment de la vaccination.

L'éruption vaccinale se fit régulièrement jusqu'à la période de dessication. Mais alors on vit la croûte desséchée se ramollir de nouveau, puis tomber, et à la place on trouvait une ulcération à base indurée.

Chez d'autres la croûte desséchée restait adhérente plus que d'habitude et finissait cependant par tomber. Au bout de quelques jours, la cicatrice s'ouvrait, et une plaie ayant tous les caractères du chancre induré se produisait, durait un mois, un mois et demi. Chez tous il y eut aux aisselles des ganglions engorgés, indolents et qui ne suppurèrent pas.

Chez tous aussi on vit apparaître, vers le milieu de janvier, les accidents généraux de la syphilis : roséole, papules, pemphigus, plaques muqueuses aux lèvres, à la bouche, à l'anus et aux parties génitales, engorgement des ganglions inguinaux et cervicaux.

Les nourrices furent infectées à leur tour (chancres indurés aux seins). Plus tard, après cinq à huit semaines, elles eurent aussi des phénomènes généraux : roséole, psoriasis, impétigo, plaques muqueuses, etc., etc.

A leur tour les mères infectèrent les pères.

M. Marone a su depuis que le vaccin envoyé de Campobasso avait été fourni par une petite fille qui mourut, quelque temps après sa vaccination, d'une affection éruptive, dont le caractère, toutefois, n'a pas été parfaitement déterminé.

Deuxième fait. — Filomena Littorti, une des vingt-trois enfants infectés dont il est parlé dans la précédente observation, servit à de nouvelles vaccinations. Onze enfants furent contaminés. Comme dans les autres cas, accident primitif caractéristique, puis phénomènes consécutifs.

Mères contaminées à leur tour et, par celles-ci, d'autres personnes encore.

La maladie ayant été tardivement reconnue, un traitement spécifique fut institué, ce qui n'empêcha pas plusieurs enfants de succomber.

Onze nourrices, infectées par les enfants vaccinés, infectèrent à leur tour d'autres enfants non vaccinés, à qui elles donnèrent accidentellement le sein.

Plusieurs des femmes contaminées, étant devenues enceintes, accouchèrent, à terme ou avant terme, d'enfants morts ou vivants, portant *toujours des traces de syphilis congénitale.*

M. Marone ajoute qu'avant 1856 il n'avait pas observé des cas de syphilis chez les paysans de Lupara. Il avoue, en outre, que, quoique recueillis en 1856, il n'avait pas osé publier ces faits, parce qu'on l'accusait publiquement des malheurs que nous venons de raconter, et que, d'un autre côté, il craignait, en les divulgant, de nuire à la vaccine. La publication des faits de Rivalta lui avait fait comprendre qu'il était temps de ne plus garder le silence.

Ai-je besoin de faire remarquer que de semblables sentiments ont dû exercer la même influence sur beaucoup d'autres esprits, et que, pour ce motif, un certain nombre de faits de même nature ne recevront jamais de publicité; j'ajoute que d'autres ont dû passer inaperçus, la véritable nature des lésions n'ayant pas été soupçonnée.

Un médecin distingué de Florence, et bien connu par ses

études spéciales, M. le docteur Galligo (1), a consigné le fait suivant dans un mémoire intitulé *Sur quelques questions de syphilographie* (1).

« Dernièrement on a remarqué, dans les environs de Florence (à la Rufina), la *transmission de la syphilis consécutive* chez quatorze enfants vaccinés avec le virus vaccin d'un enfant qui, tout en ayant l'apparence d'une santé parfaite, était (d'après les informations reçues) issu de parents qui, peu de temps auparavant, avaient été atteints de graves phénomènes consécutifs.

» Quelques-uns de ces enfants avaient été traités par les docteurs Forti et Consortini, et l'un de ceux-ci, qui appartenait à une des familles les plus distinguées de la ville, subit sous ma direction, à Florence, un traitement mercuriel qui amena la guérison. »

Mais ce n'est pas tout, il me reste encore à appeler l'attention de l'Académie sur deux observations dont la portée, à mon avis, est immense, et c'est en les étudiant que mes contradicteurs auraient pu se convaincre de l'utilité que l'on trouve à savoir rapprocher les faits et à tirer de ce rapprochement les conséquences qui en découlent. Je fais allusion à l'observation de M. Hérard et à celle de M. Chassaignac. J'ai reproduit la dernière *in extenso*, dans mon rapport. Quant à la première, j'ai dû me contenter, pour ne pas faire double emploi, d'une simple indication, renvoyant au *Bulletin de l'Académie* (2) qui la renferme. Que l'on me permette de les rappeler ici très-brièvement.

Observation de M. Hérard. — Un enfant de vingt-cinq mois, d'une santé parfaite, est vacciné *le* 27 *juin* 1863 *à la mairie de Montmartre.*

Trois semaines après, la vaccine ayant marché régulièrement et des cicatrices normales étant déjà formées, on voit apparaître, sur une cicatrice de chaque bras, un bouton dur, se recouvrant de croûtes. En même temps l'état général

(1) *Gazette hebdomadaire de Paris*, 1860.

(2) *Bull. de l'Acad. de méd.* Paris, t. XXVIII, p. 1189.

devient mauvais, et un peu plus tard apparaissent des phénomènes généraux qui ne laissent aucun doute sur la nature syphilitique de l'affection.

Observation de M. Chassaignac. — Un enfant de deux ans, dont la santé ne laissait rien à désirer, est également vacciné *à la mairie de Montmartre, le* 27 *juin* 1863. Pustules vaccinales régulières. Cicatrices complètes le quinzième jour.

Quelques jours après, trois ulcérations à la place des cicatrices (2 à droite, 1 à gauche).

Le 26 août, ces ulcérations sont larges comme une pièce de 50 centimes; leur base s'indure, les ganglions s'engorgent, puis apparaissent les accidents consécutifs caractéristiques.

Est-il possible de trouver quelque chose de plus saisissant? Et quoique, ici, le certificat d'origine de la syphilis nous fasse défaut, n'y a-t-il pas dans le certificat collectif de son double dépôt une démonstration irrécusable? Et puis, en réunissant en un seul faisceau toutes ces observations, dont les unes sont complètes, dont les autres laissent quelque chose à désirer, ne trouve-t-on pas dans la succession régulière, et toujours la même des phénomènes morbides, de quoi contenter les esprits les plus difficiles? Chancre au point d'inoculation du vaccin, et un peu plus tard invasion des phénomènes secondaires avec toutes les variétés les plus caractéristiques. Et qu'importe que l'on n'ait pas toujours constaté l'état syphilitique du vaccinifère? Qu'importent les variations de l'incubation qui n'a rien d'absolu dans aucune des maladies virulentes, et que tant de causes étrangères au virus peuvent faire varier?

La question de l'inoculation du produit des accidents secondaires et du sang, et, par conséquent, la question de la syphilis vaccinale, n'en trouvent pas moins dans plusieurs des faits pris isolément, aussi bien que dans ce qui ressort de leur ensemble, une démonstration rigoureuse.

On a beau dépenser beaucoup d'esprit, appeler à son secours toutes les ressources d'une imagination féconde, on pourra retarder la manifestation de la vérité, on ne l'empêchera pas de se faire jour. A chaque nouvelle occasion, depuis vingt-cinq ans, nous voyons se reproduire une série d'arguments qui sont passablement usés aujourd'hui et qu'il serait bien temps de mettre de côté.

On nous parle sans cesse du chancre transformé en plaque muqueuse, et l'on voudrait faire croire que c'est là ce qui explique l'inoculation des accidents secondaires, comme si les hommes dont nous avons rapporté les expériences n'étaient pas en état de distinguer, et comme si, d'ailleurs, beaucoup d'observations ne démontraient pas qu'une pareille erreur n'avait pu être commise.

Dans d'autres cas, quand on ne peut faire planer aucun soupçon sur la nature de l'accident, on fait intervenir un tiers, et nous savons tous quelle prodigieuse consommation a été faite, pour le besoin de ces mauvaises causes, de commis de nouveautés, d'officiers de cavalerie et même de simples soldats. Il est temps de laisser en paix ces prétendus perturbateurs du repos conjugal.

Tantôt on s'en prend à la vertu des femmes à laquelle on ne croit guère ; tantôt on suspecte la lancette qui a servi à l'inoculation. On a même été jusqu'à incriminer la main qui la faisait agir.

Tout cela n'est pas sérieux. On pourra faire sourire un auditoire comme celui qui nous écoute, mais on ne le convaincra pas avec de pareils arguments.

Notre savant collègue nous répète depuis quelques années qu'il n'a jamais nié la *possibilité* de l'inoculation des accidents secondaires. Je crois avoir démontré, par des citations extraites de ses ouvrages, que sa mémoire lui fait défaut. Cette concession, qui n'en est pas une, est d'une date assez récente ; mais aujourd'hui, comme autrefois, il ne trouve, dans aucune des observations à l'aide desquelles on cherche à lui faire faire un pas de plus, les éléments nécessaires pour entraîner une conviction définitive.

J'ai hâte d'arriver aux critiques qui ont été adressées à la seconde partie de mon rapport, à celle que j'ai consacrée à l'étude des moyens prophylactiques. C'est sur ce terrain que

MM. Ricord et Blot ont concentré tous leurs efforts. Toutefois, ils se sont séparés sur une question préliminaire d'un grand intérêt, et il m'a été très-agréable de voir le premier de mes deux contradicteurs donner à ce que j'avais dit l'appui de son assentiment. Non, il n'est pas encore démontré qu'il faille faire saigner la pustule pour que l'on soit exposé à inoculer le virus syphilitique. Non, on ne peut pas être dans une sécurité absolue, parce qu'en ouvrant le bouton vaccinal on n'aura fait couler qu'une lymphe transparente et dépourvue de la matière colorante du sang! Je l'ai dit de mon côté, c'est une question à l'étude, mais en attendant, la prudence exige que l'on ne néglige aucune précaution pour éviter de prendre du sang.

En répondant à M. Blot, je crois avoir bien établi qu'il n'était jamais entré dans ma pensée que les précautions que je conseillais dussent nous donner une sécurité *absolue*. Malheureusement j'ai dû être beaucoup plus modeste, et il suffit de lire mon rapport pour voir que je ne suis pas sorti de mon rôle. Si M. Ricord maintient qu'il n'y a aucun avantage à consulter la santé des parents des vaccinifères, je ne saurais être de son avis; s'il a simplement voulu dire que cela ne servira pas toujours, il est inutile de discuter plus longtemps sur ce point, nous sommes d'accord. Tout le monde sait qu'il est parfois impossible d'être exactement renseigné sur ce point, mais il n'en est pas toujours ainsi, et la preuve s'en trouve dans plusieurs des observations qui ont servi de base à mon travail.

N'a-t-il pas remarqué que dans le deuxième fait de Cerioli, relatif à l'enfant de P. C..., des environs de Crémone, il a été parfaitement constaté que celui-ci était né de parents syphilitiques?

Il a donc oublié que le vaccin qui servit à vacciner les quatorze enfants de la Rufina, dans l'observation du docteur Galligo, venait d'un enfant dont les parents avaient été atteints de graves accidents syphilitiques consécutifs ?

Mais l'observation de M. Sébastian (de Béziers) n'est-elle pas encore plus concluante? Une femme se présente chez

Votre loi d'évolution de la syphilis congénitale fait partie d'un système de législation que vous avez inventé pour l'appliquer à l'étude de la syphilis en général; mais elle n'a résisté ni au raisonnement, ni à l'observation de tous les jours; et j'ajoutais et je répète aujourd'hui, avec une conviction profonde, que les enfants issus de parents syphilitiques portent le plus souvent, au moment de la naissance les traces de la syphilis congénitale, et en disant cela je tenais compte, bien entendu, des manifestations cutanées et des lésions viscérales. Cela ne m'empêche pas de reconnaître qu'il y a des cas, beaucoup moins nombreux, dans lesquels la syphilis latente, au moment de la naissance, peut se traduire par des signes extérieurs, quelques jours, quelques semaines, quelques mois et même quelques années après; seulement j'admets, avec tout le monde et avec toutes les statistiques, que plus on s'éloigne de la naissance et moins on a de chances de rencontrer un enfant vérolé. J'ai emprunté à M. Diday un document de ce genre qui confirme cette dernière proposition, et c'est pour cela que j'ai pu, non sans quelque raison, recommander de ne recueillir du vaccin que sur des enfants qui auraient dépassé le deuxième ou le troisième mois. Libre à MM. Ricord et Blot de refuser à cette précaution, comme aux autres, toute espèce davantage; j'ai la ferme conviction qu'ils seront seuls de leur opinion.

Enfin restait un dernier moyen qui séduit de prime abord et qui semble nous promettre une sécurité complète : je veux parler de la vaccination animale et par la vache en particulier, car je crois que, dès à présent, il faut renoncer à se servir directement du *horse-pox*, le cheval étant sujet à une maladie des plus graves qui s'inocule si fatalement à l'homme : j'ai nommé la morve.

Mais en nous adressant exclusivement à l'espèce bovine, verrons-nous du moins toutes nos inquiétudes disparaître? Et en fuyant un danger, ne tomberons-nous pas dans un autre? Je m'étais déjà adressé cette question dans mon rapport, et j'avais pensé qu'il y avait là un sujet d'étude important, pour lequel il fallait faire appel aux lumières de la médecine vétérinaire. Le charbon, qui paraît être à peu près la seule affection que l'on pût redouter, est-il une maladie commune? Attaque-t-il les animaux dans les premiers mois de leur existence? N'est-il pas facile à reconnaître? Et ne conduit-il pas si rapidement à la mort, qu'il deviendrait impossible d'être induit en erreur?

Viennent ensuite les difficultés de la généralisation de la méthode :

Il est certainement possible d'en entrevoir quelques-unes. Mais, comme je l'ai déjà dit, il n'est peut-être pas impossible de les surmonter.

La méthode napolitaine, qui consiste à enlever une pustule avec la portion du derme qui la supporte, n'est pas aussi commode que l'on pourrait le désirer. On ne sait pas encore pendant combien de temps une pustule ainsi détachée conserve du virus apte à l'inoculation. Pourra-t-on la faire voyager pour en faire parvenir partout où cela sera nécessaire? Dans quelles conditions faudra-t-il la placer? Ne pourrait-on pas se contenter d'ouvrir les pustules des génisses, comme on ouvre celles des enfants? Toutes ces questions et beaucoup d'autres ont besoin d'être étudiées : en ce qui me concerne, je m'en occupe sérieusement; M. le docteur Lanoix met tous les mardis une ou deux génisses à ma disposition. Je fais des expériences comparatives, et quand je me croirai suffisamment instruit sur toutes ces choses, je ne manquerai pas d'en informer l'Académie. Dès à présent, je crois avoir remarqué que l'évolution de la pustule est plus rapide sur la vache que dans l'espèce humaine, et c'est du quatrième au cinquième jour qu'il convient d'y puiser. D'un autre côté, il m'a semblé qu'elle fournissait beaucoup moins de liquide vaccinal et qu'il ne serait pas aussi facile de faire des provisions soit sur des plaques, soit surtout dans des tubes.

Les vaccinations se pratiquant le plus habituellement de bras à bras, il n'est pas étonnant dès lors que toutes les observations de syphilis vaccinale se rapportent à des cas où l'on a opéré de la sorte. Aussi j'ai déjà dit, et je répète que je ne comprends pas pourquoi du liquide vaccinal conservé dans des tubes, exposerait moins que celui que l'on puiserait dans la pustule au moment de l'opération. Le virus syphilitique peut se conserver un certain temps, cela est incontestable. Perd-il plus vite son activité que le virus vaccin? nous n'en savons rien. J'attendrai donc que MM. Viennois et Diday nous aient fait connaître les raisons sur lesquelles ils s'appuyent, pour donner la préférence au vaccin conservé dans des tubes, et qu'ils nous aient dit combien de temps il doit y avoir séjourné pour que l'on ait la certitude de n'inoculer que lui, en admettant, qu'à l'origine, il fût mélangé à du virus syphilitique.

Qu'il me soit permis, en terminant, d'exprimer la surprise que m'a causée la lecture d'un travail dont M. Diday a commencé la publication (1).

Il s'y montre tellement contagionniste, qu'il se demande très-sérieusement si la syphilis ne peut pas se transmettre par la piqûre de la puce, de la punaise et des moustiques.

Il n'est pas très-éloigné d'admettre que les *animalcules spermatiques*, qui peuvent vivre quelque temps dans le vagin, puissent être l'agent de cette inoculation directe à la femme, celle par la fécondation étant mise de côté, bien entendu. Il soupçonne très-gravement l'*Acarus scabiei* d'avoir colporté la vérole dans une observation qu'il rapporte tout au long. Il est vrai que la femme à laquelle appartenaient ces animaux syphilitiques avait des manifestations les plus évidentes d'une syphilis secondaire, et que les rapports intimes qu'elle eut avec l'homme qu'elle contamina, expliquent très-bien que si elle lui donna des *Acarus*, elle put aussi lui donner *autre chose.*

M. Ricord conviendra que l'on n'est jamais trahi que par les siens!

Je m'arrête ici, messieurs, et je résume, dans les propositions suivantes, les points principaux de mon argumentation :

(1) *Gazette médicale de Lyon*, février 1865.

1° Je crois avoir établi, par les faits consignés dans mon rapport et par ceux que je viens d'y ajouter, que la transmission de la syphilis par la vaccination ne saurait être plus longtemps méconnue.

2° La démonstration clinique et expérimentale de la transmission de la syphilis par le sang et par le produit des accidents secondaires faisait pressentir ce fâcheux résultat.

3° Quoique tous les faits de syphilis vaccinale ne soient pas connus, je suis heureux de proclamer hautement qu'ils constituent des exceptions infiniment rares.

4° On les rendra plus rares encore en entourant la vaccination des plus minutieuses précautions, dont on a eu le tort de se départir souvent, en se fiant à des doctrines syphilitiques ou vaccinales erronées.

5° C'est à l'Académie, à qui a été confié le soin de veiller sur tout ce qui touche à l'immortelle découverte de Jenner, qu'incombe le devoir de proposer toutes mesures qui, en diminuant le danger, feront cesser les inquiétudes légitimes qui de l'esprit des médecins ne tarderaient pas à passer, en s'exagérant, dans celui des populations.

6° Il ne faut jamais reculer devant la démonstration d'une vérité scientifique : si elle a ses inconvénients, elle tient l'esprit en éveil et permet de chercher le remède au mal qu'elle signale.

7° Ce qui est dangereux surtout, même au point de vue de la responsabilité médicale, c'est de fermer les yeux à la lumière et de ne pas vouloir aller au fond des questions, sous prétexte que cela pourrait apporter quelque perturbation dans les idées reçues.

8° Rien n'est parfait dans ce monde ; mais lorsqu'un médecin aura, en pratiquant la vaccination, pris toutes les précautions qui sont indiquées dans l'état actuel de la science, sa conscience pourra être tranquille; si des juges mal informés, et par cela même incompétents, le condamnaient, il serait absous par la science et par le corps médical tout entier.

9° Même avec ses imperfections, la vaccine n'a pas cessé d'être une des plus grandes découvertes dont se soit enrichie la médecine, et il convient, comme par le passé, d'en encourager la propagation.

10° La question de la vaccination animale mérite d'être examinée avec soin; on trouvera peut-être dans cette méthode déjà ancienne, mais qui ne s'est pas encore généralisée, le moyen de rendre à l'inoculation du vaccin toute la sécurité dont elle a besoin.

11° Dans tous les cas, je crois qu'il est du devoir de l'Académie de faire connaître à M. le ministre, qui les attend, les résultats de cette discussion, et pour cela je pense qu'il sera convenable de lui transmettre toutes les opinions qui se seront produites dans cette enceinte, sur la question de la syphilis vaccinale.

VIII. — Communication de M. Ricord.

Séance du 7 février 1865.

Messieurs, M. Depaul avait dû s'apercevoir que, comme lui, j'avais fait dans mon discours la distinction de l'homme et du savant, puisque je ne m'étais adressé qu'à M. le rapporteur. Mais puisqu'il a cru devoir me nommer, c'est à M. Depaul, à mon tour, que je parlerai.

J'ai été accusé par lui de trouver toujours des questions personnelles dans des débats qui ne devraient être que scientifiques. Oui, *ils ne devraient* avoir que ce caractère, c'est bien aussi mon avis; cependant, par le discours même de M. Depaul, surtout par la dernière partie que vous venez d'entendre, il sera facile à l'Académie de décider si c'est moi qui place le débat sur ce terrain des personnalités, et si je ne suis pas vraiment constitué en droit de légitime défense.

Vous avez entendu avec quel soin, quelle bienveillance M. Depaul a repris l'histoire de mes doctrines et la bibliographie complète de ce que j'ai pu écrire depuis 1388 : j'accepte cette revue sans vouloir rien en retrancher, rien y ajouter; ce que je n'accepte pas, ce qui, j'espère, ne sera pas accepté par des esprits plus justes et plus désintéressés, c'est que mes travaux pendant une longue et laborieuse carrière se résument dans un point de la doctrine de Hunter, que j'ai défendu fermement, parce que, comme je l'ai dit, je l'avais adopté avec conviction ; et c'est sans doute pour cela qu'il a été l'objet incessant des attaques de M. Depaul, qui cependant n'avaient plus de raison d'être à partir du rapport de M. Gibert.

On sait avec quelle confiance et quelle loyauté j'ai accepté les conclusions de ce rapport, quoiqu'on ne m'eût pas fait suivre les expériences dont j'ai vu seulement les résultats. Un membre même de la commission, M. Devergie, était d'avis que j'avais le droit de protester.

C'était bien le cas de faire acte de défiance, non pas certainement contre les honorables membres de la commission, mais contre l'interprétation des faits, si j'avais eu cet esprit de résistance quand même, qui m'est si obligeamment prêté. A ce sujet, M. Depaul, aujourd'hui encore, est revenu à sa tactique habituelle, qui consiste à me tenir de force dans la négation absolue et partout. Il me reproche d'avoir fait observer que, jusque-là, on n'avait inoculé, en fait d'accidents secondaires, que la plaque muqueuse !... Mais avait-on fait autre chose alors.... et, à ce point de vue, est-il indifférent d'arriver à un diagnostic exact et précis (ce à quoi M. Depaul ne paraît pas tenir), entre la plaque muqueuse et le chancre infectant en voie de transformation *in situ*, constituant cette variété à laquelle quelques pathologistes ont donné le nom d'*ulcus elevatum* : deux accidents si faciles à confondre pour quiconque ignore les signes diagnostiques différentiels, ou n'en tient pas compte ?

Oui, sans doute, je tiens beaucoup à cette étude de l'évolution du chancre et de l'aspect qu'il peut prendre à une période donnée, comme moyen d'établir une distinction importante entre l'accident primitif et l'accident secondaire. Ce n'est pas avec des habitudes d'à peu près, en observation, qu'on éviterait la confusion dans ces circonstances.

Depuis lors, je croyais la question définitivement jugée. Il paraît qu'il n'en est pas ainsi pour M. Depaul, qui cherche sans cesse de nouvelles preuves pour se convaincre, et qui, attachant un prix bien flatteur à mon assentiment réitéré (je le remercie de l'autorité qu'il veut bien me reconnaître), semble ne pouvoir être satisfait que lorsque j'aurai proclamé que désormais la syphilis ne se transmet plus que par les accidents secondaires... et la vaccine. Il me permettra pourtant de ne rien changer aux règles générales établies, et de ne pas leur substituer des exceptions.

Si M. Depaul n'avait pas eu besoin de me faire nier quand même, il aurait tenu compte de quelques passages assez explicites de mon discours, de celui, entre autres, où je dis que la syphilis vaccinale semble être un corollaire naturel de la contagion secondaire.

En résumé, depuis la discussion du rapport de M. Gibert, ai-je écrit, ai-je enseigné ou professé quelque part des principes contraires à mon acceptation?... Non, non, non. Mais cela ne m'enlève nullement mon droit d'examen sur les faits observés, et ne m'oblige en aucune façon à les accepter tous, de toutes mains et *par ordre*.

Quant aux témoignages que j'avais invoqués pour prouver qu'avant moi, comme pendant mon enseignement à l'hôpital du Midi, des observateurs très-distingués avaient, sans nulle préoccupation doctrinale, repoussé la transmission de la syphilis par la vaccine, quel compte en a tenu M. Depaul? n'a-t-il pas voulu donner le change sur leur signification? et avec quel dédain n'a-t-il pas traité les opinions d'honorables collègues, comme si je les avais invoquées contre les faits de transmission, tandis que mon but si évident était de repousser l'accusation d'influence doctrinale que le rapport faisait peser exclusivement sur moi! Étaient-ce donc des témoignages sans valeur, donnés à la légère, ceux de Chomel, de Moreau, de M. Bousquet... M. Velpeau, M. Rayer, qui a motivé son opinion, sont-ils des observateurs légers?

Et vous, monsieur Depaul, pourquoi n'avez-vous pas répondu aux questions posées par le comité d'hygiène anglais?... est-ce parce que ce document a été imprimé par ordre de S. M. la reine d'Angleterre, ou que les membres de ce comité ne vous paraissaient pas dignes d'une réponse? avez-vous craint de vous commettre, de vous trouver en mauvaise compagnie avec toutes les illustrations qui ont donné leur avis ?... Oh ! non, cela ne peut être. Pourtant, de deux choses l'une : ou vous ne saviez rien, vous attendiez, comme la grande majorité des observateurs, des faits plus concluants ; vous n'étiez alors pas plus avancé que personne, vous l'étiez même un peu moins, puisque le plus grand nombre se prononçait négativement. Dans ces cas, vous n'aviez pas le droit de reprocher à personne des doutes que vous partagiez sans le dire, et il était bien facile de répondre : « je ne sais pas » ou « je ne crois pas. » Mais vos convictions datent peut-être d'hier, comme votre rappor? Alors, en quoi êtes-vous plus avancé que qui que ce soit ?...

Ou vos convictions sont anciennes, et vous étiez depuis longtemps édifié sur cette voie de transmission et sur ses dangers : oh ! alors, vous êtes coupable, très-coupable, de n'avoir pas prévenu plus tôt, dans votre position officielle, vous qui prétendez que la vérité est toujours bonne à dire, qu'il y a tout avantage à le faire, et nul péril à semer l'alarme. Car, enfin, vous aviez la plupart des observations que vous invoquez, et, entre autres, cette deuxième observation de Cerioli, si convaincante à vos yeux, et que vous m'avez si inexactement accusé de n'avoir pas citée. Vous ménagiez-vous donc la possibilité d'avoir deux opinions au besoin?

Selon votre habitude, vous m'avez encore enrichi d'une négation absolue relativement au fait de l'Hôtel-Dieu, et je suis bien obligé de vous rappeler le sens non défiguré de mes paroles. J'avais constaté une syphilis bien caractérisée, ayant le bras pour point de départ. J'avais nettement établi qu'il était rationnel de rattacher ce fait à la vaccine : cette donnée était acceptée par moi comme probable, *très-probable même.* Mais pourquoi aurais-je dit certaine, puisque la certitude n'y était pas, et depuis quand *très-probable* est-il synonyme de *non quand même ?*

Au sujet de cette observation, notre savant ami commun M. Trousseau a soulevé des difficultés et m'a reproché des hypothèses, dont il ne s'est cependant pas fait faute. Sa principale objection était l'impossibilité que sa malade se grattât le bras. Cette Lucrèce, devenue plus tard ce que vous savez, ce que nous a dit M. Trousseau, était-elle trop décente pour se découvrir les bras? Cependant en compagnie plus élevée que celles qu'elle fréquentait, dans des salons où personne ne serait surpris de voir mon honorable ami, où il pourrait certainement, sans péril, conduire sa femme et sa fille, est-ce qu'on ne voit pas de bras découverts?

Permettez-moi de vous rappeler, à ce propos, ce mot d'un évêque, qui, un peu effarouché des toilettes de l'époque, prétendait que les femmes employaient tant d'étoffe à la queue de leurs robes, qu'il ne leur en restait pas pour le corsage...

En tout cas, les soldats de marine de M. Lecoq n'avaient pas, je pense, les mêmes motifs de réserve. J'avais cru entendre que, au mois d'août, il ne faisait pas assez chaud pour se découvrir les bras, et telle est ma déférence pour M. Trousseau, que j'étais sur le point de le croire. Mon honorable ami me dit que j'ai mal entendu : ce que j'ai bien entendu, à coup sûr, c'est que les militaires affectés de syphilis n'ont rien de plus pressé que d'en avertir leur chirurgien. Il est vrai qu'on ne les punit pas en pareil cas, et c'est d'une sage prévoyance. Il ne faudrait pourtant pas croire qu'on les récompense pour cela. Je tiens au contraire, de confidences certaines et nombreuses de militaires, qu'ils sont très-mal notés quand ils entrent à l'hôpital pour des blessures de ce genre. Voyez, d'ailleurs, comme le rapport semble toujours vouloir me servir. Le vaccin qui avait infecté ces deux soldats, avait été pris sur de belles pustules vaccinales que portait un autre militaire qui, trois mois auparavant, avait eu un chancre induré. « Je n'ai pas besoin de dire, ajoute M. Depaul, que cet antécédent était complétement ignoré. »

J'aime qu'on me reproche d'être exigeant pour les preuves en fait d'observation, et de chercher des explications possibles en dehors des incertaines qu'on me présente. Mais ceux qui me font ce reproche s'abstiennent-ils d'hypothèses? Voyez ce qui arrive pour le vaccinifère de l'Hôtel-Dieu. Il est très-curieux qu'on ait su que cet enfant avait été vu, quelques mois plus tard par un médecin du quartier Montmartre, mais sans pouvoir dire pourquoi il a été vu. Cela n'empêche pas qu'on suppose que c'était pour la vérole, car autrement, ce post-scriptum de l'observation n'a plus de sens!... S'il en était ainsi, quelle considération aurait pu retenir le confrère en question, et l'empêcher de faire connaître une circonstance si intéressante? Ce ne sera pas la crainte de m'être désagréable, car je déclare que je n'aurais nulle violence à me faire pour être définitivement édifié sur ce fait et le compter au rang des faits complets qui, Dieu merci, ne pèchent pas par excès.

Je n'ai pas été frappé, comme M. Trousseau, de la parfaite ressemblance qu'il y aurait entre son observation et celle de M. Lecocq, où, *dès le quatrième jour, la marche de l'éruption fut essentiellement irrégulière.* Ici, incubation de quatre jours, qui se rapproche singulièrement des courtes incubations qu'on m'a reprochées; là, incubation de cinquante-deux jours dans le sens du rapport, mais que la version donnée par moi, *seulement comme possible*, d'une contagion médiate réduisait à vingt et un jours, bien près, par conséquent, de la moyenne ordinaire d'incubation des accidents secondaires.

Quant aux siéges insolites, M. Trousseau nous a dit agréablement que le bras n'était pas une place. Je dis, moi, que ce n'est pas une place forte que la syphilis ne puisse enlever d'assaut : témoins, dans les faits de Rivalta, ces mères et ces nourrices qui furent infectées à l'avant-bras, pas bien loin du bras, aux points de contact du siége des enfants malades. Ah ! pourquoi ne faisaient-elles pas descendre leurs manches jusqu'aux poignets?... Il faudrait que je fusse ingrat pour ne pas remercier le rapport de m'avoir ramené aux faits de Rivalta?

Je tenais, messieurs, à rétablir le sens vrai de mon interprétation des faits, aussi bien de celui de l'Hôtel-Dieu que de ceux de M. Lecocq, que des observations de Rivalta. Je suis loin de les avoir repoussés, comme le donnerait à entendre la tactique persévérante de M. Depaul. Non, je ne repousse pas, je ne nie pas les faits; mais je les commente et les discute, c'est mon droit et j'y tiens. Ceux qui sont probables, je les reconnais comme probables, non comme certains, et il me semble que c'est prudent, surtout lorsqu'il s'agit de conclusions très-graves à en tirer, et lorsqu'ils ne constituent que de bien rares exceptions ; à plus forte raison, lorsqu'ils sont prodigieusement rares. Quant aux observations qui ont un caractère de certitude, comme quelques-unes tout récemment connues, quelques-unes, c'est-à-dire bien peu, je ne les discute même pas, loin de les nier. Me prêter ce rôle, m'attribuer la négation partout et toujours, c'est une manœuvre commode et qui est bien dans l'esprit de la maxime habile : « Accusons, insinuons ; on répondra, mais il en restera toujours quelque chose !... » Je continuerai donc, avec ou sans permission, d'être fidèle à mes principes, comme observateur, et de croire qu'on ne peut affirmer une source sans la bien connaître.

Vous reparlerai-je, maintenant, de la circoncision de ces enfants israélites qu'a rappelée M. Trousseau, et du péritomiste Galantus qui fit innocemment, je le crois, tant d'innocentes victimes ?... Cet homme, je l'examinai, suivant mes habitudes, avec un soin minutieux, rigoureux même, sans découvrir sur lui aucune trace d'accidents primitifs ou constitutionnels ; je soumis sa femme au même examen, car je crois aux contagions médiates, comme aux siéges insolites, qui deviennent un peu moins insolites quand on a l'occasion de voir beaucoup ; s'il y a néanmoins des siéges insolites, il n'y en a pas d'impossibles. Je pourrais produire, à cet égard, des exemples curieux, et il en est qui sont connus de quelques-uns de nos collègues ici présents. On vous a rappelé que j'expérimentai, sans produire d'accidents, avec les instruments, les pièces d'appareil du péritomiste ; tandis qu'entre ses mains, avec de nouveaux instruments, de nouvelles pièces d'appareil, la contagion ne s'arrêta pas immédiatement. Quelle a été la source de cette contagion ? Il m'a été impossible de la trouver. Malgré l'exagération des accidents, chez tous les petits malades, et quelques irrégularités dans leur succession et dans leur marche : phagédénisme succédant à la plaie de la circoncision, *bubons suppurés*, éruptions rupiales *précoces*, *abcès sous-cutanés*, suivis d'ulcérations graves et une mortalité insolite, il était permis de croire à une vérole maligne, galopante. Cependant, si à cette époque j'avais mieux connu la morve et le farcin, j'aurais pu, peut-être, incliner vers une autre opinion, bien que le point de départ me restât toujours inconnu!

Mais revenons un peu à Rivalta. J'ai fait voir que l'infection du premier vaccinifère, de Chiabrera, eût été bel et bien mise sur le compte de la vaccine si, huit mois après la vaccination et à une cinquième enquête, on n'eût trouvé la véritable explication que j'ai donnée à M. Depaul, après l'avoir puisée à sa source authentique, dans le mémoire écrit au courant des faits et complété par M. Pacchiotti. Ce n'était donc pas là de l'observation rigoureuse, quoi qu'en dise M. Depaul, et l'erreur ici commise pouvait se reproduire ailleurs, car on n'avait pas encore insisté alors sur la différence que présente la pustule vaccinale chez l'enfant *antérieurement* infecté par hérédité ou par d'autres voies, et chez celui qui ne tient l'infection que de la vaccine impure elle-même.

Il y avait bien aussi quelques circonstances qui étaient dignes d'attention et qui avaient sollicité la mienne dans cette histoire de contagion, où l'on voit un foyer d'endémie syphilitique à côté de ce que l'on a appelé épidémie vaccino-syphilitique.

Rappelez-vous la source première de l'infection de Chiabrera: cette jeune femme qui était syphilitique, on ne sait par quelle voie, mais qui accusait de sa maladie un nourrisson d'Acqui. Quoi qu'il en soit, son enfant était mort à trois mois de syphilis, suivant les uns; selon les autres, asphyxié dans son lit. C'est cette femme qui, allaitant accidentellement sa nièce, lui communiqua l'infection que l'enfant transmit à sa mère en la tetant. Chiabrera, qu'elle avait aussi allaité accidentellement, lui dut la syphilis qu'il transmit également à sa mère par le mamelon. Est-ce que de pareils faits sont insignifiants? Et la mortalité des victimes enfants, ou adultes, non-seulement à Rivalta, mais dans d'autres observations citées par le rapport, cette mortalité qui a sévi si cruellement, qui a dépassé de si loin les proportions ordinaires, comment la concilier avec l'opinion des expérimentateurs qui ont trouvé que la syphilis, communiquée par la contagion des accidents secondaires, était relativement bénigne?

Les mêmes remarques peuvent s'appliquer au fait de Holfeld; mais, comme on ne paraît plus y tenir beaucoup, je ne m'y arrêterai pas davantage.

Je crois avoir suffisamment justifié la réserve qui me semblait commandée dans l'interprétation des faits, de ceux d'entre eux seulement qui étaient incomplets ou incertains; réserve que M. Depaul, qui aime les conversions, a voulu convertir en opposition systématique. Il est fâcheux que ma critique de sa théorie d'assistance mutuelle des faits inférieurs n'ait pas été autant de son goût que la théorie elle-même. Je connais l'histoire de l'aveugle et du paralytique, l'un portant l'autre; mais je reste convaincu que le service réciproque qu'ils se rendent ne fait pas plus recouvrer la vue au premier, qu'au second l'usage de ses membres.

Séance du 14 février 1865.

Messieurs, c'est avec regret, je l'ai dit, que je suis de nouveau monté à cette tribune, mais il fallait bien que je suivisse M. Depaul sur le terrain où il a placé l'argumentation.

J'espérais n'avoir plus à revenir sur la question des garanties dont doit être entourée la vaccine, car on n'y a rien ajouté, rien, absolument rien que le doute, comme M. Blot et moi l'avons démontré. Tout le monde reconnaîtra que cette question, après le discours de l'auteur du rapport, comme après le rapport même, est restée ce qu'elle était, ou plutôt donnant un peu plus prise à l'inquiétude. M. Depaul m'y ramène, malgré moi, par une argumentation qui a toujours les mêmes faces.

Et d'abord, quand il s'agit d'induire de la santé des parents, pour emprunter du vaccin aux bras des enfants, il est bon de savoir que ce genre d'induction ne peut pas donner une sécurité absolue. Je ne vois là qu'une réserve raisonnée et prudente, et qui est consacrée par l'expérience. Je suis donc surpris qu'ici encore M. Depaul ait incriminé, en le généralisant, mon septicisme. Je ne lui ferai pas l'injure de croire qu'il mette en suspicion les faits observés par ses collègues ; et si j'ai dû citer, il y a quelques années, un exemple de syphilis infantile, dont la transmission héréditaire était revendiquée par un officier de cavalerie, est-ce que cette circonstance retire quelque intérêt au fait? Il ne dépendait pas de moi de choisir le sujet de l'observation, et je déclare que si, au lieu d'un officier de cavalerie..... légère, sans doute, c'eût été, par impossible, un respectable membre de la Société de Saint-Vincent de Paul, je n'aurais pas moins produit l'observation, sans compromettre personne.

Relativement à l'âge d'élection des enfants à qui l'on prend le vaccin, M. Depaul était arrivé, avec un peu de tirage, à le fixer à deux ou trois mois, ce sont les termes du rapport ; et j'ai montré qu'il ne manquait pas d'exceptions, je parle d'exceptions attestées par de bonnes autorités, à l'immunité que donnerait cette limite.

Il ne suffisait pas de nier, il eût fallu infirmer les règles générales que j'ai cherché à déduire de l'expérience, au sujet des époques des manifestations de la syphilis héréditaire. Par exemple, il est certain, pour moi, comme pour la plupart des observateurs, que les périodes de la syphilis des parents et les traitements subis par eux influencent l'époque des manifestations chez les enfants, et l'observation de chaque jour démontre clairement que l'influence retardatrice du traitement en particulier peut être indéfiniment retardatrice.

L'argumentation n'a même pas effleuré ces questions, et s'est contentée de dire noir où j'avais dit blanc. En revanche de ce que M. Blot a prouvé que les vaccinations faites ici, même par M. Depaul, laissaient beaucoup à désirer, en se plaçant à son point de vue : de ce que j'ai signalé l'imperfection des précautions et des garanties sur lesquelles on prétend s'appuyer aujourd'hui, on voudrait bien nous faire conclure au rejet absolu des unes et des autres.

Ces conclusions ne sont nullement la conséquence de ce

que nous avons fait ressortir; nous repoussons l'absolu qui ne conduit en médecine qu'à l'impossible ou à l'absurde. Mais notre contradicteur a la version facile : quand il ne peut prendre ses adversaires par la tête, il les prend par les pieds.

D'ailleurs, il n'est pas très-surprenant que les convictions de M. Depaul, sur l'opportunité de l'âge des enfants vaccinifères, ne soient pas très-fermement arrêtées, et il me permettra de lui rappeler un document que j'ai là sous la main et qui ne date pas de bien loin. C'est le rapport de la commission des hôpitaux chargée de rechercher les causes de la mortalité des enfants assistés et les moyens de la prévenir. Il a été imprimé en 1862 et, par conséquent, est contemporain de la publication des faits de Rivalta et de mes leçons si fort attaquées de l'Hôtel-Dieu.

M. Depaul me dit qu'il n'était pas rapporteur : je le sais, c'était M. Cullerier ; mais vous étiez membre de la commission et membre influent, je suppose, car il s'y débattait des questions qui incombaient tout particulièrement à votre compétence. Or, je ne vois pas que vous ayez même soulevé cette question de la syphilis vaccinale, et vous savez mieux que moi que vous n'avez pas combattu les motifs de la commission qui a conclu résolûment à la vaccination des enfants assistés, *quelques jours seulement après leur naissance* (1).

L'importance des vaccinations que j'ai appelées intermédiaires ne pourrait pas avoir été saisie par tout le monde. C'est peut-être que j'ai soulevé là une question indiscrète et un peu gênante. Il faut, cependant, bien distinguer ce qui arrive dans deux cas bien différents. L'enfant en puissance de diathèse à qui on inocule du vaccin que nous supposerons pur, cet enfant ne présentera rien de particulier lors de l'éruption vaccinale. Ses pustules seront régulières, normales ; on pourra dans cette circonstance invoquer le bénéfice

(1) A l'appui de ce que je viens de dire, on peut lire, toujours à la même date que le rapport cité, une *Étude sur les vaccinations hâtives*, lue à l'Académie de médecine par M. Depaul, *en janvier* 1862. (*Rapport sur les vaccinations pratiquées pendant l'année* 1859. Paris, 1862.)

non assuré, mais probable qui résulte du fait général : précocité des manifestations héréditaires de la syphilis. L'âge ici pourra donc donner un certain degré de garantie, à condition, encore, que l'enfant indemne d'hérédité n'aura pas rencontré à huit ou neuf mois, comme Chiabrera, une source accidentelle de contagion. Mais en sera-t-il de même pour les enfants sains, parfaitement sains, auxquels on aura inoculé du même coup les deux virus, syphilis et vaccin? Non, certainement non, car avec les longues incubations, avec une incubation de cinquante-deux jours, par exemple, vous aurez pu, de huit en huit jours, arriver à une sixième génération de contagion, avant que le bras du premier vaccinifère révèle la présence du chancre infectant. Ainsi, dans ces circonstances, les prétendues garanties résultant de l'âge des vaccinifères de leur santé et de celle de leurs parents ne signifient plus rien du tout.

Il y a, il est vrai, les courtes incubations, qui se rapprochent beaucoup de celles qu'on m'a reproché d'admettre. Dans celles-ci, mais elles ne sont pas les plus communes, on sera averti du danger par l'aspect inusité des pustules, comme dans les faits de M. Lecocq, où, dès le quatrième jour, la marche de l'éruption était essentiellement irrégulière. Quatre jours, remarquable coïncidence, car c'est le temps ordinaire de l'incubation vaccinale, en sorte que la syphilis et la vaccine ont été couvées et sont écloses en même temps, dans le même nid, et la pustule vaccinale a empoché un chancre, puisque poche il y a. Quel mélange que celui que renferme alors cette pustule! Lymphe virulente vaccinale, pus virulent vérolique, sang impur!... Eh bien, dans les cas de ce genre, à quels signes reconnaîtrez-vous le chancre d'inoculation *accident initial obligé de toute syphilis?...* à l'induration de sa base, à l'engorgement multiple, indolent et sans tendance suppurative des ganglions de la région voisine... et cette notion, ces signes, quelle école les a fait connaître, les a répandus et fait entrer dans la science et dans les déterminations diagnostiques auxquelles vous avez recours?

J'avais parlé de la contagion vaccinale par le sang, et discuté même cette théorie, que je n'ai pas niée, et qui a laissé M. Depaul en plein doute. Il a jugé à propos de m'objecter de nouveau le fait de Waller. Ah ! s'il n'y avait pas, dans la science, d'autre preuve de la contagion par le sang, je resterais encore ferme dans mes doutes et dans ma réserve ; et les expériences négatives de M. Diday et autres pèseraient d'un grand poids contre celles de Waller. Quoi ! sur cet enfant si laborieusement inoculé, on voit pousser, en même temps que les accidents aux points d'insertion, un accident tout à fait semblable sur un point à distance non inoculé ; et vous voulez que j'accepte ce fait comme probànt !... Cet enfant, me dites-vous, s'est gratté l'épaule : je prends acte de ceci ; il paraît que pour le succès de votre cause, les malades peuvent se gratter l'épaule, mais qu'autrement cela devient impossible... Pourtant, ongles pour ongles, si vous le voulez bien !...

Quant au fait de Pellizari, je n'avais pas à le repousser : il est tout différent de celui de Waller. Il faut même reconnaître qu'il diffère aussi des faits d'observation. Quel travail n'a-t-il pas fallu, pour obtenir le résultat... Est-ce là ce qui se passe dans les simples inoculations vaccinales ?... Non, bien heureusement, car s'il en était ainsi, avec votre procédé de vaccination, jusqu'à ces derniers temps, avec votre vaccin si riche en globules sanguins, comme vous le savez, c'est vous qui auriez dû fournir les cas les plus nombreux de syphilis vaccinale.

En tenant compte de la difficulté extrême avec laquelle ont réussi de pareilles expériences, on est amené à se demander si la rareté des faits observés ne tient pas plus à ce que les contagions ne s'effectuent pas toutes, qu'à la circonstance qu'on n'a pas pris du sang. Du reste, M. Trousseau ne me paraît pas avoir admis nettement la contagion par le sang dans les faits d'infection vaccino-syphilitique. Pour M. Depaul lui-même, si nous nous en tenons à l'esprit du rapport, la question est encore bien plus loin d'être décidée ; mais il a peut-être déjà modifié son opinion depuis. Il est inexplicable autrement qu'il ne veuille pas tolérer le doute pour certains faits, quand il en use si largement pour d'autres.

Je dois avouer d'ailleurs qu'en écoutant attentivement la discussion théorique de M. Depaul, à partir de la pointe de son aiguille, je n'ai pas été assez heureux pour en suivre bien le fil et qu'elle m'a paru un peu décousue. Ce que j'ai entendu de plus clair, et ce n'est pas tout à fait neuf, c'est qu'on n'est pas encore arrivé à séparer les virus de leur véhicule.

Il paraît très-difficile de concilier le fait d'une pustule vaccinale, renfermant la lymphe vaccinale pure, avec celui d'une contamination syphilitique préalable du sang, soit par hérédité, soit par autre voie accidentelle étrangère à la vaccine (car dans ce cas la pustule est vaccino-syphilitique). Dire que la pustule vaccinale peut être assimilée à un produit physiologique est un non-sens; elle est, en effet, pour tout le monde, un produit d'infection virulente particulière, avec toutes ses conditions d'incubation et d'action générale précédant la manifestation locale; en sorte que, quand l'effet se produit sur un sujet syphilitiquement diathésé, le sang doit être à la fois vaccinal et syphilitique.

Une assimilation moins forcée, plus rationnelle, serait celle de la pustule vaccinale aux solutions diverses de continuité, plaies de vésicatoires, de caustiques, piqûres de sangsues, de saignées, incisions, etc., etc. J'ai, en effet, observé et enseigné que chez les syphilitiques, les plaies, règle générale, très-générale, je ne dis pas absolue, les attaques quand même, m'ont rendu prudent; les plaies, dis-je, ne prennent pas de caractère spécifique. Mais est-ce là ce qui a lieu pour la vaccine? Il faudrait que la pustule vaccinale ne constituât d'abord qu'un accident local, contrairement à toutes les opinions reçues, pour qu'on pût concevoir qu'elle reste sans mélange : ce serait alors qu'on trouverait le vaccin au premier étage, et la syphilis au rez-de-chaussée.

En tout cas, cette question de la contagion de la syphilis par le sang, par le sang seul, est assez importante et intéresse assez sérieusement la responsabilité médicale, pour qu'il soit urgent de s'assurer s'il est, ou non, possible d'obtenir avec la lancette ou l'aiguille, peu importe, de la lymphe vaccinale pure de tout globule sanguin, et cela avec garantie donnée par le microscope ; car personne ne prendra au sérieux que le danger soit conjuré, si le sang n'est pas visible à l'œil nu.

Cette question, je le répète, est très-grave, et je suis convaincu qu'elle ne se sera pas jugée ni décidée à la légère. Si, en effet, il était affirmé que la contagion vaccino-syphilitique ne peut avoir lieu que par le sang, et que cependant il pût en être autrement, toute infection syphilitique survenant après la vaccine serait imputée au vaccinateur, accusé alors d'avoir mal opéré, et nous savons jusqu'où cela peut conduire.

J'aurai bientôt terminé. Qu'il me soit permis d'abord d'engager M. Depaul à renoncer à ses attaques contre le savant séparé ou non de l'homme. Qu'il soit bien convaincu que personne ici ne veut arrêter les progrès de la science : accusation de lieu commun insoutenable. Tous nous voulons ces progrès, et nous nous efforçons d'y contribuer : il me permettra de croire que ma part n'est pas moindre que la sienne. D'ailleurs, pour continuer la poétique métaphore de notre collègue et ami M. Trousseau, des coups de boutoir ne sont pas des arguments, et dent dure ne passera jamais pour synonyme de courtoisie ni de convenance académique. Enfin, dans de pareilles attaques, celui qui a la meilleure intention de découdre peut courir risque d'être lui-même un peu décousu.

Reste la question du renvoi à M. le ministre, sur laquelle je suis obligé de revenir, puisque M. Depaul y insiste. Je demanderai si le projet de rapport est un acte d'accusation..... Non, je ne veux pas le croire !... A-t-il pour but de faire connaître les dangers auxquels expose la vaccine, afin qu'on la supprime et ces dangers du même coup ?... Non, sans doute : M. Depaul s'est montré assez sévère pour la vaccine pour être compté au rang de ses véritables amis ! Veut-on faire savoir qu'on a trouvé des moyens d'éviter le danger signalé ? Mais, M. Blot et moi avons, bien à regret, constaté qu'il n'en est souvent rien, et l'aiguille même, cette aiguille intelligente, ne mettrait absolument à l'abri de ce danger qu'à force de prendre si peu de vaccin qu'elle n'en prendrait plus du tout. Autrement, en effet, dans de petites proportions susceptibles de produire un effet, n'y aurait-il pas un péril équivalent à celui des piqûres de puces de mon enfant terrible, comme dit M. Depaul, de M. Diday !...

Ah ! M. Diday n'a pas été heureux. Ses tubes pour la conservation du vaccin n'ont pas davantage trouvé grâce devant la raillerie de notre collègue ; mais a-t-il été compris ?... Il me semble pourtant qu'avec du vaccin conservé, puisqu'il peut l'être plusieurs mois (notre honorable collègue M. Bousquet me fait, je crois, un signe d'assentiment), avec du vaccin conservé, dont on pourrait attendre les effets sur un premier vaccinifère, on aurait l'avantage de savoir quelle est la qualité du vaccin.

A défaut de ces tubes, le rapport voudrait-il donner place à la méthode d'inoculation unique pour chaque bras, adoptée par notre ami, je veux dire mon ami, M. Chailly (1), méthode rationnelle : car s'il est arrivé nombre de fois que les piqûres vaccinales n'aient pas toutes donné lieu à l'infection syphilitique, il est évident par là que les chances sont réduites en raison de la réduction du nombre des piqûres.

Peut-être le rapport a-t-il pour but de demander à M. le ministre de nouveaux moyens de préservation, puisque vous n'en avez produit aucun de certain ?... Mais il vous renverra au comité d'hygiène, dont nous avons ici des membres distingués. Ou bien, après l'avoir effrayé sur les dangers de la vaccine, vous voulez ensuite le rassurer en lui disant que les accidents ne sont qu'une bien rare exception, qu'ils sont *prodigieusement* rares, car notre spirituel ami a failli inventer un adverbe encore plus expressif en ce sens !... Mais non : dans la péroraison de votre argumentation, ces accidents sont devenus fréquents, si fréquents qu'ils se comptent aujourd'hui par centaines.

Je ne trouve plus qu'une raison au renvoi, une bonne raison, à supposer que, contrairement à la pensée de M. Trousseau, M. le ministre lira le rapport. Ce serait qu'on y sollicitât la création d'usines vaccinogènes par toute la France, mesure sur laquelle on pourrait compter, sous toutes réserves,

(1) Chailly, *Traité de l'art des accouchements*, 4e édition. Paris, 1861, p. 1056.

en associant, par exemple, des vétérinaires aux vaccinateurs. On pourrait alors avoir l'espérance de ne plus rencontrer les périls de la syphilis, M. Depaul, qui la distribue si généreusement à la plupart des animaux, ayant bien voulu en exonérer quelques bêtes à cornes.

En terminant, messieurs, je fais des vœux pour que les questions de personnes puissent être écartées des discussions qui doivent se débattre à cette tribune ; pour que chacun de nous, libre et respecté dans ses opinions, n'ait à en répondre que devant la science, sans avoir à repousser, comme l'a dit notre honorable secrétaire perpétuel, aucune intimidation, aucun despotisme. Cherchons nos convictions dans nos efforts mutuels pour nous éclairer, dans la persuasion mutuelle, sans violence, et que désormais on puisse résumer nos débats sans avoir recours aux métaphores cynégétiques ! Cela dit, je maintiens le fond et la forme de mon premier discours et persiste dans mes conclusions.

IX. — Communication de M. Devergie.

Séance du 14 février 1865.

Messieurs, je ne suivrai pas MM. Depaul et Ricord sur le terrain où ils ont placé la discussion. Suivant moi, ils l'ont fait dévier du chemin naturel qu'elle devait parcourir. Ils ont ainsi transformé une *question de fait* en une *question de doctrine*.

De quoi s'agit-il en effet ? De déterminer si la syphilis peut être transmise par la *vaccination*, c'est-à-dire par l'opération à l'aide de laquelle on transmet le vaccin, en y comprenant toutes les circonstances accidentelles qui peuvent surgir.

C'est dans ces limites que je renfermerai toute mon argumentation.

Lorsque M. Depaul a donné lecture de son rapport à l'Académie, il a trouvé les esprits très-inégalement répartis en trois catégories. Quelques membres partageaient ses convictions, soit avant lui, soit en même temps que lui. J'étais de ce nombre, et ce nombre était très-restreint.

Un groupe un peu plus fort de membres doutait de la possibilité de la transmission de la syphilis par la vaccine, mais il ne la repoussait pas.

Enfin, la très-grande majorité de l'Académie, les uns mus par cette pensée qu'une pareille supposition allait porter atteinte au prestige, si mérité d'ailleurs, dont est entourée la vaccine, comme aussi parce que les faits cités n'avaient pas toute l'authenticité désirable, cette grande majorité professait des opinions tout à fait opposées à celles de l'auteur du rapport.

Deux opposants ont pris successivement la parole, et bientôt les opinions se sont singulièrement modifiées dans cette enceinte.

Cependant chacun d'eux avait pris tous les faits un à un ; ils en avaient discuté la portée ; ils les avaient analysés, *disséqués* même, que l'on me passe cette expression un peu trop anatomique peut-être. Mais après avoir prouvé leur impuissance absolue à démontrer, *chacun pris isolément* la transmission de la syphilis par la vaccine, ils ont en définitive *conclu* à la possibilité de cette transmission. M. Trousseau, par le prestige de sa parole et par ses raisonnements, a contribué à une modification dans les idées de la partie de l'Académie à laquele je viens de faire allusion, et il est arrivé que le nombre des adhérents s'est accru, que le groupe des esprits douteux a pris des proportions considérables, et qu'un très-petit nombre de membres a conservé ses répulsions pour la propagation de la syphilis par la vaccine.

Eh bien, messieurs, quel est le grand reproche que l'on a adressé à l'énoncé des preuves articulées par M. Depaul, c'est qu'aucun fait cité ne porte, avec lui, son *certificat d'origine.*

C'est contre ce *desideratum* que je veux tout d'abord m'élever. Je ferai remarquer qu'il ne s'agit pas seulement d'obtenir, dans l'ordre d'idées des opposants, un *certificat d'origine*, qu'ils doivent encore demander un *certificat de dépôt.* En effet, la question de l'état syphilitique doit être posée aussi bien à l'égard de l'enfant vacciné que de l'enfant vaccinifère, puisqu'il s'agit de syphilis congénitale ; c'est donc un double certificat que l'on doit demander pour être conséquent.

Je vais chercher à démontrer qu'il est de toute impossibilité d'obtenir ces sortes de certificats. Et d'abord, sur quoi reposent-ils? Sur le dire de la mère et sur le dire du père, car le père et la mère fussent-ils visités et d'apparence saine, qu'ils pourraient cependant être syphilitiques. Or, nous connaissons tous la valeur d'une déclaration dans une circonstance de ce genre. Je vais citer un fait qui démontre quelle confiance on peut y accorder. — J'ai soigné à l'hôpital Saint-Louis un jeune homme de vingt-neuf à trente ans, qui avait une syphilide papuleuse à petites papules. La nature ne pouvait en être douteuse. Huit jours durant, j'ai insisté, ainsi que mon interne et mes élèves, pour lui faire avouer qu'il avait eu un accident primitif; la négation du fait a été absolue. Néanmoins, j'ai administré au malade un traitement antisyphilitique. Après deux mois écoulés, lorsque tout phénomène morbide avait disparu par le seul fait du traitement interne, le malade, soit par reconnaissance, soit remords d'avoir caché la vérité, m'a avoué qu'il avait eu un chancre mal soigné. Or, cet homme était là isolé, inconnu à l'hôpital; il n'avait aucun motif sérieux pour cacher la vérité. Que sera-ce quand il s'agira d'une famille!

A cet égard, permettez-moi de vous citer un autre fait: J'étais en consultation avec M. Trousseau, il y a très-peu de temps, auprès d'un malade. En ramenant dans ma voiture le médecin de la maison, le docteur Handvogel, la conversation s'est engagée sur la discussion actuelle à l'Académie. Ce médecin me disait : J'ai accouché, il y a six jours, une dame que je connais depuis longtemps. Elle est syphilisée ou dans un état syphilitique. L'enfant est né avec les apparences de la santé. Je connais le mari, mais je sais trois autres personnes qui, à juste titre, pourraient se dire le père de l'enfant! Veuillez donc demander un certificat d'origine à une pareille famille et le faire légaliser! Eh bien, dans la généralité des cas, il en sera ainsi, un peu plus, un peu moins. D'où je conclus qu'il est *impossible* d'avoir un certificat d'origine et un certificat de dépôt sur la véracité desquels on puisse compter. Dès lors, ce n'est pas sur cet ordre de faits qu'il faut asseoir nos convictions.

Mais, messieurs, en l'absence de ce document auquel on a attaché à tort une grande valeur, ne pourrait-on pas chercher ailleurs? Selon moi, c'est la science elle-même qu'il faut invoquer, et c'est avec quelques-unes de ses données que je voudrais porter la conviction dans vos esprits.

Pendant bon nombre d'années on a fait des inoculations de syphilis. Parmi les points qu'elles ont contribué à élucider, on peut citer la connaissance plus parfaite des conditions d'évolution des accidents primitifs et des accidents consécutifs de la syphilis. On sait aujourd'hui que les uns et les autres ont une période d'incubation. Elle est, pour les accidents primitifs, de neuf à douze jours, et d'un mois à six semaines pour les accidents secondaires.

Ainsi, quand on inocule le pus du chancre, ce n'est que vers le dixième ou le douzième jour qu'apparaît une sorte de bouton, au sommet duquel est une petite vésicule remplie de sanie purulente, qui se crève et laisse une plaie reposant sur une base indurée. La plaie s'élargit, l'induration fait des progrès, puis les ganglions voisins s'engorgent.

De même aussi, après un délai d'un mois à six semaines, suivant l'âge, apparaissent les accidents secondaires consécutivement aux accidents primitifs, mais jamais *conjointement*, ce qui ne veut pas dire qu'ils apparaissent toujours dans ce délai, mais ce qui signifie qu'ils ne se montrent jamais plus tôt. M. Ricord avait avancé que les accidents secondaires se montraient toujours dans les six premiers mois qui suivent la manifestation des accidents primitifs. Mais on a reconnu depuis que les accidents secondaires pouvaient se montrer après un an, deux ans, huit ans, douze ans, et que la proposition émise par M. Ricord, bonne en thèse générale, avait ses exceptions.

M. Ricord : Ce retard n'a lieu que dans les cas où un traitement a été employé pour combattre les accidents primitifs.

M. Devergie : De quel traitement M. Ricord veut-il parler? Est-ce par le mercure, est-ce par l'iodure de potassium, est-ce un traitement de quinze jours ou de six semaines? Tout cela est vague et non défini. C'est encore là une question de doctrine, je la laisse de côté, et je prends le fait résultant d'une observation bien assise.

Ainsi donc, en résumé, l'évolution des accidents primitifs, comme celle des accidents secondaires, est parfaitement connue et régulière. Chacune d'elles a sa période d'incubation limitée, et c'est là le fait que je voulais établir.

Si maintenant vous voulez jeter un coup d'œil d'ensemble sur les faits de transmission qui ont été cités dans le rapport, vous y verrez ceci : chez quelques-uns, la vaccine s'est déclarée et a suivi sa marche régulière jusqu'à la période de dessiccation. Et pourquoi? Parce que la vaccine n'a que trois jours d'incubation, tandis que l'accident primitif de la syphilis en a dix. La vaccine finit là où la syphilis commence, ou bien la vaccine ne se sera pas déclarée, mais alors, vers le dixième jour, aura paru un petit bouton à forme croûteuse, reposant sur une base indurée, etc., etc. Dans les deux cas, l'induration aura fait des progrès; les ganglions voisins se seront engorgés.

Puis ce n'est qu'après trois semaines, un mois, cinq semaines que se seront déclarés, chez les enfants, les accidents secondaires.

N'avez-vous pas là le tableau fidèle de l'inoculation de la syphilis, et qu'est-ce donc qu'une vaccination développant des syphilides, si ce n'est une inoculation analogue et parfaitement comparable au pus du chancre transporté et inoculé? Ainsi, il y a déjà une assimilation parfaite à faire des cas cités dans le rapport de M. Depaul, avec ce que l'on observe dans l'inoculation de la syphilis.

Mais on a dit : Étaient-ce bien des phénomènes syphilitiques que l'on a vus chez ces enfants? N'étaient-ce pas des phénomènes pseudo-syphilitiques, n'a-t-on pas pu commettre des erreurs à cet égard? Messieurs, je déclare d'abord que, suivant moi, cette hypothèse est presque une injure, surtout en raison de certains faits rapportés. Prenons l'un d'eux, celui du professeur Cerioli. 46 enfants sont vaccinés, et sur ces 46 enfants 40 sont atteints de syphilis généralisée; ces enfants sont non-seulement examinés par le professeur Cerioli, mais encore une commission médicale d'enquête est nommée, et elle reconnaît les mêmes faits. Comment supposer une porte ouverte à l'erreur dans ce cas, aujourd'hui surtout que le diagnostic de la syphilis est tellement positif à l'égard des personnes qui ont observé cette maladie ! Si le mari et la femme se présentent dans notre cabinet et que la femme ait une syphilide, croyez-vous qu'en présence du mari nous allions demander à la femme si elle a eu un chancre, ou qu'en présence de la femme nous fassions la même question au mari ? Non, certes, mais après quelques renseignements plus ou moins éloignés du sujet et entièrement pour la forme, nous n'hésitons pas à prescrire un traitement antisyphilitique, et nous le faisons avec une conscience aussi parfaitement rassurée que si la femme nous eût dit qu'elle avait eu un chancre. N'y a-t-il donc que les médecins des vénériens ou de l'hôpital Saint-Louis, ou même les membres de cette Académie qui soient en état de diagnostiquer une syphilide ? Je le répète, ce soupçon ou cette supposition a quelque chose de blessant et, pour ma part, je le repousse.

Mais, dira-t-on, cette analogie entre la syphilis développée par l'inoculation et la vaccine transmettant la syphilis, constitue une analogie, mais non pas une preuve.

Elle va devenir une preuve au moyen de chiffres statistiques que je vais établir. J'ai tenu tout d'abord à démontrer l'identité des faits morbides.

Il existe à Paris un bureau de nourrices qui est une dépendance de l'administration générale de l'Assistance publique ; on y reçoit, année moyenne, 2200 nourrices de la Normandie, de la Bourgogne et du Nivernais. On livre à chaque nourrice un enfant de 4, 6 ou 8 jours, et chaque nourrice retourne dans son pays avec son nourrisson. Tous ces enfants viennent de la classe ouvrière, qui trouve ainsi le moyen de les faire élever à un prix très-réduit.

Voilà donc 2200 enfants livrés chaque année à des nourrices.

Un médecin des hôpitaux est chargé de faire une visite journalière de la nourrice à son arrivée, à l'effet de savoir si elle a du lait et si elle est saine, puis du nourrisson qu'elle emporte quelques jours après ; et ici l'on repousse tout enfant qui offre les symptômes de maladies infectieuses.

J'ai interrogé M. Millard, le dernier des médecins de la direction des nourrices ; il y a fait un séjour de dix-huit mois, il est attaché aujourd'hui à l'hôpital des Enfants. Je lui demandais combien il avait vu d'enfants syphilitiques durant son séjour au bureau des nourrices. Sa réponse a été celle-ci : Les cas ont été tellement rares que je n'en ai pas conservé le souvenir exact et que je ne saurais les chiffrer.

J'ai été moi-même médecin de la direction pendant trois ans, et si j'ai refusé des enfants pour cette cause, ça a été tout au plus une fois par an, mettez deux fois si vous le voulez.

Mais, objectera-t-on, il ne s'agit que d'enfants de 6, 8 ou 10 jours, la syphilis a pu se montrer plus tard ! Attendez : l'administration a des médecins qui, en Normandie ou en Bourgogne, sont spécialement chargés de soigner les enfants qui peuvent devenir malades chez la nourrice. On tient compte des dépenses faites pour les soigner. Il y a plus, lorsqu'il s'agit de syphilis, maladie si transmissible, l'administration paye non-seulement les dépenses du médecin et celles des médicaments, mais encore elle alloue à la nourrice une indemnité. De sorte que les nourrices ne manquent jamais de faire leurs réclamations, et dès lors nous pouvons produire la statistique, non plus de la syphilis congénitale pendant les dix premiers jours qui suivent la naissance, mais bien pendant un an ou dix-huit mois que l'enfant reste chez la nourrice. Voici ce qu'elle nous apprend, d'après les relevés de la direction des nourrices :

Année moyenne : 10 enfants sont atteints de syphilis, mettez-en 12, ajoutez-y le chiffre des souvenirs du médecin, non plus 1 enfant, mais 3 ; en surchargeant ce chiffre, vous aurez 15 enfants sur 2200 qui, dans la classe ouvrière de

Paris, naissent avec la syphilis, ou 1 enfant sur 170 naissances.

Prenons ce seul fait de M. le professeur Cerioli ; celui-là fût-il seul, qu'il suffirait. Sur 46 enfants vaccinés, 40 sont atteints de la syphilis, ou 6 sur 7 enfants, ce qui conduit à cette supposition, permettez-moi de la qualifier *d'absurde*, qu'en Lombardie il naît, dans la classe ouvrière, 6 enfants syphilitiques sur 7, tandis qu'à Paris, dans les mêmes conditions, il ne naît qu'un enfant syphilitique sur 170.

Voilà comment nous sommes conduit à vous démontrer qu'il n'y a pas eu erreur, et que la syphilis a réellement été transmise par la vaccine dans le fait cité par M. Cerioli. Cet ordre de preuves peut d'ailleurs être invoqué pour tous les autres faits qui s'en rapprochent plus ou moins par le nombre. Et, je le répète, n'y eût-il dans la science que ce seul fait, qu'il serait concluant.

Je ne m'arrêterai pas à la question de savoir comment la syphilis est propagée par la vaccine, si c'est par le virus vaccin ou par le sang accidentellement mêlé au virus vaccin. Selon moi, cette question me paraît tout à fait insoluble dans l'état actuel de nos connaissances. Mais je m'arrêterai à celle qui concerne l'envoi du rapport de M. Depaul au ministre de l'agriculture et du commerce.

A cet égard, notre honorable collègue M. Trousseau me paraît avoir fait trop bon marché des rapports de l'Académie avec les ministres. Je veux bien admettre que les rapports de l'Académie ne soient pas lus par le ministre : son existence ne suffirait pas à prendre communication de ceux qui lui sont adressés ; mais si ce n'est le ministre, ce sera le chef de division, ou un chef de bureau, ou un sous-chef, car il faut une réponse à l'envoi de l'Académie.

Or, le fait signalé dans le rapport est assez important, même pour une personne du monde, pour que l'attention soit vivement appelée sur lui. Admettez un moment que le lecteur propose à son supérieur de porter le fait à la connaissance des préfets, et que cette idée soit goûtée. Il y est donné suite par une circulaire dont les préfets transmettent le contenu aux sous-préfets et ceux-ci aux maires. Ainsi, tous les maires de France sont informés de cette circonstance que la vaccine peut transmettre la syphilis, et cela sans indication de mesures à prendre pour éviter ce grave inconvénient. En effet, je ne puis pas considérer comme suffisantes les mesures que M. Depaul a proposées ; elles sont certes fort sages, on n'aurait jamais dû s'en départir, car ces mesures ne sont pas nouvelles, mais elles sont impuissantes.

Voilà donc tous les maires de France abandonnés à leurs propres inspirations. Le moindre inconvénient qui puisse en résulter en dehors des mesures imprudentes qui pourraient être prises, ce serait de voir arrêter la propagation de la vaccine. Et qu'on ne dise pas que la marche que je viens de retracer soit une supposition, ce n'est que la narration simple de la marche des affaires dans les ministères.

Quelle suite faut-il donc donner au rapport si important de M. Depaul? Selon moi l'Académie ne peut pas rester dans cette situation. Elle ne doit pas se borner à indiquer le mal, il faut, il est de son devoir, il y va de sa propre considération d'indiquer les moyens de le prévenir.

Une commission spécialement chargée d'étudier cette question, et dont M. Depaul ferait naturellement partie, devrait, selon moi, être nommée afin d'en proposer la solution à l'Académie.

Pour moi, je n'hésite pas à déposer cette proposition sur le bureau. Je voudrais y voir introduire non-seulement les membres qui se sont occupés de la vaccine, mais encore un ou deux vétérinaires.

Telles sont les diverses considérations que je voulais faire valoir devant l'Académie.

X. — Communication de M. Briquet.

Séance du 21 février 1865.

La question de la transmission de la syphilis par la vaccination est l'une des plus graves qui puissent être posées ; et si elle avait été soulevée par un ennemi de la vaccine, elle aurait provoqué une réprobation unanime : mais elle est venue de celui de vos membres à qui vous avez confié la direction des vaccinations à l'Académie, d'un homme qu'on peut considérer comme l'un des plus compétents sur ce sujet, et à qui l'on ne peut supposer de mauvaises intentions; par conséquent elle doit être prise en très-sérieuse considération.

Je me propose donc de rechercher si les faits allégués comme prouvant la réalité de l'infection syphilitique par la vaccination, ont une valeur en rapport avec la gravité des conséquences qui peuvent résulter de leur admission.

Je commence par établir que la question, considérée par tous comme grave, est encore plus grave qu'on ne l'a dit. En effet, d'une part, elle intéresse l'existence des sujets vaccinés, et, de l'autre, elle peut porter des entraves très-grandes à la propagation de la vaccine.

Tout le monde conviendra que s'exposer à introduire dans l'économie d'un enfant sain le virus d'une maladie immonde, ignoble, qui pourra infecter cet enfant pendant toute la vie, et avoir même de l'influence sur sa postérité, est l'une des choses les plus graves de la pratique médicale.

D'un autre côté, si la transmission est possible, quelle responsabilité le médecin n'est-il pas exposé à encourir par le seul fait de la plus simple vaccination ! Il se trouvera sans aucune garantie qui puisse le mettre à l'abri, exposé à une réclamation en réparation de dommages, que rien n'aura pu lui faire prévoir.

Les précautions indiquées par M. Depaul comme pouvant prévenir des malheurs ont été reconnues par la plupart d'entre vous comme de nul effet ; et leur peu de portée a été si bien démontré, que je n'y reviendrais pas s'il ne m'avait paru qu'il y avait encore quelque chose à dire sur l'un de ces moyens préventifs auxquels M. Depaul paraît attacher une certaine importance : je veux parler de la substitution de l'aiguille à la lancette, pour la vaccination.

Dans les premiers temps de la vaccine, il était d'usage de prendre une infinité de précautions dans l'opération de la vaccination, afin d'en assurer le succès ; à chaque piqûre on chargeait la lancette de la plus grosse goutte possible de vaccin, on laissait un certain temps la lancette dans les chairs, et quand l'opération était faite, on essuyait même les deux faces de la lame sur la piqûre.

Il a été démontré depuis que toutes ces précautions étaient parfaitement inutiles, et l'on a constaté de la manière la plus convaincante que la plus petite particule de vaccin, introduite le plus rapidement possible par le plus petit contact de l'aiguille avec les chairs, suffisait constamment à faire prendre le vaccin, et l'on ne vaccine pas autrement à l'Académie de médecine.

Or, si la vaccine prend toujours dans de telles circonstances, s'il ne faut, pour cela, qu'une très-minime quantité de vaccin et l'aiguille la plus fine, pourquoi la même quantité de virus syphilitique, imprégnant le bout d'une aiguille, ne suffirait-elle pas, à son tour, à faire prendre ce virus tout aussi bien que s'il y avait beaucoup de liquide porté par une lancette? Je ne sache pas qu'on ait jusqu'à présent constaté entre les deux virus une différence qui fît que l'un prît moins facilement que l'autre; ainsi donc, on peut établir que la quantité de liqueur vaccinale impure qui suffirait pour la vaccine, suffirait aussi pour la syphilis; par conséquent, aiguille ou lancette, cela serait parfaitement indifférent.

Croit-on que le médecin ne serait inquiété que dans les cas, heureusement rares, de communication de syphilis? Loin de là : une fois le public instruit de la possibilité d'un pareil fait, le médecin sera exposé à être attaqué en réparation de dommages, par des familles alarmées, malveillantes ou cupides (et il s'en trouverait beaucoup), toutes les fois qu'arriverait, après la vaccination, un de ces nombreux incidents signalés par MM. Depaul et Blot; et alors la position du médecin ne serait plus tenable. S'exposer, pour une opération de la plus minime importance, sous le point de vue professionnel, aux chances d'un procès qui, même tournât-il à bien, lui causerait six mois d'inquiétudes, de tracasseries et de démarches désagréables, et qui, s'il tournait mal, l'exposerait à une peine afflictive (comme cela est déjà arrivé pour deux confrères, dont l'un a été condamné à six semaines et l'autre à dix-huit mois de prison), et à une indemnité, dont le chiffre pourrait être illimité, puisqu'on prétend que dans une seule vaccination il y a eu une fois 46 et une autre fois 64 personnes infectées.

Certainement, la tranquillité de sa conscience et l'estime que lui conserveraient ses confrères ne seraient pas, comme on l'a dit, pour le médecin condamné, une compensation suffisante de sa condamnation ; et qu'un ou deux procès de ce genre se produisent dans un pays, nul médecin quelque peu circonspect ne se souciera d'encourir une pareille chance, et alors la vaccine tomberait faute de vaccinateurs.

Si maintenant on porte son attention du côté des parents, on verra que le coup porté à la vaccine sera non moins grand; on sait quelle est la sollicitude des mères, quelle insistance elles mettent près du médecin pour savoir si le vaccinifère dont il va se servir est sain, s'il n'a pas quelque maladie ou quelque vice caché. Que sera-ce quand elles penseront qu'on peut inoculer la syphilis en même temps que le vaccin! Évidemment, beaucoup d'entre elles reculeront ou temporiseront, et dans ces entrefaites, la variole arrivera, et la vaccination sera rendue inutile.

Il ne faut donc pas s'abuser, l'admission de la possibilité de l'infection syphilitique portera un coup funeste à la pratique de la vaccine.

Telle est l'extrême gravité du sujet : d'un côté, la possibilité de transmettre à un sujet sain une affreuse maladie; et de l'autre, la certitude d'entraver, dans une proportion qu'il est impossible de déterminer, la diffusion des bienfaits de la vaccine. Il est donc du devoir de l'Académie d'apporter la plus grande attention dans l'examen d'une pareille question. C'est ce que, pour ma part, j'ai l'intention de faire.

Je dois d'abord établir quelle est la rareté des faits de communication réelle ou prétendue de la syphilis par la vaccination. On a dit qu'elle était grande, très-grande, prodigieusement grande ; ces évaluations approximatives ne suffisent pas, il faut quelque chose de plus précis, et ce quelque chose est facile à trouver.

En prenant le chiffre des populations soumises à la pratique de la vaccine, et celui des naissances, parmi cette population, sur le pied de 35 pour 100 par an, depuis cinquante ans; comptant ensuite les revaccinations, on arrive à un chiffre minimum d'un demi-milliard d'individus vaccinés.

Sur ce demi-milliard, quel est le chiffre des enfants infectés ou prétendus infectés par la voie de la vaccination? 191, suivant les faits de M. Depaul, et environ 200, si l'on y ajoute ceux de M. Viennois.

Tout minime qu'il est, ce chiffre se trouve être très-inégalement réparti; il est de 155 pour l'Italie, de 27 pour l'Allemagne, de 7 pour la France et de 2 pour l'Angleterre. Remarquons de plus que ce n'est pas toute l'Italie qui entre dans ce chiffre de 155, mais seulement trois cantons de ce pays: l'un autour de Crémone, l'autre autour de Bergame, et le troisième à Rivalta (Piémont).

Ainsi la fréquence des cas de contamination syphilitique par la vaccine se trouve être précisément en raison inverse de la fréquence des vaccinations. Mais, par contre, elle se trouve dans un rapport très-direct avec la vivacité de l'imagination et la tournure de l'esprit des populations.

Quelque opinion qu'on se fasse sur la cause d'une pareille diversité dans la répartition des chiffres, le fait n'en est pas moins très-extraordinaire et n'en est pas moins susceptible de faire naître des doutes très-fondés sur l'exactitude des observations, desquelles proviennent les principaux d'entre eux. Il permet de se demander pourquoi tant d'infectés ou de prétendus infectés dans un seul pays, et pourquoi si peu dans les autres. Quoi qu'il en soit, il se trouve, en définitive, qu'il y a eu un sujet infecté pour environ trois millions de vaccinés. Tel est le degré de rareté de la contamination.

Est-ce que les choses se passent de cette manière quand on inocule chez l'homme le virus des maladies contagieuses? Évidemment non! Nous venons de voir que le vaccin prenait presque toutes les fois qu'on l'inoculait; on sait que dans le temps où l'on inoculait la variole on réussissait presque constamment. M. Ricord a constaté que l'inoculation du pus du chancre mou donnait constamment lieu à un chancre; et M. Rollet, que les accidents consécutifs, qui donnent lieu à une exsudation liquide, étaient fort souvent transmissibles. Il est prouvé que la rage se communique une fois sur environ vingt cas de morsures; quant à la rougeole, la presque totalité des individus l'ont eue, et la scarlatine, qui ne s'inocule pas, n'en attaque pas moins le dixième environ des sujets exposés au contact des miasmes scarlatineux. Il y a donc sous ce rapport, dans la rareté de la communication par la voie de la vaccination, une exception rem quable à la loi générale de la communication des maladies contagieuses.

A cette anomalie s'en joint encore une autre tout aussi grave que la première. La matière qui, dans la vaccination, est regardée comme capable de transmettre la syphilis, ne peut être que la lymphe ou le sang contenus dans la pustule vaccinale, c'est-à-dire des liquides généraux et communs à toute l'économie, des liquides qu'on peut appeler physiologiques.

Or, dans les maladies contagieuses qui sont propres à l'homme, ces liquides généraux contiennent-ils le virus infectant en quantité suffisante pour transmettre la maladie d'un sujet infecté à un sujet qui ne l'est pas? Évidemment encore non.

Tous les virus, chez l'homme, sont le produit d'un travail morbide; c'est dans la pustule vaccinale, et non ailleurs, que se trouve le vaccin; c'est dans la pustule variolique, et non ailleurs, que se trouve le virus de la variole. M. Guersent a cité un fait de communication de variole par une lancette ayant servi à saigner un varioleux; ce fait est le seul, et tant de circonstances peuvent expliquer la transmission d'une autre manière, qu'il ne peut avoir de valeur.

La syphilis, soit primitive, soit consécutive, ne peut être transmise que par le pus ou par les exsudations produites par les chancres, les plaques muqueuses, etc. Le virus de la rage ne se trouve qu'au fond de la gorge enflammée des hydrophobes, et ce sont les exsudations diphthéritiques qui seules peuvent propager la diphthérite.

Dans la rougeole et dans la scarlatine, qui ne s'inoculent pas, quelques observateurs ont cru avoir inoculé la maladie par le sang tiré, au moyen de la lancette, des plaques érythémateuses qui couvrent la peau; mais des expérimentateurs habitués ont constaté le contraire, et l'opinion actuellement régnante est que ces deux maladies ne peuvent être inoculées par aucun des liquides du corps.

Ainsi, la communication de la syphilis par le sang ou par la lymphe, par la vaccination, est encore un fait exceptionnel, et en dehors des lois qui régissent la transmission des maladies contagieuses de l'homme.

C'est donc encore là une seconde anomalie qu'on ne peut que prendre en très-sérieuse considération.

Maintenant, comment la logique veut-elle qu'on s'y prenne pour admettre comme vrais et réels des faits rares aux trois millionièmes, et doublement en opposition aux lois générales?

Voltaire avait dit qu'il n'accepterait un miracle que quand il aurait été vu en place publique, au grand jour, et constaté par une commission de l'Académie des sciences, accompagnée d'un régiment des gardes pour éloigner les imbéciles.

Je ne serai pas si difficile que Voltaire, mais je n'admettrais pas, comme M. Depaul, qu'il suffise d'une réunion de faits, bien qu'incomplets, pour constater une vérité; et, dans le cas particulier qui nous occupe, que parmi les faits avancés pour prouver la communication de la syphilis par la vaccine, bien que tous incomplets, l'un puisse suppléer à l'autre, et par leur réunion constituer la preuve certaine de cette communication.

C'était exactement de cette manière qu'on procédait autrefois en justice; les charges contre les accusés se divisaient en demi-preuves, en quarts et en huitièmes de preuve, de telle sorte que deux huitièmes, un quart de preuve et une demi-preuve constituaient, par leur réunion, une preuve entière qui suffisait pour amener la condamnation des accusés.

La philosophie a depuis longtemps établi l'inanité d'une pareille classification, qui maintenant n'existe plus qu'en souvenir.

On ne peut donc admettre cette manière de raisonner de M. Depaul; ce n'est pas avec des huitièmes, des quarts, des moitiés de preuve que se doit établir la réalité de faits d'une importance aussi grande que ceux de transmission de la syphilis par la vaccination.

Pour constater, en médecine, la réalité d'un fait ordinaire et pour faire admettre l'exactitude des conclusions qu'on en peut tirer, il faut trois choses :

1° Un observateur connu par la rectitude de son esprit, ainsi que par son habitude de voir, d'observer et de prendre les précautions nécessaires pour n'être pas induit en erreur.

2° Une relation du fait observé, complète, entière, munie de tous les détails, et telle que le lecteur puisse contrôler le dire de l'observateur, et avoir par lui-même la certitude qu'il n'y a eu ni erreur, ni confusion.

3° Enfin, il faut que le fait observé ne donne prise à aucune interprétation raisonnable, autre que celle qu'a donnée l'observateur.

Si ces trois conditions sont nécessaires pour établir un fait ordinaire en médecine, à plus forte raison leur réunion est-elle indispensable pour la constatation des faits excessivement rares, deux fois anormaux, et si graves par leurs conséquences, que le sont ceux de la communication de la syphilis par la vaccine.

Il s'agit donc de voir si ces faits réunissent ces trois conditions principales ; mon examen portera principalement sur ceux qui ont été recueillis en Italie, parce qu'ils sont les plus frappants, parce que plus des quatre cinquièmes des enfants prétendus contaminés par la vaccine l'ont été dans ce pays, et parce qu'ils n'ont pas été dans cette enceinte le sujet d'une analyse aussi spéciale que ceux des autres pays.

Le premier de ces faits, celui du docteur Cérioli, dans lequel 46 enfants auraient été infectés, est ancien ; il a été observé en 1821, il a par conséquent 44 ans de date. L'ancienneté ne serait pas une raison qui pût notablement diminuer sa valeur, si malheureusement elle ne rappelait pas qu'il a eu lieu à une époque où les préjugés contre la vaccine régnaient en Italie dans toute leur force. Il y a donc, par cette seule coïncidence, un motif pour se tenir en garde contre les tendances possibles de l'observateur. Qui a observé le fait ? Un médecin de campagne dont le nom n'est pas même indiqué, et par conséquent ne présentant aucune garantie scientifique.

Où se sont passés ces malheurs si grands, 44 enfants infectés ? L'observation ne le dit pas, et la science se trouve ainsi privée du moyen de prendre des renseignements auprès des médecins du voisinage. Qui donc se porte garant du fait ? Le docteur Cérioli, secrétaire d'une commission venue de Crémone huit mois environ après le début de l'épidémie syphilitique, et à une époque où tous les enfants et une grande partie des femmes du village étaient en proie à la syphilis généralisée, et où toute enquête étiologique était devenue impossible. Par conséquent cette commission ne put que constater une sorte d'épidémie syphilitique, et son secrétaire Cérioli, en répandant ce fait, ne put que répéter ce qui lui avait été raconté d'après des souvenirs.

Où avait été pris ce vaccin qui devint si délétère ? D'abord sur un enfant sain, il fut transmis à un second enfant qui était également sain ; et ce fut le vaccin de ce second enfant qui servit à vacciner les 46 enfants du village.

Or, presque tous ces 46 enfants, dit-on, furent contaminés, on n'a pas de chiffre exact ; tout ce qu'on sait, c'est que chez 40 d'entre eux la vaccine n'avait pas pris, et qu'il se développa des accidents de nature syphilitique sur le lieu des piqûres ; six enfants seulement eurent une belle éruption vaccinale. L'observation ne dit pas que ces six enfants n'avaient pas été infectés comme les autres, elle rapporte seulement que l'un d'eux, une petite fille, était morte de la syphilis quelque temps après. On peut voir dans les autres faits avancés par M. Depaul que la présence de belles pustules vaccinales chez un enfant n'est pas un empêchement au développement ultérieur de la syphilis chez ce même sujet.

Il semblerait qu'en voyant 40 enfants sur 46 présenter des choses anomales aux piqûres, la simple prudence eût voulu qu'on attendît avant de propager le liquide provenu d'une vaccination si douteuse; mais point du tout, on prend le vaccin des six enfants qui avaient des pustules régulières, et parmi lesquels l'une est morte de syphilis quelque temps après, et l'on vaccine 100 enfants qui tous ont de belles pustules, et dont aucun n'est entaché de syphilis.

Ainsi 46 enfants sont vaccinés avec du vaccin provenu d'enfants sains, chez lesquels on n'a pas pu constater plus tard la moindre trace de syphilis, et sur ces 46 enfants 43 ou 44 sont contaminés; puis on prend du vaccin sur quelques-uns de ces enfants contaminés, et les 100 enfants vaccinés avec ce liquide suspect n'ont rien que la vaccine.

Les enfants sains donnent la syphilis, et huit jours après des enfants syphilitiques ne transmettent rien.

C'est là, on en conviendra, une contradiction bien étrange qu'on ne peut attribuer au hasard : car d'une part 44 enfants infectés sur 46, et de l'autre 100 enfants sains sur 100, ce n'est pas un jeu du hasard.

Revenons aux 44 enfants infectés; l'observation dit que quelque temps après avoir eu des accidents primitifs aux bras, accidents qu'elle ne décrit pas, ces enfants présentèrent les phénomènes consécutifs caractérisant la syphilis généralisée, mais elle ne donne pas la date de l'apparition de ces accidents consécutifs, date importante, car elle aurait pu servir à juger si ces accidents étaient survenus ou non aux époques déterminées par les lois qui régissent la syphilis. L'observateur se borne à dire, quelque temps après.

A leur tour, les mères et les nourrices des enfants infectés devinrent malades et présentèrent les caractères d'une infection syphilitique générale. Comment un fait capital est-il présenté? L'observation dit seulement que les mères et les nourrices furent infectées après les enfants. Mais combien de temps après cela a-t-il eu lieu? On ne le dit pas; avant d'avoir des accidents consécutifs les mères et les nourrices avaient-elles eu des accidents primitifs? L'observation est muette sur ce point; a-t-on visité ces mères et ces nourrices pour constater qu'elles n'avaient pas de symptômes vénériens primitifs à la vulve ou ailleurs? On ne le dit pas; s'est-on au moins enquis près d'elles si elles ne s'étaient pas exposées à contracter la syphilis par les voies ordinaires? On ne paraît pas même y avoir songé.

Il est évident que de semblables omissions ôtent toute valeur aux faits allégués. On peut croire que l'observateur, préoccupé de la pensée d'une infection des enfants par la vaccine et de l'infection des mères par les enfants, n'a pris aucune précaution, ni aucune information, dans le but de s'assurer si la contamination n'avait pas pu se faire par une autre voie.

Le champ reste donc libre pour la supposition de la contamination par cette autre voie; et si l'on veut bien se rappeler que d'après l'observation elle-même, enfants, mères et nourrices étaient tous ensemble atteints d'accidents syphilitiques consécutifs, on en conclura que ces dernières étaient atteintes de syphilis longtemps avant qu'on ne le sût, et l'on pourra, avec raison, supposer que ces mères et ces nourrices ont trouvé très-expédient de mettre sur le compte de la vaccine une maladie gagnée d'une manière plus ordinaire.

Ce n'est pas tout: il y avait nécessairement dans le pays les maris et les messieurs du village, que sont-ils devenus pendant cette épidémie qui avait atteint la partie féminine de la population? Il n'est nullement question d'eux dans l'observation; mais alors a-t-on songé à les visiter, ou du moins à s'enquérir s'ils n'auraient pas eu quelque petite part dans le développement de cette épidémie? Nullement: comme il n'y avait pas, aux yeux de l'observateur, une relation directe entre eux et les vaccinés, on a mis de côté tout ce qui les concernait.

La prévention a même été si loin, qu'après la visite de la commission médicale dans le village, tous, enfants, mères et nourrices, furent mis à l'hôpital de la ville voisine, où 19 périrent, et qu'on ne rapporte pas qu'un seul homme y ait été admis.

Tel est le premier fait de communication de la syphilis par la vaccination.

Le second fait a eu lieu en 1841, encore dans les environs de Crémone ; il a par conséquent vingt-quatre ans de date, ce qui ne prouve pas beaucoup en sa faveur.

Il présente la répétition exacte de la première observation.

L'enfant, source de vaccin, était sain et en bon état. Quant au second, celui dont le vaccin a servi à vacciner les enfants qui ont été contaminés, son histoire prouve jusqu'à quel degré a été portée la prévention chez les observateurs du fait.

Au moment de la vaccination, cet enfant fut déclaré sain et reconnu comme fort et bien portant ; mais huit ou dix mois après, à la vue de l'épidémie syphilitique qui régnait dans le village, on chercha et l'on apprit que son père avait eu un an avant la vaccination un chancre à la verge. C'en fut assez pour des esprits prévenus : on ne s'est pas informé s'il avait ou non été convenablement traité, et comme on avait trouvé une transmission toute naturelle du père à l'enfant, on ne s'enquit pas plus de l'état de la mère, que dans l'observation précédente on ne s'était enquis de l'état des maris. La syphilis avait, dit-on, été contractée hors du lit conjugal ; il est à supposer que la femme n'avait pas été infectée, mais comment le père avait-il infecté son enfant tout en respectant la mère? On ne le dit pas, on n'indique pas même si l'enfant avait été conçu avant ou après l'infection du père.

En tout cas, si cet enfant eût été syphilitique au moment où il a fourni un très-beau vaccin, il aurait dû être couvert de marques d'infection générale, un an après, à la visite qu'on fit de sa personne. Or, à ce moment on ne lui trouva rien autre chose qu'une éruption vésiculeuse à la peau, laquelle, n'ayant aucun caractère syphilitique, se guérit spontanément et fut suivie quelque temps après d'une autre éruption peu importante, qui se guérit spontanément comme la première en ne laissant rien après elle, quoiqu'il n'y eût pas eu de traitement.

Tout démontre que cet enfant n'avait pas eu la syphilis. Il périt six mois après d'une dysenterie qui régnait alors sur les enfants.

Ainsi donc, ces deux vaccinifères étaient sains, et cependant tous les 64 enfants auxquels on inocula leur vaccin furent atteints de syphilis, dit l'observateur, d'abord locale, puis générale.

Comme dans l'observation précédente, des sujets sains donnent la syphilis aux enfants auxquels on a inoculé leur vaccin, et ces enfants syphilitiques donnent à leur tour un très-beau vaccin avec lequel on vaccine tous les enfants de la contrée, dont aucun n'a été constaté syphilitique.

Pour le reste de l'histoire, les choses se sont passées exactement comme dans l'observation première : les enfants ont eu, dit-on, des affections locales, puis générales. Quels ont été les accidents locaux ? Rien de plus vague et de moins caractéristique de la syphilis que la description qui en est faite ; après les enfants, les mères et les nourrices furent atteintes de syphilis générale, et tout cela sans qu'on ait donné de détails plus exacts sur les époques d'apparition des phénomènes généraux chez les enfants pas plus que chez les mères et les nourrices, et sans qu'on paraisse avoir songé à faire la moindre enquête sur la manière dont les accidents s'étaient développés et sur l'étiologie possible de cette épidémie. Comme dans la première observation, les maris et les hommes du village restèrent en dehors, il ne fut pas question d'eux.

En définitive, et encore comme dans le fait précédent, enfants, mères et nourrices furent traités en masse par les mercuriaux. 54 guérirent et 10 moururent.

Tels sont les faits principaux contenus dans les observations qu'a rapportées le docteur Cérioli.

On y voit les quatre vaccinifères, évidemment exempts de syphilis.

Les vaccinifères sains y communiquent la syphilis à

106 enfants, sur 110 vaccinés ; or, généralement il y a un enfant contaminé sur trois millions de vaccinés.

A leur tour les vaccinifères ne communiquent rien à aucun des 200 enfants auxquels on inocule leur vaccin.

Les caractères prétendus syphilitiques des piqûres d'inoculation ne sont nullement indiqués, et le peu qui en est dit est présenté d'une manière si vague et si inexacte, qu'on est en droit de concevoir les doutes les plus fondés sur leur nature.

Aucune date précise, aucune preuve d'information n'est donnée pour les époques d'apparition des accidents primitifs et consécutifs, pas plus sur les enfants que sur les mères et les nourrices.

Le seul fait non douteux dans tout cet ensemble, c'est l'existence d'une sorte d'épidémie de syphilis. Comment s'est-elle produite ? Rien ne l'indique positivement ; tout ce qu'on peut conjecturer est que cette épidémie a alarmé ou les médecins du lieu ou la population, qu'on a eu recours à l'autorité, que celle-ci a envoyé une commission qui est arrivée sur les lieux sept à huit mois après le début de l'épidémie, dont la nature avait été parfaitement inconnue pendant plusieurs mois, que cette commission observant la syphilis généralisée sur tous les sujets a dû s'être renseignée sur sa marche et sur ses causes, auprès des médecins des lieux qui n'ont pu donner que des renseignements très-vagues, et auprès des parents qui naturellement s'en sont pris à la vaccine. L'évolution des accidents généraux et, avant elle, celle des accidents locaux auront été suivies sur de simples souvenirs, et de là les apparences si évidentes de prévention de la part des observateurs.

On comprend que des histoires semblables n'aient trouvé créance nulle part, et qu'elles soient restées enfouies dans les journaux italiens ; aussi M. le docteur Cérioli a grand tort de se plaindre du peu d'intérêt qu'elles ont excité.

Les faits de la troisième et de la quatrième observation se sont passés près de Bergame, et ont été rapportés par le docteur Adelasio.

Dans le premier de ces faits, la prévention de la syphilis du vaccinifère est fondée seulement sur l'assertion fort suspecte des mères des enfants vaccinés; et dans le second, la même prévention pèse sur la fille du médecin lui-même qui a servi de vaccinifère.

Dans ces deux cas, il est évident que la filiation des accidents survenus aux enfants vaccinés et à leurs parents n'est fondée que sur la rumeur publique, et non par des relations exactes venues de la part des médecins.

Le fait de Rivalta ayant été suffisamment analysé par M. Ricord, je n'ai pas à m'en occuper, et je m'arrête dans mes remarques critiques.

On se tromperait si l'on supposait que, trouvant insuffisantes les preuves sur lesquelles on appuie la communication de la syphilis par la voie de la vaccination, j'en concluais que cette communication est impossible. — Telle n'est pas ma pensée; malgré ce qu'on sait de la possibilité d'apparition d'accidents syphilitiques locaux, près des plaïes faites accidentellement chez des sujets atteints de syphilis, je n'en suis pas moins frappé de cet ensemble d'accidents censés s'être produits aux piqûres de la vaccination; c'est pour cette raison que j'ai l'honneur de proposer le renvoi du rapport de notre collègue à une commission qui serait chargée d'instituer les expériences faciles et nécessaires pour faire cesser l'état d'incertitude dans lequel se trouve la question.

XI. — Communication de M. Gibert.

Séance du 21 février 1865.

Après les longs débats auxquels nous venons d'assister, je me crois fondé plus que jamais à redire que la discussion sur la question de la syphilis vaccinale était prématurée.

En présence de faits aussi insolites, et d'ailleurs aussi rares et aussi exceptionnels que ceux signalés dans le rapport de M. Depaul et rappelés dans le cours de cette discussion, il est très-permis de rester encore dans le doute.

On a dit que la syphilis vaccinale découlait naturellement

des résultats récents obtenus de l'inoculation des accidents secondaires de la syphilis : on m'a même fait l'honneur d'invoquer mon témoignage à l'appui de cette assertion. Mais, en vérité, cette assertion me paraît reposer sur une erreur capitale. Est-ce que la contagion possible des accidents consécutifs de la syphilis n'était pas connue longtemps avant ces tentatives d'inoculation? Et cette connaissance ne s'appuyait-elle pas sur les deux bases les plus solides de la science médicale, la tradition et l'observation clinique? Aussi, dans la discussion qui a suivi mon rapport académique (1), ai-je pu répondre à notre regretté collègue M. Cazeaux, qui croyait pouvoir arguer du petit nombre de mes expériences, qu'à mes yeux ces expérimentations tiraient toute leur valeur de l'expérience de trois siècles qu'elles étaient venues confirmer. Et d'ailleurs, pourquoi avaient-elles été faites? Comment étaient-elles devenues nécessaires? C'est qu'en présence d'un système nouveau qui avait cherché à donner une nouvelle base à la syphilographie en la faisant reposer tout entière sur les inoculations artificielles, il avait bien fallu combattre ce système sur le terrain où il s'était réfugié.

Mais qu'on ne vienne pas nous dire que les faits signalés dans le rapport de M. Depaul découlent comme conséquences naturelles de ces expérimentations. Comment! dans un cas je vois des opérateurs qui scarifient des condylomes, qui incisent des plaques muqueuses, qui percent des pustules ecthymateuses... et qui inoculent le produit de ces accidents secondaires; et, dans l'autre, vous agissez sur une portion saine de la peau, vous piquez une vésicule de vaccin, et vous prétendez en tirer un virus syphilitique? En vérité, je ne comprends plus, je me récuse, et j'attends une interprétation légitime de ces faits, qui, je le répète, sont essentiellement insolites !

Se hâter de donner l'alarme, en pareil cas, et vouloir donner un caractère officiel au projet de rapport présenté par M. Depaul, serait plus qu'une imprudence. A quoi bon d'ail-

(1) Gibert, *Rapport sur la contagion des accidents secondaires de la syphilis* (*Bullet. de l'Acad. de médecine*, 1858-1859, t. XXIV, p. 884).

leurs soumettre à une autorité aussi incompétente, en pareille matière, que l'autorité administrative nos doutes et nos incertitudes? De grands inconvénients pourraient résulter d'une pareille communication, et qui donc pourrait espérer en voir sortir le moindre avantage?

Je me joins donc à mon honoré collègue M. Ricord pour demander que le projet de rapport de M. Depaul cesse d'être regardé comme l'œuvre officielle de la commission de vaccine, et pour qu'il soit renvoyé comme document à cette commission, à laquelle on adjoindra quelques membres nouveaux dans le but spécial de mettre à l'étude la question de la syphilis vaccinale, question encore entourée aujourd'hui d'obscurités et de difficultés insolubles.

XII. — Communication de M. Bouvier.

Séance du 28 février 1865.

Messieurs, le 19 mai 1863, un de nos plus savants collègues prononçait, si le *Bulletin* les a bien rendues, les paroles que voici : « J'ai d'abord repoussé ce mode de transmission de la vérole par la vaccination. Les faits se reproduisant et paraissant de plus en plus confirmatifs, j'ai accepté la possibilité de ce mode de transmission, je dois le dire, avec réserve, si vous le voulez, avec répugnance. Mais aujourd'hui, je n'hésite plus à PROCLAMER LEUR RÉALITÉ » (1). L'orateur qui s'exprimait ainsi il y a moins de deux ans, c'est mon excellent collègue et ami M. Ricord.

En 1865, cette déclaration formelle ne s'est pas reproduite; elle a été remplacée, dans les discours de notre éminent collègue, par le doute, l'hésitation, le dirai-je? par une sorte d'embarras, enfin par un appel à de nouveaux faits.

Ce doute, cette hésitation de la part d'une aussi haute autorité en syphilographie, devaient produire d'autres doutes, d'autres hésitations dans l'esprit de plusieurs d'entre nous.

(1) *Bulletin de l'Académie de médecine*, t. XXVIII, p. 669.

Mon but en prenant la parole a été de faire mes efforts pour répandre encore quelques lueurs sur ces incertitudes.

La discussion n'a presque roulé jusqu'ici que sur les faits présentés par M. Depaul, que sur le récit très-sommaire qu'il en a donné. On n'a guère ajouté à ce récit qu'un renseignement relatif à Chiabrera, qui avait échappé à M. Depaul, — quoiqu'il soit imprimé dans trois ou quatre endroits, — et des détails très-circonstanciés sur l'observation de l'Hôtel-Dieu, ainsi que sur celles de M. Lecocq. Or, votre rapporteur devait se renfermer dans le cadre étroit d'un rapport destiné à M. le Ministre ; il devait, comme il le disait lui-même, se borner à un nombre restreint d'observations et en resserrer l'exposé dans le plus petit espace possible.

Que ses honorables contradicteurs cessent donc de demander à ce rapport la réponse à toutes leurs objections. Que ceux d'entre vous qui ne connaîtraient les faits de syphilis vaccinale que par le rapport de M. Depaul et par la discussion qui l'a suivi, cessent de croire qu'ils possèdent une notion complète de ces faits. On n'a pu placer sous les yeux de l'Académie qu'une partie de la vérité ; ce n'est qu'en remontant aux sources, en compulsant toutes les archives de la science, que l'on peut découvrir la vérité tout entière.

Croit-on, par exemple, que le rapport donne une idée exacte du nombre de cas connus de transmission de la syphilis par la vaccine? Loin de là ; il faudrait peut-être doubler le nombre des faits rapportés par M. Depaul ; doubler le nombre des victimes dont il vous a parlé ; et qui sait si cette évaluation ne serait pas encore au-dessous de la vérité !

Qui n'a été vivement impressionné par le tableau émouvant du désastre de Rivalta, désastre qui eût inspiré à certains orateurs un langage plus sérieux, s'il leur était venu à la pensée que leurs femmes, leurs sœurs, leurs filles, quelle que soit leur pureté, pourraient subir de pareilles infortunes! Les plus sceptiques eux-mêmes ne sont-ils pas ébranlés par cette série non interrompue de contagions, à partir du premier vaccinifère syphilitique? Eh bien, messieurs, il y a eu trois ou même quatre Rivalta ; je veux dire qu'il y a deux ou trois autres catastrophes à peu près égales à celle de Rivalta, la seule dont vous ayez eu sous les yeux une histoire un peu détaillée.

On a peut-être prêté peu d'attention à quelques lignes dans lesquelles M. Depaul a rappelé un événement non moins déplorable que celui de Rivalta ; c'est le n° 2, parmi les faits du rapport. Il mérite d'être mieux connu.

En 1841, dans la province de Crémone, un enfant désigné par les initiales P. C..., dont on ne dit pas l'âge, servit à vacciner 56 autres enfants. P. C... était bien développé et *paraissait* alors bien portant ; on sut plus tard que son père avait contracté la vérole l'année précédente, et M. Tassani, auteur de ce récit, observa, en 1842, sur l'enfant lui-même une éruption syphilitique. 35 des 56 enfants vaccinés furent atteints de syphilis : ulcères aux bras, puis phénomènes secondaires multiples. La contagion se propagea dans plusieurs familles, ce qui porta le nombre des malades à 64. 8 enfants et 2 femmes succombèrent (1). Quelle similitude, *quanta somiglianza*, s'écrie M. Pacchiotti, entre ce fait et l'événement de Rivalta ! La seule différence, ajoute-t-il, c'est qu'ici 34 enfants, qui reçurent le vaccin de 8 des 35 enfants infectés, ne contractèrent pas la vérole.

Le cas suivant, publié en 1862, et encore peu connu de l'Académie, n'est-il pas un troisième Rivalta ?

En 1856, à Lupara, dans le royaume de Naples, M. Marone vaccina, dans les premiers jours de novembre, un certain nombre d'enfants avec du vaccin en tubes qui venait de Campo-Basso et qui se trouvait coloré par un peu de sang, quoique clair et transparent comme à l'ordinaire. Un premier enfant, Philomène Listorti, âgée de huit mois, reçut le vaccin et le transmit ensuite aux autres. 23 de ces enfants, y compris le vaccinifère, formant la presque totalité des vaccinés, nés de parents sains, et eux-mêmes exempts, depuis

(1) *Gazzetta medica de Milano*, t. II ; Viennois, *Archives génér. de médecine*, 1860, t. II ; Pacchiotti, *Sifilide transmessa per mezzo della vaccinazione*. Turin, 1862.

leur naissance, d'accidents vénériens, furent atteints de syphilis à la suite de cette vaccination, qui réussit chez la plupart et ne dut être recommencée que chez quelques-uns. Des ulcérations caractéristiques succédèrent chez tous à l'éruption vaccinale; elles étaient accompagnées d'engorgement des ganglions axillaires. Puis, un peu plus tôt chez les uns, un peu plus tard chez d'autres, mais en général vers le milieu de janvier 1857, se montrèrent des éruptions de roséole, d'impétigo, de papules syphilitiques et même de pemphigus, bientôt suivies de plaques muqueuses aux lèvres, dans l'intérieur de la bouche, aux environs de l'anus, à la vulve, sur le scrotum. Engorgement consécutif des ganglions cervicaux postérieurs et inguinaux; amaigrissement et troubles de la santé générale, variables selon la gravité de l'affection.

Les mères de ces enfants, qui, pour la plupart, les allaitaient elles-mêmes, contractèrent à leur tour la syphilis par cette voie. Une série de symptômes vénériens, locaux d'abord, puis généraux, parfaitement indiqués par M. Marone, se manifesta sur ces malheureuses. Un certain nombre d'entre elles communiquèrent le mal à leurs maris. Des pères et mères, il s'étendit à d'autres membres de la famille, à des enfants impubères des deux sexes, quelquefois à des familles entières. Celles de ces femmes qui devinrent enceintes accouchèrent presque toutes, avant terme, d'enfants syphilitiques ou de fœtus morts, offrant, dans quelques cas, des traces de syphilis.

Un traitement spécifique guérit beaucoup de ces malades; toutefois, cette forme de syphilis montra beaucoup de tendance aux récidives, et il se trouva des sujets chez qui elle persista plus de deux ans et demi. Quelques enfants moururent, et des adultes furent en danger de mort.

M. Marone avait puisé du vaccin sur les premiers vaccinés pour inoculer une seconde série d'enfants. 11 de ceux-ci eurent la vérole comme les premiers et la donnèrent à leurs mères. Ces dernières la transmirent à 11 nourrissons qu'elles avaient, et qui ne faisaient pas partie des enfants vaccinés. Quelques-unes la donnèrent à leurs maris. De toutes jeunes filles furent aussi infectées par leurs contacts avec les nourrices ou avec les enfants (1).

Ainsi, 34 enfants inoculés de la syphilis par le fait de la vaccination ; un plus grand nombre d'individus de différents âges contaminés immédiatement ou médiatement par ces enfants; voilà ce qui s'est passé à Lupara. Le nombre des victimes a été de 80 à Rivalta; on voit qu'il n'y en a guère en moins dans le fait de M. Marone.

En joignant aux trois cas que je viens de mentionner le premier fait cité par M. Depaul, celui de ces 40 enfants infectés sur 46 vaccinés en 1821, au rapport de M. Cerioli, fait très-analogue aux précédents, on trouve, pour ces quatre cas seulement, 155 enfants atteints de syphilis, inoculée par la vaccine, et un nombre de contagions secondaires qui porte le total des sujets infectés à près de 300. De pareils chiffres peuvent se passer de commentaire.

Mais la vaccine était-elle bien la cause de ces malheurs? Ne faut-il pas en accuser plutôt d'autres modes de transmission de la syphilis? Et puis, cette infection générale d'une même localité ne fait-elle pas supposer une sorte d'endémie syphilitique? D'où viendrait cette mortalité insolite dans la contagion d'accidents secondaires? Comment admettre la transmission de la maladie par les seconds vaccinifères, par les vaccinés intermédiaires, comme la Manzone de Rivalta, transmission qui d'ailleurs n'a pas eu lieu dans le n° 2 du rapport? Ces questions, et d'autres encore, les médecins italiens se les sont posées comme nous, et, messieurs, croyez-le bien, ce n'est pas à la légère qu'ils ont cru devoir

(1) *L'Imparziale*, n° du 1er mars 1862, p. 142; Pacchiotti, *loc. cit.*, p. 99; H. Lee, *De l'inoculation syphilitique et de ses rapports avec la vaccination*, traduit de l'anglais par le docteur E. Baudot, Paris, 1865, p. 76. Je ferai remarquer que M. Lee, en reproduisant le récit de M. Marone, a omis le passage relatif à la seconde série de vaccinations pratiquées par l'auteur, et qu'il a confondu les accidents de cette seconde vaccination avec ceux de la première, ce qui réduit de beaucoup le nombre des enfants syphilisés par la vaccine et des autres individus contaminés (voy. *The Lancet*, 1862, t. I, p. 567).

les résoudre dans le sens de la syphilis vaccinale ; ils n'étaient pas plus disposés que nous à voir dans la vaccine un moyen d'inoculation de la vérole. Lisez la savante et consciencieuse relation de M. Pacchiotti ; vous y verrez quel soin minutieux ses collègues et lui ont apporté dans l'enquête de Rivalta. M. Marone, l'un de ces médecins de village traités un peu légèrement par mon bon ami M. Briquet, M. Marone, lui, n'a pas eu besoin d'enquête ; il raconte ce qu'il a vu, et en homme qui voudrait bien ne pas l'avoir vu. Dans tous ces cas italiens, la contagion a été suivie de maison en maison, d'individu à individu. Qui donc pourrait nier que son point de départ n'ait été le bras des enfants vaccinés ? Qu'elle n'ait passé de là, quand leur bouche est devenue malade, au sein de leurs mères ou nourrices, où a paru le chancre infectant, pareil à ceux des bras des enfants ? Qu'elle n'ait ensuite gagné des nourrissons, des maris et d'autres personnes parentes ou étrangères, et toujours par le contact des organes affectés chez les femmes ou les enfants avec les organes sains des autres individus ? Voudriez-vous établir un ordre de transmission inverse ? Renversez donc aussi les temps, les dates, si vous le pouvez ! Ah ! que certaines circonstances soient restées mal connues, que quelques détails soient douteux, inexacts peut-être, je le veux bien. Qu'il se soit glissé dans ces récits, comme le pense M. Viennois (1), des cas où la vaccine a simplement fait éclater une syphilis latente au lieu de la créer de toutes pièces, cela se peut. Que l'on se soit trompé d'abord en accusant les tubes d'Acqui d'avoir porté la syphilis, et qu'on puisse se demander si ce sont bien les tubes de Campo-Basso qui l'ont transportée à Lupara, je l'accorde. Que l'on trouve étrange que les vaccinés intermédiaires transmettent la syphilis avant d'en offrir aucune manifestation apparente ; je ne m'y oppose pas. Je ne conteste pas davantage que le rôle de l'enfant Manzone, dans la contagion de Rivalta, ne soit encore obscur ; je reconnaîtrai, si l'on veut, que l'on peut également supposer, ou que cette

(1) *Gazette des hôpitaux*, 1862, p. 198.

petite fille était syphilitique avant la vaccination, ce qui est contredit par les informations du docteur Silventi, ou qu'après une incubation d'une brièveté tout à fait exceptionnelle, elle avait — quoiqu'on ne les ait pas vus — des symptômes de syphilis dès le dixième jour de l'inoculation (1), ou enfin qu'elle a donné la vérole sans en avoir de symptômes, c'est-à-dire pendant l'incubation de la maladie qu'elle avait reçue de Chiabrera, ce qui étonne peut-être à bon droit M. Ricord. La même difficulté se présente deux fois, j'en conviens encore, dans le récit de M. Marone, pour son premier vaccinifère et pour sa seconde série de vaccinés. Quant au fait Hübner, il ne s'y est rien passé de semblable ; c'est par erreur que M. Ricord a dit le contraire, qu'il vous a parlé de deux vaccinés *intermédiaires*, dont l'un aurait transmis la syphilis à d'autres enfants, en restant lui-même entièrement indemne (2). Le fait Hübner est des plus simples et des plus évidents ; il ne peut soulever d'objection sérieuse (3).

Mais ces quelques obscurités de détails peuvent-elles conduire à douter du fait fondamental de la contagion syphilitique vaccinale, démontré sur une aussi large échelle? Ma raison se refuse à l'admettre. Est-ce que M. Devergie ne vous a pas fait voir, comme l'avait déjà établi M. Viennois (4), qu'on pouvait à la rigueur se passer de connaître l'origine du vaccin pour juger ces faits, que la seule étude du mode d'invasion, de la marche, des progrès, de l'évolution, en un mot, des accidents syphilitiques fournissait à cet égard des données d'une certitude presque absolue? Est-ce que M. Viennois n'a pas prouvé plus encore, que l'on pouvait, par la nature et la marche des symptômes, distinguer

(1) Voyez, pour les variétés que peut offrir la durée de l'incubation, Alfr. Fournier, *Recherches sur l'incubation de la syphilis*. Paris, 1865.

(2) *Bull. de l'Acad. de méd.*, t. XXX, p. 162.

(2) Voyez la relation de ce fait dans le Rapport de M. Broca à la Société de chirurgie, dans les *Mémoires* de cette Société, t. V, p. 575 ; voyez aussi *Gazette hebdomadaire*, 1855, p. 176.

(4) *Archives générales de médecine*, *loc. cit.*

la syphilis latente, que la vaccine ne fait que rendre manifeste, de la syphilis véritablement transmise par la vaccination (1)?

Mon savant ami M. Ricord a dit, je crois, qu'il y avait quelques faits, bien peu, qu'il ne discutait même pas, parce qu'il les croyait réels (2). Il est regrettable que M. Ricord n'ait pas désigné ces faits, qu'il n'ait pas exposé les motifs du privilége qu'il leur concède. Pour moi, j'avoue qu'il m'a été impossible de les reconnaître parmi leurs pareils; je les ai trouvés tous semblables. C'est précisément cette uniformité des faits qui constitue leur force. La syphilis — qui ne le sait aujourd'hui! — ne marche pas au hasard; elle obéit à ces lois savamment élaborées, promulguées dans les quatre parties du monde par notre grand législateur en syphilographie; M. Ricord me pardonnera si je blesse sa modestie. Eh bien, messieurs, ou ces lois constantes, immuables, sont fausses, ou la transmission de la syphilis par la vaccine, dans des cas plus nombreux qu'on ne l'a dit, est une vérité à laquelle vous ne pouvez échapper.

On a parlé d'endémie; mais M. Coggiola, auteur des vaccinations de Rivalta, où il résidait depuis vingt-trois ans, n'y avait jamais vu la syphilis. M. Marone affirme également qu'il n'avait jamais eu occasion d'observer la syphilis à Lupara, avant les calamités qu'il a dépeintes. La rapide et prodigieuse extension de la maladie ne s'explique-t-elle pas naturellement par le nombre des premiers sujets infectés, par la malpropreté du peuple en Italie, par l'entassement des familles misérables, par l'omission de toute précaution de la part de ces pauvres gens, qui ignoraient la nature du mal? La mortalité, dont on s'étonne, a porté principalement sur les enfants, et l'on connaît la grande mortalité des enfants en bas âge, atteints de syphilis constitutionnelle. Je sais bien que cette mortalité est beaucoup plus considérable dans la syphilis congénitale que lorsque la maladie est acquise,

(1) *Archives générales de médecine, loc. cit.*

(2) *Union médicale*, n° du 16 février 1865, p. 319.

comme nous l'ont appris les excellentes *Leçons* de mon collègue et ami M. Roger sur la syphilis infantile; mais veuillez remarquer que dans ces contagions, tellement répandues qu'elles ressemblaient à des épidémies, un long temps s'est écoulé avant que la maladie fût traitée, et que sa gravité s'en est singulièrement accrue. La même chose est arrivée à Hollfeld : ce n'est qu'au bout de huit mois que M. Hübner fut rappelé près de ses vaccinés, et encore, savez-vous ce qu'il opposa d'abord à ces accidents formidables ?... l'homœopathie! Ce n'était pas une raison, j'en conviens, pour le condamner, par un premier jugement, à deux années de *carcere duro*, d'autant mieux que en négligeant de s'assurer de l'état de santé de son vaccinifère, il n'avait fait que suivre une pratique à peu près universelle, pratique aujourd'hui condamnable, que M. Bousquet fera disparaître de sa prochaine édition, j'en réponds, mais que les maîtres de l'art, en 1852, considéraient comme exempte de danger.

J'ai ajouté un premier fait, celui de M. Marone, à ceux que M. Depaul vous a présentés dans son rapport (1); j'en ai quelques autres à vous faire connaître. Pour abréger, je me bornerai à les indiquer très-sommairement :

1° 1814; M. Marcolini. Vaccination, à Udine, de deux séries d'enfants, le vaccin étant pris, pour la première, sur une petite fille syphilitique; beaucoup de ces vaccinés eurent la vérole, et quelques-uns en moururent (2).

2° 1822; M. Marcolini. Syphilis transmise, par le vaccin, d'un enfant sain en apparence, mais reconnu plus tard syphilitique, à une petite fille, Rosa Fantini (3).

3° 1839; M. Viani. Revaccination de deux adultes avec le vaccin de leur neveu, enfant syphilitique; après l'évolution

(1) J'ignorais, quand j'ai pris la parole, que M. Depaul, dans une de ses répliques, avait déjà communiqué à l'Académie le fait de M. Marone (*Bulletin de l'Académie*, t. XXX, p. 353); les détails que j'ai donnés sur ce fait ne font donc que compléter le récit de l'honorable rapporteur.

(2) *Annali universali*, etc., di Omodei, 1824.

(3) *Ibid.*

des pustules vaccinales, ulcères aux bras, suivis de syphilis constitutionnelle, dont la guérison fut très-lente (1).

M. J. Whitehead a fait connaître sommairement, en 1859, 63 cas de syphilis infantile, traités en moins de trois ans à l'hôpital de Manchester. La vaccine était accusée d'avoir donné la vérole à 34 de ces enfants. M. Whitehead croit qu'en effet cela a eu lieu dans 14 cas (2). Suivant M. Viennois, l'origine vaccinale reste douteuse pour 7 cas ; dans 3 autres, la syphilis lui paraît avoir existé avant la vaccination. Restent 4 cas, qu'il n'hésite pas à rapporter à la syphilis vaccinale (3) ; M. Depaul a cité l'un d'eux (n° 5 du rapport) ; voici les trois autres.

4° Enfant de neuf mois, vacciné à quatre mois, né de parents qui paraissaient sains. Ulcères chancreux aux bras, encore ouverts cinq mois après. A la même époque, le corps était couvert de taches cuivrées, qui avaient paru quelque temps après la vaccination. Après un traitement de sept semaines par l'iodure de potassium, l'enfant partit en bon état.

5° Enfant de sept mois, vacciné à trois mois ; le père affirme n'avoir jamais eu la vérole ; aucune apparence de syphilis chez la mère. Ulcération, suppuration prolongée des boutons de vaccin ; plus tard, taches cuivrées, érythème ulcéré au périnée, aux fesses, psoriasis de l'anus, atrophie générale, figure de vieillard, etc. Huile de foie de morue, frictions mercurielles. L'enfant est mort d'une broncho-pneumonie.

6° Enfant de sept mois et demi, né de parents présumés sains, vacciné à deux mois. Marche régulière de la vaccine, puis ulcères à la place des pustules. Consécutivement taches cuivrées, arthrite du coude gauche, paleur syphilitique, etc. Traitement mercuriel de sept semaines ; guérison.

(1) *Gazzetta med. Lomb.*, 1849, et *Gazette médicale de Paris*, même année. M. Depaul a rapporté ce fait avec plus de détail dans sa dernière réplique (*Bullet. de l'Acad.*, t. XXX, p. 351).

(2) *Third report on the clinical hospital of Manchester*, 1859.

(3) *Archives de médecine, loc. cit.*

7° 1857; M. Galligo. Au village de la Rufina, près de Florence, un enfant, bien portant *en apparence,* mais né de parents syphilitiques, servit à vacciner d'autres enfants. Un certain nombre de ceux-ci, huit au moins, devinrent syphilitiques ultérieurement; chez quelques-uns, un ulcère, au point inoculé, fut le phénomène initial. M. Galligo eut occasion de donner ses soins à l'un de ces enfants et le guérit par un traitement mercuriel (1).

8° 1855; M. Rodet, de Lyon. Vaccination d'une petite fille avec le vaccin d'un enfant d'un mois, offrant, depuis quinze jours, des manifestations syphilitiques, que M. Rodet retrouva sur lui quatre mois et demi après, mais alors accompagnées de phénomènes plus graves et de cachexie. A cette époque, cet enfant avait infecté sa nourrice. La petite fille vaccinée eut, après l'éruption vaccinale, un ulcère chancreux au bras droit et, plus tard, des plaques muqueuses sur la commissure labiale gauche, sur les deux lèvres et à la vulve. Sa mère, examinée avec soin par M. Rodet, ne lui présenta aucun symptôme de syphilis (2).

M. Depaul, dans son dernier discours, a déjà cité ce fait remarquable, ainsi que le précédent (3).

9° On a souvent répété que l'Académie pratiquait des milliers de vaccinations par an, et que depuis quarante ans que ce service lui est confié, elle n'avait jamais eu d'accident de ce genre. Parole imprudente, messieurs! Car nos vaccinateurs officiels seraient fort en peine s'il leur fallait soutenir une semblable assertion. Ce que leurs vaccinés deviennent au delà du huitième ou du dixième jour, ils l'ignorent, et même, à cette date, ils n'ont guère cherché jusqu'à présent s'ils observeraient quelque signe avant-coureur d'une manifestation morbide, qu'ils croyaient impossible. Il est peu vraisemblable que le privilége académique ait dépouillé de leurs propriétés virulentes le vaccin ou le sang syphilitiques, qui

(1) *Gazette hebdomadaire de Paris,* 1860, p. 519, et *Gazette des hôpitaux,* 1862, p. 139.

(2) *Gazette médicale de Lyon,* 1865, p. 35.

(3) *Bulletin de l'Académie,* t. XXX, p. 352 et 354.

ont dû se présenter ici comme ailleurs. Trois faits, qui m'ont été communiqués par M. Auzias, prouveraient au besoin le contraire.

Trois enfants, vaccinés à l'Académie, en 1852, à un mois ou deux d'intervalle, ont été vus par M. Auzias six à sept semaines après la vaccination. Ils présentaient les signes manifestes d'une syphilis inoculée aux bras : chancres aux piqûres, engorgement des ganglions axillaires, roséole syphilitique à la surface du corps. M. Auzias a fait allusion à ces faits dès 1860 (1), et les a signalés dans le *Courrier médical* du 30 mai 1863.

10° MM. Auzias et Ch, Faivre ont observé un autre cas de syphilis vaccinale, publié par le premier dans ce même numéro du *Courrier médical.*

Lorsqu'ils virent cet enfant, désigné par les initiales J. B..., ils lui trouvèrent un ulcère chancreux à un bras, avec une pléiade axillaire du même côté, un ecthyma syphilitique et des accidents plus graves du côté des muqueuses. Cet enfant ne tarda pas à succomber. Il avait été vacciné à Ménilmontant; le vaccinifère mourut couvert de boutons. Son vaccin avait été pris, au onzième jour, dans une pustule unique qu'avaient donnée six piqûres, et qui fournissait une quantité notable de pus. Trois jours avant la vaccination de J. B..., on avait vacciné deux autres enfants avec la matière de la même pustule; ils eurent une bonne vaccine et n'éprouvèrent aucun accident.

M. Depaul vous a dit qu'on ne publiait pas tous les cas de syphilis vaccinale. Cette supposition est, pour moi, une vérité qu'on ne saurait contester. M. Galligo se plaint amèrement du silence obstiné d'un vaccinateur dans un cas que le rédacteur en chef de l'*Imparziale* n'a pu connaître qu'indirectement (2). M. Marone a tu six ans les faits de Lupara, et ne les aurait pas encore révélés à l'heure qu'il est, sans la publication des événements de Rivalta. En 1863, M. le doc-

(1) Auzias-Turenne, *Correspondance syphilographique*, 1860, p. 34.
(2) *L'Imparziale* du 1er mars 1862, p. 149.

teur Morax, alors interne de mon service, actuellement médecin à Morges, en Suisse, a recueilli sous mes yeux, avec le plus grand soin, une observation encore inédite, qui n'est certainement pas un fait unique dans nos hôpitaux d'enfants. Voici cette observation, dont je supprime seulement quelques détails :

« Le 10 octobre 1863, dit M. Morax, est entré, à l'hôpital des Enfants, Blaise Lagarde, âgé de vingt-six mois. Cet enfant avait été vacciné avec succès, le 28 mai, par conséquent quatre mois et demi auparavant, à la mairie de Batignolles. Au dire des parents, il était bien portant à cette époque, quoiqu'il eût précédemment souffert, en nourrice, des suites d'une alimentation insuffisante. La mère rapporte que le vaccin fut pris sur un enfant très-chétif, et elle prétend que son petit garçon fut le seul qui reçut de ce vaccin. Les six piqûres donnèrent six boutons très-développés, qui suivirent la marche ordinaire, si ce n'est que ces pustules suppurèrent pendant six semaines. L'enfant semblait bien rétabli, sauf une petite tumeur, du volume d'une noisette, qui s'était montrée à la joue droite, lorsque, à la fin de juillet, c'est-à-dire *huit semaines après la vaccination*, le corps se couvrit tout à coup, après un bain, de petites taches rouges, qui firent croire à une éruption de petite vérole; mais ces taches, au lieu de se transformer en pustules, persistèrent simplement en changeant un peu de couleur; c'était une roséole syphilitique. Six semaines plus tard, au commencement de septembre, apparition, aux parties génitales et à l'anus, de gros boutons rouges d'où suintait un liquide fétide.

» A son entrée à l'hôpital, le 10 octobre, le petit malade était dans l'état suivant : petites plaques blanchâtres, circulaires, formées de paillettes squameuses, au cuir chevelu et sur le haut du front; autres plaques circulaires, d'un rouge vif, entourées d'une collerette blanche, écailleuse, aux parties latérales du cou; au tronc, aux bras, aux membres inférieurs, petites taches d'un jaune foncé, d'un aspect caractéristique; érosion légère à la lèvre supérieure; tumeur ganglionnaire, du volume d'une noix, sous l'angle de la mâchoire, du côté droit; cicatrices vaccinales larges, formant des plaques d'un rouge cuivré, recouvertes de débris épithéliaux; ganglions axillaires engorgés des deux côtés; plaques muqueuses parfaitement caractérisées au pourtour de l'anus, ainsi qu'aux plis inguino-cruraux, où elles sont plus saillantes et versent un liquide plus abondant. Malgré cet ensemble de symptômes, l'habitude extérieure du corps est encore dans un état assez satisfaisant; les joues sont pleines et le teint rosé.

» Le père de cet enfant, âgé de trente-quatre ans, employé au chemin de fer, est bien portant et robuste; il a eu, à Lyon, à l'âge de dix-huit ans, des chancres et des bubons, dont il porte les cicatrices, sans aucun accident ultérieur de syphilis constitutionnelle. La mère jouit également d'une bonne santé; elle assure n'avoir jamais eu, aux organes génitaux, d'autre affection que des flueurs blanches, auxquelles elle est sujette; elle n'a jamais eu ni mal de gorge, ni éruption à la peau. Un examen attentif de tous les organes ne fait découvrir, chez elle, aucun indice de vérole récente ou ancienne. Elle a eu trois autres enfants avant celui-ci, et tous les trois ont toujours joui d'une excellente santé.

» Notons enfin que le petit Blaise, depuis qu'il a été vacciné, n'a jamais été confié qu'aux soins de sa mère ou de ses grands parents, qui sont très-bien portants.

» M. Bouvier prescrivit les bains de sublimé, auxquels il associa bientôt la liqueur de Van Swieten, et plus tard la cautérisation des plaques de l'anus avec le nitrate d'argent. Le 3 décembre, après sept semaines de ce traitement, les manifestations syphilitiques avaient presque entièrement disparu; l'état général était excellent, lorsque ce pauvre enfant contracta, dans nos salles, une angine diphthéritique qui l'emporta en peu de jours. »

M. Morax fait suivre cette observation de considérations pleines de justesse, dans lesquelles il s'attache à démontrer que ce n'était pas là une syphilis héréditaire, et que la maladie n'a pu être acquise par une autre voie que par celle de la vaccination. J'adopte pleinement cette opinion, et je pense que, malgré le défaut de renseignement sur l'enfant vaccinifère, l'Académie verra également dans cette observation un fait de syphilis *ex vaccina*, suivant l'expression de M. Auzias, fait à ajouter à ceux que MM. Trousseau, Devergie, Hérard, Chassaignac ont déjà recueillis dans la classe pauvre de la capitale.

Réunis à ceux de M. Auzias-Turenne, ces cas ouvrent la série des faits *parisiens*, qui se multiplient à mesure qu'on y regarde de plus près, non qu'ils deviennent plus communs, mais parce qu'ils sont mieux connus (1). Et l'on vous dit qu'on a tout le temps d'aviser, que l'*ennemi n'est pas à nos portes!* Et, tandis qu'on le croit encore au delà des Alpes, il promène son drapeau dans nos murs; il se glisse dans nos hôpitaux, dans nos mairies, que dis-je! jusque dans le cénacle académique!

(1) L'observation suivante, due à M. le docteur Laroyenne, vient encore grossir la liste des faits *publiés* qui se sont passés *à Paris :* « J'ajouterai, dit l'auteur, aux précédentes (à celles de MM. Trousseau, Devergie, Chassaignac, Hérard) une observation sommaire que j'ai recueillie, et qui, à coup sûr, n'est pas une syphilis congénitale, puisque l'enfant contaminé communiqua à sa mère, dans l'acte de la lactation, un chancre du mamelon.

» Une petite fille de quinze mois me fut montrée par le docteur Demeaux, médecin du faubourg Saint-Antoine. Elle avait été vaccinée par quatre piqûres faites à chaque bras. Trois pustules du bras droit s'agrandirent et persistèrent environ soixante-dix jours, à compter du jour de l'opération, et c'est alors qu'apparurent des pustules sur le cuir chevelu et à la vulve. L'enfant et la mère entrèrent à l'hôpital Saint-Antoine, dans la salle des nourrices; le chef de service, après avoir examiné l'enfant, prononça, au dire de la mère, les mots de *vaccin vénérien*. Celle-ci vit apparaître pendant son séjour à l'hôpital, sur le mamelon du sein gauche, un bouton qui s'agrandit insensiblement, s'ulcéra, s'accompagna d'adénite axillaire et d'autres symptômes constitutionnels. C'est à cette époque que je visitai ces deux malades, et que je constatai sur la mère l'accident initial et la roséole syphilitique. L'enfant ne présentait plus que des maculatures dans les régions où avaient existé les lésions disparues sous l'influence d'un traitement mercuriel, traitement qui fit aussi justice des accidents de la mère. Le père a toujours joui d'une santé irréprochable. » (*Gazette médicale de Lyon*, numéro du 16 juin 1864, p. 293.)

Je ne veux pas lasser l'attention de l'Académie; aussi bien est-il temps de clore cette lugubre énumération. Et cependant elle est loin d'être complète. Je ne vous ai pas parlé de ce livre bleu anglais de 1857, que M. Ricord nous a fait connaître, et dans lequel, sur 539 témoignages, on voit onze médecins. MM. Ackerley, Bamberger, Guersant, James, Lever, Marnock Edw. Martin, Mordey, Startin, Stromeyer, Welch, croire à la syphilis vaccinale, dont plusieurs disent avoir vu des exemples (1). Je ne vous ai pas fait remonter à ces premiers temps de la vaccine, où les Moseley, les Rowley, déjà cités par MM. Viennois et Depaul, s'acharnaient à décrier la pratique nouvelle et recueillaient avidement tout ce qui lui semblait contraire. Un tableau de 504 cas, dressé, non pas par Moseley, comme M. Viennois l'a imprimé par erreur, mais par Rowley, contient, parmi beaucoup d'exagérations et de fausses interprétations, des faits qui réunissent plusieurs des caractères de la syphilis vaccinale. M. Viennois a rappelé l'un de ces faits, dans lequel la mère contracta par le sein la maladie de l'enfant (n° 482 du tableau). J'en citerai un autre fort analogue (n° 245 et 246); il s'agit, dans ce cas, de deux frères qui eurent, *six semaines* après la vaccination, des tumeurs et une *cow-pox*-gale, qu'ils communiquèrent à leur mère et à cinq autres enfants (2).

M. Auzias m'a fait connaître deux courtes notes d'Alphonse Leroy, qui, peut-être, se rapportent également à notre sujet; elles sont ainsi conçues :

« Rue Céruty, n° 5. La petite fille des maîtres de la maison, âgée de quatre ans, a eu, après la vaccination, une large tache particulière aux parties naturelles et à l'anus, ensuite des flueurs blanches de mauvais caractère. »

« J'ai vu, à Paris, un petit enfant de quinze à seize mois, appartenant à M. et madame Copola, *de* présent à Saint-Prix;

(1) General Board of health, *Papers relating the vaccination*. London, 1857, n°s 2, 29, 216, 266, 302, 329, 332, 352, 450, 458, 508. Il faut ajouter à cette liste M. Whitehead (n° 514), que j'ai déjà cité.

(2) W. Rowley, *De l'inefficacité et des dangers de la vaccine*, traduction française. Paris, 1807, p. 112.

cet enfant, depuis l'inoculation, a des taches brunes et larges sur les jambes, d'autres *sous* la peau (1). »

Quelques partisans de la vaccine répondaient à leurs adversaires que ces accidents étaient produits par le *vice vénérien* préexistant à la vaccination ; cette explication, vraie dans certains cas, ne l'était sans doute pas dans tous.

Malheureusement la passion égara les deux partis, et la vérité fut étouffée sous les coups qu'ils se portaient mutuellement. Les hommes sages se taisaient dans la crainte de nuire à la vaccine. « Beaucoup de praticiens, disait Cullerier en 1802, ont vu des faits qu'ils n'ont pas osé communiquer, parce que, comme moi, partisans raisonnables d'une inoculation qui n'a eu encore que des effets plus ou moins heureux, ils ont craint que le fanatisme ne dénaturât leur opinion, et que l'incrédulité n'altérât leurs observations (2). » Ces paroles sont tirées d'une brochure devenue si rare que je n'ai pu me la procurer ; je n'en ai lu que des extraits. Cullerier y parle d'une altération singulière des boutons vaccinaux, d'éruptions générales, survenues plus ou moins longtemps après la vaccine ; je n'ai pu juger, faute de détails, si c'étaient là des accidents syphilitiques, ce que le chirurgien de l'hôpital du Midi n'a d'ailleurs lui-même nullement présumé.

Je ne m'arrête pas aux expériences négatives que l'on a opposées à la contagion vaccino-syphilitique. Elles ne méritent, ni par leur nombre, ni par leur nature, l'importance qu'on a voulu leur donner. Les faits négatifs ne manquent pas ; car dans presque tous les cas d'infection multiple, un certain nombre d'enfants ont échappé à la contagion. Cela détruit-il en rien la réalité de cette dernière chez les sujets contaminés ?

Je n'examinerai pas si, selon l'opinion soutenue par M. Viennois et partagée par M. Blot, la contagion se produit

(1) *La clef du cabinet des princes*, an X, obs. 11 et 12 d'Alph. Leroy.

(2) Cullerier, *Quelques faits relatifs à la vaccine*. Paris, 1802. Voyez aussi Chappon, *Traité historique des dangers de la vaccine*. Paris, 1803, p. 225 ; et *Recueil périodique de la Société de médecine de Paris*, t. XIV, p. 465.

exclusivement par l'inoculation du sang, de sorte qu'elle n'aurait jamais lieu quand le vaccin est pur, c'est-à-dire sans mélange de sang. Je me contenterai de dire, avec MM. Auzias-Turenne et Depaul, que, si l'inoculation du sang mêlé au vaccin paraît augmenter les chances de contagion, il n'est nullement démontré que ce mélange ait existé dans tous les cas où la syphilis a été transmise. Quant aux expériences comparatives, instituées pour décider la question, elles sont jusqu'à présent en trop petit nombre pour la résoudre d'une manière définitive.

Quelque insuffisant que soit cet exposé, il pourra, si vous le joignez à celui de M. Depaul, vous faire apprécier jusqu'à quel point on doit appliquer à la contagion vaccino-syphilitique cette épithète de *prodigieusement rare*, lancée un peu au hasard par M. Trousseau et traduite en statistique fantaisiste par mon ami M. Briquet. Nous ne sommes plus au temps où l'on pouvait dissimuler ou atténuer les faits. On voudrait en vain aujourd'hui comprimer la vérité; elle se ferait jour de toutes parts. Ne cherchons donc pas à la déguiser ou à l'affaiblir par de complaisantes épithètes. Est-ce d'ailleurs servir les intérêts de la vaccine que de fermer les yeux à ses imperfections, au lieu de s'efforcer de les corriger? Ne voyez-vous pas que soixante ans de réticences ont plus nui à cette belle découverte par les malheurs qu'ils ont entraînés, que n'eussent fait l'aveu sincère de ses dangers possibles et la recherche active des moyens de les éviter ?

Prévenir le retour de ces malheurs, tel est maintenant le but à poursuivre. Telle est aussi la conclusion de tous les modernes qui ont écrit sur cette matière. Il en a été autrement, il faut le dire, à l'Académie de médecine. On vous a dit qu'il n'était pas opportun d'aborder ce sujet, qu'on ne connaissait pas de moyen d'inspirer de la sécurité aux familles, que rien de ce qu'on proposait ne pouvait empêcher la transmission de la syphilis par la vaccine, qu'il était impossible de pouvoir répondre qu'un vaccinifère n'était pas syphilitique. Bref, un ordre du jour plus ou moins déguisé vous a été proposé.

Après les événements de Rivalta, les médecins italiens, qui, paraît-il, ne redoutent pas autant les circulaires ministérielles que mon collègue et ami M. Devergie, provoquèrent l'envoi d'une circulaire de M. Ricasoli aux préfets, prescrivant des mesures à prendre touchant la vaccine. En voici un extrait :

« 1° Les conservateurs et commissaires de la vaccine tiendront un registre des vaccinifères, spécialement de ceux qui fourniront aux envois de vaccin, avec l'indication des vaccinateurs auxquels ce vaccin sera adressé, afin qu'au besoin on puisse remonter à sa source.

» 2° Les vaccinateurs qui recueilleront le vaccin, s'assureront avec le plus grand soin de l'état de santé des vaccinifères, et écarteront tous ceux qui leur offriraient quelque indice de maladies congénitales ou acquises, ou dont les parents et les nourrices ne seraient pas reconnus parfaitement sains.

» 3° Ils choisiront autant que possible pour vaccinifères des enfants ayant atteint l'âge de quatre mois, ou au moins de trois mois.

» 4° Tous les vaccinateurs se serviront, pour l'inoculation, d'aiguilles *ad hoc*, et non d'instruments, tels que les lancettes, employés à d'autres opérations (1). »

Ces prescriptions, évidemment inspirées par le corps médical, ne sont-elles pas d'accord avec les principes de la science la plus éclairée, comme avec les lumières du plus simple bon sens ?

Et, lorsqu'on vous propose d'inviter les vaccinateurs de la France à prendre des précautions semblables, vous repousseriez cette mesure comme inopportune, vous la repousseriez comme inefficace !

Inefficace, inopportune : cette double accusation doit nous arrêter quelques instants.

1° *La mesure est inefficace.* — Pourquoi? Parce qu'on ne peut pas savoir si un enfant est ou non syphilitique. Comment !

(1) Pacchiotti, *loc. cit.*, et Viennois, *Gazette des hôpit.*, 1862, p. 191.

vous en êtes venus à lire à vingt pas la syphilis inscrite au front d'un malade; vous savez distinguer le chancre infectant et non infectant, la vérole qui n'est pas la vérole et celle qui deviendra fatalement constitutionnelle, et tant d'autres choses inconnues à nos maîtres; et vous ne serez pas en état de dire si une famille renferme ou non la syphilis dans son sein! Ah! vous vous faites trop petits après vous être tellement grandis par vos travaux! Je dis, moi, que vous et vos élèves, vous ne serez nullement embarrassés pour poser ce diagnostic. Quant à nous, moins initiés à votre science, savez-vous ce que nous ferons? Pour peu qu'il y ait d'incertitude, nous attendrons, nous ajournerons l'enfant, nous le reverrons de temps à autre, nous reverrons les parents, et quand nous saurons exactement à quoi nous en tenir sur la santé de notre futur vaccinifère, nous le vaccinerons, et nous prendrons *hardiment* du vaccin sur lui, si nous n'avons rien observé que de satisfaisant chez lui et les siens. Ce n'est pas plus difficile que cela.

Mais, messieurs, quel est le médecin qui n'ait dans sa clientèle, même dans la clientèle pauvre, plusieurs familles dont il connaît parfaitement l'état physique, pour l'avoir observé, suivi à diverses reprises, pour avoir vu naître et croître les enfants, pour leur avoir donné ses soins, et qui, conséquemment, ne soit en mesure de trouver des vaccinifères purs de toute souillure syphilitique? Ces confidences mêmes qu'on nous a faites sur les secrets de quelques familles ne montrent-elles pas à quel point les médecins pénètrent leurs mystères les plus cachés, et comment ils peuvent prendre leurs sûretés à l'endroit de la vaccine? Dans nos hôpitaux mêmes, chaque chef de service sait fort bien, après quelque temps de séjour des malades, quel que soit leur âge, s'il y a ou non des syphilitiques parmi eux. Il n'y a d'exception que pour les nouveau-nés, quand les parents sont absents. De là ce sage conseil de ne prendre le vaccin, en général, que sur des enfants de trois ou même de quatre mois. M. Depaul vous a déjà cité la statistique de M. Diday, qui montre que cette règle n'est pas une vaine garantie, surtout lorsqu'elle est réunie à d'autres. Je trouve dans les leçons de M. Roger sur la *syphilis infantile*, une statistique qui confirme la première, qu'elle englobe, et qui est encore plus probante, parce qu'elle se compose de chiffres plus élevés. Sur 249 enfants affectés de vérole héréditaire, les manifestations syphilitiques parurent 118 fois dans le premier mois, et 217 fois avant la fin du troisième. 32 enfants seulement, ou la huitième partie, n'eurent de symptômes qu'après le troisième mois (1).

Enfin, admettons que, par impossible, des enfants syphilitiques échappent à cet examen sévère, à ces minutieuses précautions; il est évident qu'il y en aura fort peu, et que le médecin aura su éviter cet écueil dans la plupart des cas. Même dans cette supposition improbable, les mesures prescrites auront été efficaces; elles auront préservé peut-être neuf individus sur dix, qui eussent été infectés sans elles, peut-être un bien plus grand nombre.

On a prétendu déduire des faits mêmes de contagion vaccino-syphilitique, l'inutilité des moyens conseillés pour prévenir cette contagion. Je n'ajouterai qu'un mot à ce que M. Depaul a déjà répondu à cet égard : c'est qu'il n'existe pas un seul cas connu de syphilis vaccinale dans lequel il soit démontré que le vaccinateur ait pris les précautions recommandées, et qu'il s'en trouve, au contraire, un assez grand nombre où il est certain que ces précautions ont été omises.

2° *La mesure est inopportune*. — A quoi bon, en effet, dit-on? La syphilis vaccinale est encore douteuse et, en tout cas, extrêmement rare; attendons, cherchons de nouvelles lumières; nommons une commission, — excellent moyen, vous le savez, d'*enterrer* les questions.

Je croirais, messieurs, faire injure à votre sagacité, en supposant que vous conservez le moindre doute sur la réalité de la syphilis *ex vaccina;* non, vous n'en doutez pas; passons.

(1) *Union médicale*, t. XXV, nouv. sér., 1865, p. 203.

Quant à la rareté du fait, je vous crois maintenant convaincus qu'elle n'est pas telle qu'on l'a supposée; je n'insisterai donc pas davantage sur ce second point.

J'arrive au grand argument. La proposition est inopportune, parce que, si on l'adopte, on déconsidérera la vaccine, on fournira des armes à ses détracteurs. Les maires de certaines communes, déjà mal disposés pour la vaccine, en détourneront encore plus leurs administrés ; et tout cela, ajoute-t-on, pour quoi faire? Pour publier le mal, sans pouvoir en indiquer le remède. Je viens de prouver, je crois, que cette dernière réflexion n'est pas exacte, que le remède n'est pas moins réel que le mal; je n'y reviens pas.

Quant au surplus, messieurs, nous voici en plein 1802; voilà bien ces praticiens *prudents*, dont Cullerier nous a parlé, qui craignent par-dessus tout de déconsidérer le vaccin! Ces idées ont longtemps dominé les médecins en France; il n'est pas surprenant qu'il en reste quelque chose. Ce qu'elles ont produit, vous le savez: de longues erreurs, des revers causés par de funestes préventions. Ce sont ces idées qui ont multiplié les victimes des varioles après vaccine, en reculant pendant longtemps la pratique des revaccinations. On se souvient du triste rôle que, grâce à ces mêmes idées, l'Académie de médecine de Paris eut à subir en face du monde savant, à l'occasion de cette grande question des revaccinations. L'Académie fut traînée à la remorque par le progrès, venu d'ailleurs. Mais il ne fallait pas déconsidérer la vaccine!

Croirez-vous donc travailler à la plus grande gloire de la vaccine en refusant de vous unir à ceux qui veulent en écarter les dangers? En laissant les familles exposées à des calamités dont elles comprendront bien la cause malgré votre silence, et qui leur arracheront des malédictions retombant, par votre faute, sur l'œuvre de Jenner, que vous voulez propager? Vous craignez de fortifier les préventions de quelques maires de village. Craignez donc plutôt que, demain, il n'éclate sous leurs yeux quelque nouveau Rivalta, produit de votre abstention, et bien plus dangereux pour la vaccine que ces avis judicieux qu'on vous propose de publier (1)!

On se méprend d'ailleurs sur la nature de cette publication. Nous n'avons pas besoin, nous, dans cette circonstance, de circulaire ministérielle, et ce genre de missives n'est pas prodigué pour des affaires médicales, quand il n'est pas sollicité par l'Académie ou un autre corps constitué. Nos rapports sur la vaccine sont, pour l'Académie, un moyen naturel de correspondre avec tous les vaccinateurs de France. C'est à eux que s'adresse la partie scientifique de ces rapports. C'est pour eux que M. le ministre en adresse un exemplaire à chacun de MM. les préfets et sous-préfets, en même temps qu'aux vaccinateurs lauréats, et c'est par ce mécanisme simple que l'Académie répand ses opinions et étend son influence. Il ne s'agit donc, en aucune façon, d'un rapport destiné au public extra-médical, comme ce mot d'*officiel* le donnerait faussement à entendre. Ce qu'il y a d'officiel, de ministériel dans ces rapports, ce sont uniquement les récompenses proposées et l'exposé qui les motive.

M. Devergie craint que M. le ministre ou les chefs de son administration n'en fassent trop, après avoir pris connaissance du rapport. Je pense comme M. Trousseau; je crains bien plutôt que M. le ministre n'en fasse pas assez. Il y a, en effet, sous cette question des précautions nouvelles à recommander aux vaccinateurs, une autre question, une question de fonds; car jamais on n'assurera le service de la vaccine, comme il devrait se faire, sans une augmentation de personnel, sans des indemnités plus considérables; et dès qu'il s'agit d'un surcroît de dépense, on sait les difficultés qui surgissent, les atermoiements sans fin de l'administration.

(1) Au rapport de M. le docteur Aliès (de Luxeuil), un village du département de la Haute-Saône aurait été, en 1843, le théâtre d'un événement semblable à celui de Rivalta. Ce serait là un fait considérable; mais je dois convenir que la courte relation de notre distingué confrère ne contient pas des renseignements suffisants pour décider si l'espèce d'épidémie syphilitique qu'il a observée a bien eu son point de départ aux piqûres d'insertion du vaccin. (Voy. la *Revue médicale*, n° du 15 janvier 1865, p. 29.)

Je crois avoir démontré l'inanité des reproches adressés au projet de rapport de M. Depaul, dans ce qu'il contient d'exclusivement scientifique. Quelques passages de ce projet ont reçu une interprétation différente. Je suppose que notre honorable rapporteur ne trouverait pas d'inconvénient à ce qu'ils fussent supprimés.

Quelle que soit la décision de l'Académie, elle a un devoir à remplir : c'est de faire entendre sa voix en faveur de ce qu'elle croit vrai et utile ; c'est d'éclairer par un vote significatif le corps médical, qui a les yeux fixés sur elle.

L'Académie de médecine a dit, en 1830, à *tous* les vaccinateurs de la France :

« Des faits *innombrables* ont *démontré* que le virus vaccin puisé chez des sujets atteints de maladies susceptibles de se communiquer par contagion, comme la *syphilis* et la petite vérole, etc., ne se chargeait, dans aucun cas, d'autres principes, et *ne donnait que la vaccine* (1). »

L'Académie voudrait-elle, en 1865, laisser croire à tous les vaccinateurs de l'Empire qu'elle n'a rien changé à ses convictions de 1830, et qu'appuyés de sa haute autorité, ils peuvent impunément inoculer le vaccin des sujets syphilitiques?

Je vote pour l'adoption du rapport de M. Depaul, avec la modification que j'ai indiquée.

XIII. — Communication de M. Bousquet.

Séance du 7 mars 1865.

Messieurs, l'inoculation se pratiquait de temps immémorial en Orient lorsqu'elle fut apportée à Londres, en 1721 ; retenez bien cette date! Malgré ce qu'en disaient ceux qui l'avaient vue à l'œuvre, elle ne fut accueillie qu'avec une extrême défiance : il n'y avait pas dans la science de théorie qui pût faire comprendre que se donner volontairement la

(1) *Instruction sur la vaccine*. Paris, 1830. Cette instruction fut envoyée à tous les vaccinateurs du royaume.

petite vérole, c'était l'apaiser et la réduire à l'impuissance. Les médecins demandèrent des expériences, on leur livra trois criminels auxquels, comme on l'a dit, l'inoculation sauva doublement la vie, en les tirant de la potence qu'ils avaient méritée et en les préservant de la petite vérole dont ils seraient morts probablement.

Après cet essai, la nouvelle méthode se répandit d'abord parmi les grands, et comme les petits aiment partout à imiter les grands, elle fit d'assez rapides progrès, sans cependant devenir d'un usage général; mais il y a de cela des raisons étrangères à son efficacité. Néanmoins, la critique ne cessa jamais ses attaques : les uns disaient que la variole artificielle ne pouvait tenir lieu de la variole naturelle, et l'on citait des exemples de récidive; les autres soutenaient qu'elle ne préservait que trop, en ce qu'à la place de la petite vérole, elle mettait des maladies non moins dangereuses, telles entre autres les affections virulentes et contagieuses, parmi lesquelles on comprenait nommément la syphilis; mais des faits positifs et détaillés, on n'en citait pas : et l'inoculation a régné quatre-vingts ans! J'appelle en témoignage le grand nom de la Condamine, le plus éloquent défenseur de l'inoculation.

Lorsqu'en 1800, la vaccine fit son entrée en France, sous la conduite de Woodville, l'un des disciples les plus fervents de Jenner, la critique renouvela ses attaques presque dans les mêmes termes; mais plus ardente et plus hardie, elle cita vaguement quelques faits de syphilis à la suite dela vaccine. On y donna peu d'attention, et ils furent bientôt oubliés.

Ainsi, pendant un siècle et plus, l'inoculation et la vaccine, tant calomniées, n'avaient pas eu à se défendre sérieusement contre l'accusation dont on s'avise aujourd'hui, et que M. Depaul a portée courageusement devant vous.

Il faut venir jusqu'en 1824, si je ne me trompe, pour trouver le premier exemple hautement avoué de syphilis *vaccinale*, ou de vaccine *syphilitique*, comme il vous plaira de l'appeler : deux appellations aussi malheureuses l'une que l'autre; mais passons.

Depuis lors, il est vrai, on s'est passablement enhardi; mais, chose digne de remarque, ces exemples malheureux ne se sont jamais présentés aux hommes les mieux placés pour voir : M. Husson, mon glorieux prédécesseur, n'en a jamais vu; je n'en ai jamais vu; M. Depaul lui-même n'en a jamais vu dans le champ de son observation, et je me plais à lui prédire qu'il n'en verra jamais.

La syphilis vaccinale paraît inconnue dans l'armée. Vous savez, messieurs, que les chirurgiens militaires des hôpitaux et des régiments font annuellement des rapports sur la santé des hommes confiés à leurs soins. Ces rapports sont conservés dans les archives du conseil de santé au ministère de la guerre. Notre honorable confrère M. H. Larrey, héritier de la sollicitude de son illustre père pour la santé du soldat, a revu ces rapports, à l'occasion de cette discussion, et il n'y a pas trouvé trace de syphilis *vaccinale*; et cependant c'est bien là qu'elle devait se montrer, puisque la syphilis non vaccinale y est si commune. J'oubliais de dire qu'un ordre du ministre de la guerre a prescrit la vaccination et la revaccination de toute l'armée.

Mais les vaccinations officielles touchent peu, à ce qu'il paraît, M. Bouvier; il ne veut même pas qu'on en parle; c'est comme si l'on défendait aux médecins des hôpitaux de rappeler les observations qu'ils y font. « Paroles imprudentes, s'est-il écrié! » Dites donc paroles naturelles, pleines de sens et d'enseignement pour qui sait les comprendre! Il est évident qu'on veut insinuer que les vaccinateurs officiels, ne suivant pas les vaccinés, ne peuvent savoir ce qui leur arrive; non, ils ne les suivent plus, à moins d'un intérêt particulier, comme quand ils font des expériences pour éclaircir un nouveau point de doctrine ou de pratique. Ce qui était bon, utile aux premiers temps de la découverte, serait inutile et déplacé aujourd'hui. On ne recommence pas tous les jours la science; il faut que les vérités acquises servent à quelque chose, ne fût-ce qu'à démasquer l'erreur : c'est la leçon que j'en voudrais tirer en ce moment.

Mais si les enfants vaccinés dans les établissements publics sont abandonnés des médecins, ils ont des parents qui ne les quittent pas : au moindre signal, leur attention se réveille, leur tendresse s'alarme ; on court au médecin vaccinateur, et on le rend ainsi témoin des suites de l'opération. Ce que je dis, je le sais. Combien de fois ne m'a-t-on pas ramené des enfants avec des érysipèles, des phlegmons, des rougeurs au visage, des éruptions à la peau, etc. Mais des accidents syphilitiques, jamais. Trois ou quatre fois seulement, dans une carrière de plus de trente ans, il est venu aux vaccinations de l'Académie des enfants qui m'étaient signalés comme suspects de syphilis : je les ai vaccinés comme les autres, j'en ai repris le vaccin à dessein, je l'ai inoculé sans scrupule, couvert que j'étais par l'autorité de mes maîtres, et je n'ai jamais eu à me repentir de ma confiance, ni de ma témérité.

Cependant je vous prie de croire que j'y regardais de très-près ; j'y donnerais encore plus d'attention aujourd'hui après les nouveaux avertissements de M. Depaul ; mais je n'apporterais à cet examen ni plus de simplicité, ni plus de bonne foi.

Pour nous mettre plus sûrement de son parti, M. Trousseau voudrait nous persuader que nous en sommes déjà, sans nous en apercevoir. Il assure en effet que le transport de la syphilis par la vaccine, que nous rejetons si loin en paroles, nous y croyons tous un peu dans la pratique, et en preuve il ajoute qu'il n'est pas un médecin sensé qui, ayant à choisir entre deux enfants porteurs de vaccin, l'un parfaitement sain, l'autre syphilitique, ne donnât la préférence au premier : oui sans doute, et il serait impardonnable de faire autrement ; mais croit-on qu'il hésiterait entre un bel enfant et un enfant chétif? La science est étrangère à ce choix, il se fait d'instinct, sans réflexion.

Ce sont, disais-je, les médecins qui pratiquent la vaccine en courant et de loin en loin qui ont vu la syphilis passer avec elle ; et ceux qui chargés d'un service public, comme Husson, Gregory, Heim de Stuttgard, ceux-là n'ont rien vu, *les premiers seront les derniers!* Ce n'est pas, je le sais, une raison pour décliner leur témoignage; la fortune a ses caprices comme ses favoris; mais c'en est une peut-être pour demander d'autres faits. *Experientia fallax!* Jamais Hippocrate n'a dit une plus grande vérité, lui qui en a tant dit, et je ne m'étonne pas qu'il l'ait inscrite au frontispice du temple, dans le premier de ses aphorismes.

Oui, l'expérience nous trompe, j'entends ici par expérience ce qu'entendait Hippocrate, l'observation de la Nature. Et cependant elle est nécessaire, indispensable, puisqu'elle est le fondement de toutes nos connaissances dans tous les genres; mais il y a faits et faits. Plus j'avance dans la vie, plus je m'assure qu'ils ne peuvent se passer d'une légitime interprétation; sans quoi, je le dis hautement parce que telle est ma conviction, ce sont les faits qui perdent la science, et il faut autant de temps pour réparer le mal qu'ils font que pour établir le bien qu'ils peuvent faire.

Non, on ne s'en méfie pas assez, on les accepte de toute main sur l'*étiquette* qu'ils se donnent et sans y regarder. J'entends dire tous les jours qu'il n'y a rien d'*entêté*, rien d'incorruptible, rien de *brutal* comme un fait. Que nous voyons les choses différemment! Et moi je dis : Rien de plus facile, de plus souple, de plus accommodant que les faits. Avec un peu d'adresse on leur fait dire tout ce qu'on veut; ils ont été pour tous les systèmes depuis Thémison jusqu'à Broussais; ils autorisent toutes les pratiques, même les plus contraires, même les plus ridicules.

Pardonnez-moi, messieurs, ces réflexions; la plume entraîne, elles lui ont échappé.

Je reviens. On ne connaît ni la patrie originelle, ni le jour de naissance de la syphilis vaccinale : nous sommes dispensés de la fêter. M. Depaul la prend en 1824 et la suit à travers champs jusqu'à nos jours; ce qui comprend une période de quarante années. « Il a fallu, dit très-bien M. Ricord, *con-*
» *denser* plus de quarante ans d'observation, et ces cas mal-
» heureux qui ne constituent qu'une rare exception, il a fallu
» les emprunter à l'Allemagne et à l'Italie; car, en France, ils
» sont encore plus rares; on pourrait facilement les compter. »

Cette remarque, si simple en apparence, contient une utile leçon ; elle nous apprend qu'il n'est pas de fait, de phénomène, si extraordinaire, si rare qu'il soit, qu'on ne puisse faire paraître commun en le prenant partout, sans égard pour le temps et les distances.

Pour apprécier les faits dans leur nombre, il faut les rendre aux temps où ils se sont produits; pour les apprécier dans leur exactitude, il faut les rapporter aux observateurs.

Parmi les faits cités dans le rapport, il en est un qui se recommande par le nom de M. Trousseau. Une jeune femme de dix-huit ans entre à l'Hôtel-Dieu pour un catarrhe utérin; elle en sort, elle y rentre; sur ces entrefaites, la variole survient ; elle n'avait pas été vaccinée, on la vaccine; enfin elle a la syphilis. Comment lui est-elle venue, cette syphilis? L'avait-elle avant la vaccine, et l'a-t-elle prise par les voies accoutumées? Non-seulement M. Trousseau affirme qu'elle ne l'avait pas avant la vaccine, mais il croit qu'elle l'a reçue de la vaccine et avec la vaccine. Cette opinion, il l'a défendue à cette tribune avec une facilité de langage, une aisance, une élégance de manières que tout le monde lui envie; il a charmé tous les yeux, toutes les oreilles ; il n'a pas satisfait tous les esprits. Je ne répéterai pas ici ce que j'ai entendu dire ailleurs.

En ce qui me concerne, je remarque d'abord l'ordre de l'argumentation. Quand on manque de preuves directes, on procède indirectement, par la méthode dite d'*exclusion*. C'est aussi ce qu'a fait M. Trousseau ; il commence par faire les suppositions les plus vraisemblables; puis il les reprend une à une, et les écarte comme ce qu'il y a de plus invraisemblable, jusqu'à ce que d'exclusion en exclusion, il se trouve comme acculé à la proposition où il veut arriver, et dont l'esprit ne peut se défendre, à moins cependant de rester dans le doute, mais c'est ce qu'il ne veut pas.

Les adversaires répondent premièrement que cette femme avait une affection de l'utérus, et avec cela des *granulations* au col : je dis des *granulations;* mais était-ce bien des granulations? On s'y trompe souvent. Par une illusion d'optique, on prend pour des granulations les bourgeons charnus d'une ulcération dont l'aspect, momentanément changé, fait paraître en relief ce qui est creux, et transforme aux yeux de l'observateur l'ulcération elle-même.

Cette remarque essentiellement pratique ne pouvait être faite que par un praticien habile et exercé ; elle est en effet de M. Desormeaux, alors chirurgien de Lourcine, maintenant à Necker. Plus d'une fois dupe de l'illusion qu'il signale, il s'accuse devant ses élèves pour les prémunir contre une erreur où il est quelquefois tombé.

La remarque est ici d'autant mieux placée que les désordres de cette femme depuis sa sortie de l'Hôtel-Dieu autorisent toute espèce de soupçons sur ses commencements.

Au reste, je tiens peu à me donner raison sur ce fait en particulier; il serait convaincu de faux qu'on se rejetterait sur les autres pour lesquels nous n'avons aucun moyen de contrôle, si ce n'est peut-être celui que les observateurs exercent entre eux par leur méfiance mutuelle; nul ne répond que de ce qu'il a vu, et doute un peu de ce qu'ont vu les autres, et en cela ils ont peut-être tous raison.

Vous avez entendu MM. Ricord, Blot, Briquet, discourir sur les faits du rapport; je fais ici un appel à vos souvenirs : N'est-il pas vrai qu'à mesure qu'ils avançaient dans cet examen, votre confiance s'en allait?

Pourquoi cela? Serait-ce que le premier exemple de syphilis *vaccinale* a mis un siècle à se montrer, car je ne sépare pas l'*inoculation* d'avec la vaccine? Serait-ce que les exemples en sont si rares qu'ils se perdent dans la masse des faits contraires? Serait-ce que les observateurs manquent d'autorité? Nous ne leur ferons pas cette injure.

Qu'est-ce donc? Pourquoi tant d'hésitation et de défiance pour l'observation? C'est qu'une syphilis issue directement ou indirectement de la vaccine paraît quelque chose d'inouï et de monstrueux; cela choque le bon sens et les notions les plus élémentaires de la pathologie; c'est que les sens et l'esprit se combattent et s'accusent réciproquement d'erreur : ce que les sens affirment, l'esprit le nie; et comme l'esprit prévaut sur les sens, il se flatte que la victoire lui restera; ou s'il succombe dans la lutte, sa défaite ne sera qu'apparente, et ce sont les faits eux-mêmes qui se chargeront de l'expliquer.

Élevé dans ces principes, je prends la question à un autre point de vue. Jusqu'ici elle n'a été examinée que dans les faits, je la considère dans les principes : je serai court.

Il y a dans toutes les sciences, dans tous les arts, dans toutes les industries, il y a des règles, des principes, des lois sous lesquelles les faits nouveaux viennent se ranger à mesure qu'ils se produisent; malheur à ceux qui s'y refusent; ils s'excluent de la science et perdent la plus grande partie de leur autorité par leur isolement. Aussi veuillez le remarquer, c'est à les rallier que s'appliquent tous les grands esprits. Et pour en citer un exemple récent, que n'a pas fait le génie de Geoffroy Saint-Hilaire pour ramener tous les cas de monstruosités à cette *unité de composition*, qu'il a posée comme la grande loi du règne animal, et sur laquelle il a élevé son système?

Or, un des principes les mieux établis de la pathologie en matière de contagion, c'est que les virus nés de semence se perpétuent par génération; s'il en est qui se forment, qui s'engendrent d'eux-mêmes, c'est-à-dire par les forces vives de l'organisme, sous l'influence de causes communes, comme le typhus et la pustule maligne; il est encore plus sûr qu'une fois éclos, ils créent de nouveaux germes qui les reproduisent et les répandent à la façon des plantes et des animaux, et plus exactement encore, car, dans la famille des virus, il n'y a ni promiscuité, ni croisement, ni mulets, ni métis, rien d'hybride enfin; tout s'y passe simplement, honnêtement, et selon les règles de la plus stricte légitimité.

Chaque virus a sa constitution qui lui est propre, sa nature, son individualité, j'allais dire sa personnalité. On peut les détruire ; les transformer, jamais! Mêlés ensemble, c'est une question de savoir s'ils se neutralisent ; cependant, au dire de M. Auzias-Turenne, un médecin de Christiania aurait étouffé le virus vaccin dans le virus syphilitique; je n'ai aucune raison pour le contredire; et cependant je demande que l'expérience soit répétée. Pour moi, on le sait, j'ai mêlé, après bien d'autres, le virus vaccin avec le virus varioleux, et les deux virus inoculés ensemble, par le même coup de lancette, se sont débrouillés tranquillement, et chacun a marché de son côté avec la même liberté que si l'inoculation en eût été faite séparément.

Ce résultat, qui me surprit alors, me paraît aujourd'hui tout naturel. Rien de plus commun que les exemples de variole et de vaccine marchant ensemble, il y en a dans toutes les épidémies. A-t-on jamais vu la vaccine, prise sur un varioleux, communiquer la variole? Et réciproquement est-il jamais arrivé que la variole, prise d'un vacciné, ait communiqué la vaccine? On l'a cru, on l'a dit plus d'une fois pour prouver l'identité des deux éruptions; mais il est survenu des explosions d'une éruption générale, et toutes les illusions se sont bientôt dissipées.

Et cependant la variole et la vaccine ont entre elles des airs de parenté incontestables; elles sont, passez-moi l'expression, elles sont du même sang, ou peu s'en faut; on dit, par un abus de langage, qu'elles s'excluent, et, au contraire, elles se suppléent et se servent de caution l'une à l'autre.

Je tiens ces principes pour vrais, pour certains; et c'est en leur nom, c'est au nom de la loi qui régit les virus que je déclare sinon impossible, du moins très-invraisemblable la transmission de la syphilis par la vaccine.

Mais permettez-moi de vous le dire, il règne dans votre langage une confusion qu'il faut vous signaler; j'y ai d'autant plus de regrets qu'elle n'a pas l'air de vous déplaire. En parlant de la syphilis *vaccinale,* vous faites bien entendre par là qu'elle vient de la vaccine ou par la vaccine; mais cela même est un peu vague. En effet, il y a plusieurs parties dans la vaccine : et d'abord le *virus vaccin*, le virus est à la vaccine ce que la graine est à la plante; ensuite la pustule, c'est la vaccine elle-même; enfin la *vaccination;* mais la vaccination ce n'est rien ; c'est la mise en terre du germe ou du virus; c'est le tour de main du vaccinateur; c'est le coup de lancette; pour récolter, il faut semer : la vaccination, c'est la *semaille* et rien de plus.

Vous le voyez donc, tout dans la vaccine émane du virus vaccin; cependant quand vous parlez de la syphilis *vaccinale*, vous dites indifféremment qu'elle se produit par le virus vaccin, par la vaccine, ou par la vaccination. On peut bien vous passer ce langage, s'il vous est agréable; mais il faut que vous sachiez que, sous cette variété de paroles, vous dites toujours la même chose, à savoir que vous reconnaissez une syphilis d'origine vaccinale, c'est-à-dire qui descend du virus vaccin.

Traduite dans ces termes, que pensez-vous de votre doctrine? Qu'est-il donc arrivé au virus vaccin qu'il transmette la syphilis? Croyez-vous sincèrement qu'il participe en quelque chose de la syphilis sur le syphilisé; de sorte qu'après cette détestable alliance ou mésalliance, il réunit en lui deux natures, deux personnes en une seule; si bien qu'inoculé dans cet état mixte, il se reproduit sous les deux espèces?

Ou bien croyez-vous que les deux virus, sécrétés en même temps dans la même pustule et par la même membrane, s'y mêlent, sans se confondre, au point que, quoique distincts, il est impossible à la lancette de les séparer et de prendre l'un sans l'autre?

Ou bien enfin êtes-vous d'opinion que, sur quelque sujet qu'il tombe, scrofuleux, dartreux, syphilitique, le vaccin se préserve de toute souillure, comme la piqûre elle-même?

De toutes les suppositions, c'est bien assurément la plus raisonnable; mais ce ne peut être la vôtre, car elle laisse subsister la difficulté tout entière, à moins que, pour vous tirer d'embarras, vous n'admettiez que la lancette a pris malencontreusement les deux virus et fait, du même coup, deux inoculations pour une.

Il est parlé dans l'histoire de la science de quelques cas de pustule maligne ou de charbon transmis par la piqûre des insectes, et notamment de grosses mouches; je concevrais de la même manière le transport de la syphilis par la lancette du vaccinateur; ce serait un coup de lancette malheureux, et voilà tout.

Quoi qu'il en soit de ce rapprochement, je répète, avec M. Gibert, que la transmission des symptômes secondaires de la syphilis n'a rien de comparable avec la transmission de la syphilis vaccinale. « Comment, dit-il, dans un cas je » vois des opérateurs qui scarifient des condylomes, qui in- » cisent des plaques muqueuses, qui percent des pustules » ecthymateuses et qui inoculent de ces accidents secon- » daires; et dans l'autre, vous agissez sur une portion saine » de la peau, vous *piquez une vésicule de vaccine, et vous pré-* » *tendez en tirer le virus syphilitique!* En vérité, je ne com- » prends plus, et j'attends une interprétation légitime. »

Les paroles de M. Gibert me rappellent un propos de Voltaire. Voltaire parle de la nécessité, de la propriété des germes dans les deux règnes vivants : point de végétal, point d'animal, dit-il, sans germe ; autrement, ajoute-t-il, « une » carpe pourrait naître sur un if »; ce qui ne s'est jamais vu.

Quant au fait brut, au fait sans commentaire, c'est-à-dire à l'inoculation fortuite de la syphilis à l'occasion de la vaccine, j'avoue que je ne sais qu'en penser; je vois bien qu'on raisonne mal, ou qu'on ne raisonne pas du tout; je vois bien que la syphilis vaccinale n'a pour elle que des faits contestés, et contre elle les données les plus incontestables de la science; mais comment dire à un voyageur que ce qu'il assure avoir vu, il ne l'a pas vu? Comment dire à un observateur, vous vous êtes trompé? Tout le monde n'a pas cette finesse d'esprit de Fontenelle, répondant à une personne qui lui racontait les choses les plus incroyables : « Puisque vous » le dites, je le crois; si je l'avais vu, j'en douterais. »

Au commencement de cette discussion, on ne parlait que de quelques faits rares, très-rares; maintenant c'est par centaines qu'on les compte; M. Bouvier parle de trois cents. A la vérité, s'il apporte de nouveaux faits, il n'apporte pas de nouvelles preuves; il se contente de les affirmer de son témoignage, ce qui est beaucoup, et d'un ton, d'un accent qui ne pouvait que faire une grande impression sur l'assemblée.

En y ramenant ma pensée, les objections de ses contradicteurs me sont revenues en mémoire, fortifiées des enseignements de la science. Dans l'incertitude où elles me laissent, je crois faire acte de prudence et de déférence pour mes honorables adversaires en restant dans le doute, dans ce doute philosophique qui, libre de tout engagement, laisse l'esprit toujours ouvert à la vérité quelle qu'elle soit.

Qui peut se flatter de connaître toutes les voies, tous les procédés, tous les moyens à l'usage de la nature dans les maladies contagieuses?

Dispute de mots, dira-t-on; non, dispute de choses. N'est-ce donc rien, dans votre logique, que de rapporter l'effet à sa cause? N'est-ce donc rien, à vos yeux, que de réserver l'incorruptibilité du vaccin? N'est-ce donc rien que de réhabiliter la vaccine et de la conserver pure et chaste, comme nous l'avons toujours connue : la vaccine de toutes les pratiques médicales, la meilleure sans comparaison avec aucune autre?

Aussi, je ne m'en cache pas, je m'effraye à chaque nouveau coup qu'on lui porte, et toutes les précautions de ses agresseurs ne me rassurent qu'imparfaitement. Si le virus vaccin peut se souiller du virus syphilitique, que cherchez-vous les moyens d'écarter le danger? il n'y en a pas, hormis, dit-on, la vaccine *animale*. La vaccine animale! Ne me parlez pas, je vous prie, de cette étrangère, c'est l'enfance de l'art en matière de vaccine. Lorsque Jenner eut trouvé le *cowpox*, il savait bien qu'il tenait en main le préservatif de la petite vérole; mais, le croirait-on? Il ne savait qu'en faire; et en effet c'en était fait de sa découverte s'il eût fallu, comme il le croyait, revenir à la vache à chaque nouvelle opération. C'est à ce temps reculé qu'on voudrait nous reporter sous le double prétexte de rendre au vaccin affaibli sa force native, et de prévenir un danger peut-être plus imaginaire que réel, ou au moins infiniment rare; et il y a de cette rareté plus que le fait, il y a de bonnes raisons à donner et que je donnerai en temps et lieu; mais n'anticipons pas, la vaccine dite *animale* n'est pas en discussion pour le moment; son tour viendra avec le rapport dont la lecture de M. Lannois ne peut manquer d'être l'objet.

Je reviens moi-même sur mes pas; je parlais de la vanité de votre prophylaxie. Au contraire, dans la position où je me place, la vaccine n'étant tout au plus que l'occasion et non la cause de la syphilis, on peut espérer de jouir du bienfait sans l'acheter à si haut prix, et en même temps que je continue la tradition, je rassure les populations alarmées par une imprudente confidence.

Il est à regretter, je regrette que l'histoire de la vaccine ne se soit pas présentée à propos à l'esprit de M. Depaul; il y aurait trouvé la règle de sa conduite. Dès son avénement, la vaccine se donna comme infaillible; cette consolante doctrine a régné pendant douze ou quinze ans; après quoi, on a cité timidement quelques exemples de variole, mais encore si rares, qu'on les comparait aux récidives de la variole, sur lesquelles on disputait depuis douze cents ans; puis le nombre se multipliant, la science a parlé avec les ménagements que vous savez. Croyez-vous cependant qu'elle ait à se reprocher d'avoir été trop discrète? Croyez-vous que les familles et la société en général aient beaucoup perdu à ces tempéraments?

M. Depaul présume trop du bon sens des populations et pas assez des droits de la logique; il a l'air de croire qu'on peut poser les principes et retenir les conséquences. Un jour il annonce, sous un pli cacheté pour prendre date de la découverte, que le vaccin est d'origine varioleuse, et si M. Guérin ne l'eût averti, il nous ramenait, sans le vouloir, à l'inoculation; à présent il déclare qu'il y a une vaccine d'origine syphilitique.

Et en même temps qu'il annonce cette triste nouvelle, il nous assure que la vérité ne peut pas nuire, je le crois comme lui, et ce m'est une forte présomption que ce qu'il dit pourrait bien n'être pas la vérité.

Non, jamais la vaccine n'eut à se défendre contre une accusation plus grave, d'autant plus grave qu'elle part d'un homme plus justement estimé et revêtu d'un caractère officiel.

Que M. Depaul me permette de le lui dire, il y a en lui deux hommes : l'homme privé et l'homme public ; le savant, membre de cette Académie, et le directeur du service de la vaccine. Le premier est libre, il peut tout dire, tout faire à ses risques et périls, il ne doit compte de ses opinions qu'à la science. J'aurais compris que celui-là, ramassant les faits épars dans le monde, sur une question de son goût, en eût fait le sujet d'un acticle de journal, ou d'un mémoire dont il vous eût donné les prémices.

Le second, le directeur du service de la vaccine, n'a pas la même liberté ; sa position est différente ; il ne parle pas en son nom, il parle au nom de l'Académie, et les Académies ne doivent pas se tromper : si elles ne sont pas infaillibles, elles passent un peu pour l'être ; elles ne courent pas après les découvertes, elles les attendent pour les juger et les répandre. Bien imprudents sont ceux qui les engagent dans des voies nouvelles, c'est les faire descendre à leur niveau et les exposer à tous les traits de la critique et de la satire.

Quoi qu'il en soit de cette distinction, M. Depaul vous doit annuellement un rapport général sur l'état de la vaccine dans toute l'étendue de l'Empire ; au lieu de cela, il vous a lu une courte dissertation sur un sujet spécial de son choix, dont il a pris les éléments un peu partout.

Néanmoins, peu formaliste de ma nature, c'est à regret que je le rappelle aux usages reçus : M. Depaul est bien fait assurément pour s'ouvrir de nouvelles voies ; mais il ne me paraît pas assez heureux dans celle où il vient d'entrer pour vous engager à l'y suivre.

Notre judicieux confrère M. Devergie vous en a signalé les inconvénients dans l'intéressante communication qu'il vous a faite ; je me joins à lui, non pas pour vous demander une nouvelle commission, mais pour vous proposer le renvoi du rapport en discussion à la commission de vaccine.

XIV. — Communication de M. Gibert.

Séance du 7 mars 1865.

Messieurs, les adversaires du projet de rapport de M. Depaul, ou mieux, du caractère officiel et administratif que l'on voudrait donner à ce prétendu rapport, ont été assez critiqués dans le discours habile et spirituel de notre cher collègue et ami M. Bouvier pour qu'il me soit permis de répondre quelques mots aux attaques dont ils ont été l'objet.

On nous a accusés de vouloir étouffer la vérité, dissimuler les faits et les empêcher de se produire en les sacrifiant à la gloire et au triomphe de la vaccine. Mais bien loin de chercher à nous opposer à la publicité des faits de prétendue syphilis vaccinale, c'est nous qui avons provoqué au sein de l'Académie le débat le plus propre à les porter à la connaissance du public médical. Et pour ce qui est du triomphe de la vaccine pour lequel nous ne concevons aucune inquiétude, nous nous en préoccupons beaucoup moins que de la nécessité d'arrêter les progrès de la variole.

En effet, comme l'a dit énergiquement notre éminent collègue et ami M. Ricord, ce n'est pas la syphilis vaccinale qui nous menace, mais c'est bien la variole qui est à nos portes.

M. Trousseau semble dire que nous poursuivons une chimère en nous effrayant des suites que pourrait avoir, en pareil cas, l'intervention officielle et administrative. Mais M. Bouvier, au contraire, s'efforce de faire prévaloir l'importance qu'il attache à cette intervention et présente à notre admiration une circulaire ministérielle émanée d'un gouvernement humanitaire et progressif que je n'ai pas besoin de nommer. Que prétendrait donc nous prescrire cette majestueuse circulaire? Elle recommande, en premier lieu, à tous les vaccinateurs de substituer la pointe d'une aiguille à la pointe de la lancette vaccinale. Qu'est-ce là autre chose qu'une véritable puérilité? N'est-il pas à craindre, d'ailleurs, qu'en atténuant sans cesse les procédés de la vaccination, en donnant lieu de redouter toute piqûre un peu prononcée de la peau de l'enfant, on n'arrive à rendre plus fréquents les cas de vaccination sans résultat, qui sont encore aujourd'hui certainement la principale cause des doutes que quelques personnes ont élevés sur les effets préservatifs de la vaccine? Qui ne sait que dans les localités où la pratique de la vaccine est générale et soigneusement appliquée et surveillée, les épidémies de variole ont cessé de se produire? C'est un résultat consigné dans plusieurs mémoires adressés par les médecins vaccinateurs aux commissions de vaccine et des épidémies. En présence d'un si beau succès, comment ne pas redouter tout ce qui peut entretenir les préjugés populaires relatifs à la vaccine, comment ne pas craindre l'effet moral que produirait sur les familles la crainte de la communication d'une maladie contagieuse aussi justement redoutée que la syphilis?

Quant aux conditions d'âge et au choix du sujet vaccinifère présentés également dans la fameuse circulaire, ce sont des règles connues et généralement appliquées partout, excepté peut-être à l'Académie.... Mais ici, il y a une nécessité qui prime toutes les autres, c'est celle de ne jamais laisser tarir la source du fluide vaccinal, et comme l'Académie n'a souvent à sa disposition que les enfants des hospices et des enfants nouveau-nés, elle ne peut pas toujours se montrer aussi scrupuleuse que les vaccinateurs de la ville. Or, jusqu'ici rien ne s'est produit qui ait pu inspirer des craintes sérieuses sur ce mode de pratique de la vaccination.

M. Bouvier a stigmatisé du terme de fantaisiste la statistique présentée au nom du bon sens et de l'expérience commune par notre honorable collègue M. Briquet; mais qui nous empêcherait, à notre tour, d'accoler à celle de M. Bouvier l'épithète plus juste de fantastique? Qu'est-ce donc, en présence de plusieurs centaines de mille de vaccinations pratiquées en France depuis un demi-siècle, que cette pauvre douzaine de faits incomplets ramassés à grand'peine par l'orateur qui, en fouillant les annales de cette longue série d'années et en invoquant des autorités aussi discutables que celle d'Alphonse Leroy, par exemple, n'a pas pu nous offrir un chiffre plus imposant?

Quant à l'Italie, cette terre classique de la syphilis vaccinale, pourquoi s'efforcer de grossir le nombre des cas offerts comme exemples de syphilis vaccinale, en y faisant figurer ceux de communication de la maladie de l'enfant syphilisé aux enfants et aux adultes avec lesquels il a eu des rapports plus ou moins intimes? Ce n'est plus là de la syphilis vaccinale, ce sont des exemples de contagion d'accidents consécutifs qui rentrent dans la catégorie des faits connus et observés depuis longtemps.

Mais, M. Bouvier insiste : Vous ne pouvez plus douter, s'écrie-t-il avec M. Depaul, il ne vous est plus permis d'avoir de doutes ! J'en demande bien pardon à notre honorable collègue...; mais je doute encore et je crois que je douterai long temps de la possibilité de faire sortir le virus syphilitique d'une vésicule vaccinale.

En somme, inutilité de faire intervenir l'autorité administrative dans une question scientifique, encore aussi douteuse et aussi obscure; danger de prononcer un jugement prématuré, et danger d'engager la responsabilité de l'Académie sur une pareille question ; danger surtout de semer l'alarme dans les familles et de nuire à la propagation de la vaccine, rendue plus nécessaire que jamais par le nombre croissant et la gravité des épidémies de variole... Voilà plus de raisons qu'il n'en faut pour motiver le renvoi à la commission de vaccine du projet de rapport présenté par M. Depaul, soit pour amender ce projet et le dépouiller de cette sorte de caractère d'épouvantail qu'on semble s'être plu à lui donner.... soit pour en faire la base d'un travail nouveau et plus complet sur la question en litige, et dans cette hypothèse, je persiste à penser qu'il serait utile d'adjoindre, dans ce but spécial, à la commission de vaccine quelques nouveaux membres compétents dans l'espèce.

XV. — Communication de M. Depaul.

Séance du 14 mars 1865.

Messieurs, j'avais pris la résolution de ne plus prendre la parole dans cette discussion ; il me semblait que tout ce qui pouvait éclairer la question en litige avait été dit et redit à cette tribune. Cependant après mûre réflexion, j'ai pensé que je devais défendre jusqu'au bout une cause que, plus que jamais, je crois être celle de la vérité, et réfuter certaines assertions étranges qui ont été émises par quelques nouveaux orateurs; mais je n'ai pas l'intention d'abuser des instants de l'Académie, et je serai aussi bref que possible.

Je n'ai rien à dire à mes savants collègues MM. Devergie et Bouvier. Tous les deux me sont venus en aide : comme moi, comme M. Trousseau, ils regardent la syphilis vaccinale comme surabondamment démontrée, et l'un d'eux vous a fait remarquer que ce fait capital, qui à l'origine de ces débats avait rencontré tant d'incrédules, était aujourd'hui presque universellement reconnu parmi nous. Permettez-moi d'ajouter que ce n'est pas seulement au sein de l'Académie qu'un pareil changement s'est opéré, car si j'en crois tout ce qui m'a été dit ou écrit par un grand nombre de médecins français et étrangers, l'opinion générale ne s'est pas moins modifiée en dehors de cette enceinte. Le résultat obtenu a dépassé mes espérances, car je ne m'étais pas dissimulé les obstacles de toute nature que je rencontrerais. On ne détruit pas facilement des convictions qu'on croit pouvoir faire reposer sur une expérience de plus de soixante ans, alors surtout que ces convictions nous laissaient dans une sécurité si complète à l'égard d'une méthode prophylactique qui s'applique sur une si large échelle dans tous les pays civilisés.

En ce qui concerne M. Ricord, me sera-t-il permis de faire remarquer que nous ne connaissons pas mieux son opinion aujourd'hui qu'au commencement de ces longs débats? Il semble avoir pris à tâche de s'entourer d'un nuage assez épais pour se rendre impénétrable. Je n'oublierai pas qu'il nous a déclaré qu'il ne voulait pas être pressé sur ce point et qu'il entendait choisir librement le moment où il lui conviendrait de faire connaître le fond de sa pensée. Laissons-le donc méditer tout à son aise, et contentons-nous de la déclaration un peu équivoque qu'il nous a faite, et qui consiste simplement à ne plus nier la *possibilité* de la transmission de la syphilis pendant l'acte de la vaccination. Je constate qu'il ne se compromet pas beaucoup par une semblable déclaration, et je m'étonne seulement qu'il reçoive avec tant de complaisance les compliments qui lui ont été décernés pour la franchise et la spontanéité avec lesquelles il aurait abjuré ses anciennes erreurs. Quant à moi, j'en appelle à ceux qui ont entendu ses discours et qui liront ses écrits.

Notre savant collègue vous a beaucoup parlé de certain document émanant de l'Assistance publique, relatif à la mortalité des enfants nouveau-nés, et dans lequel il n'était pas question de la syphilis vaccinale. Un instant vous avez pu croire que ce rapport qui a été exhumé était mon œuvre; j'ai dû protester séance tenante et vous faire savoir que je n'avais concouru en rien à sa rédaction. J'ai eu simplement l'honneur de faire partie, en ma qualité de chirurgien d'hôpital, d'une commission nommée par M. le directeur de l'Assistance publique, à l'effet de chercher les moyens de remédier à la grande mortalité qui s'observe à l'hospice des Enfants assistés. Je le demande, que peut-on trouver de commun entre une mission spéciale se rapportant à un établissement déterminé et la question générale de la syphilis vaccinale qui intéresse, à un égal degré, la pratique de la ville et celle des maisons hospitalières? Mais d'ailleurs, mon contradicteur le sait bien, le rapport qu'il a voulu m'opposer n'est pas de moi, mais bien de M. Cullerier qui n'avait pas, il faut bien le reconnaître, à s'occuper de la question que nous agitons en ce moment. En quoi donc un pareil document peut-il prouver que mes convictions n'étaient pas faites à cette époque sur la syphilis vaccinale?

J'en puis dire tout autant du travail que j'ai lu à l'Académie dans le courant de janvier 1862, sur les *vaccinations hâtives* (1). Après avoir établi que cette opération pratiquée dans les premiers jours ou les premières semaines qui suivent la naissance, n'était pas plus dangereux que celle qui n'a lieu qu'après le deuxième ou le troisième mois, j'ajoutais : « Mais si à la rigueur, en temps ordinaire et pour les enfants qui restent isolés dans leurs familles, il n'y a pas de grands inconvénients à temporiser, il n'en est pas de même quand la variole apparaît dans une maison, quand des cas multipliés sont signalés dans une ville ou quand on exerce dans un hôpital. Dans cette dernière condition surtout le danger est permanent, les salles aujourd'hui ne contiennent aucun varioleux; mais qui sait si parmi les malades qui entreront demain il ne s'en trouvera pas quelqu'un? »

Je citais à cette occasion un exemple que je venais d'observer dans mon service de l'hospice des Enfants assistés. Un enfant atteint de variole avait été placé dans l'une de mes salles. La maladie ne tarda pas à s'étendre à d'autres enfants. Vingt-trois furent infectés, et sur ce nombre nous eûmes onze morts à déplorer; je ne me rendis maître de l'épidémie que par une vaccination générale.

Après avoir formellement déclaré que je n'avais pas eu l'intention d'étudier toutes les questions qui se rattachent à l'histoire des vaccinations hâtives, je terminais ma communication par les deux propositions suivantes :

1° La vaccination qui se pratique dans les premiers jours qui suivent la naissance, n'expose pas à des dangers plus nombreux et plus sérieux que celle qu'on retarde jusqu'au deuxième ou au troisième mois.

2° En admettant que dans la pratique civile on puisse souvent, sans danger, retarder la vaccination, il n'en est pas de même pour les enfants qui naissent dans les hôpitaux ou qui doivent y séjourner un certain temps.

Ayant défendu dans ces termes les intérêts des enfants qui m'étaient confiés à l'hôpital, je ne m'attendais pas à être accusé dans une publication périodique d'inhumanité à leur

(1) Depaul, *Rapport sur les vaccinations pratiquées en France en* 1862. Paris, 1864.

égard. Si j'avais l'honneur de tenir la plume d'un journaliste, je ne parlerai pas avec une pareille légèreté d'un confrère qui a toujours considéré comme un devoir de faire passer les malades de son hôpital avant ceux de sa clientèle, ou, pour mieux dire, qui les confond tous dans un dévouement aussi complet que possible. Je crois avoir fait suffisamment mes preuves sous ce rapport et être assez connu de mes confrères, pour que ma réputation n'ait rien à souffrir d'une imputation aussi gratuite; mais j'ai bien le droit d'exiger que pour me combattre on ne me suppose pas des pensées que je repousse comme indignes de moi et qu'on n'ait pas recours à des armes que je ne veux pas qualifier. Je fais appel à la loyauté du confrère qui a laissé échapper ces paroles imprudentees; je lui indique les sources où il pourra s'éclairer, et j'attends qu'il mette, à me donner la réparation qu'il m'est due, le même empressement qu'il a mis à m'accuser sans s'être donné la peine de me lire.

Je reviens à M. Ricord, qui s'est beaucoup préoccupé de savoir depuis quand dataient mes convictions sur la syphilis vaccinale; je l'entends encore fulminer contre moi ce terrible anathème : Vous êtes coupable, cent fois coupable, mille fois coupable, si, convaincu depuis longtemps, vous n'avez pas parlé plus tôt! Mais comment peut-il ignorer que depuis plusieurs années je n'ai pas laissé échapper une occasion sans montrer combien j'étais vivement préoccupé de cette importante question? Ne devrait-il pas savoir que dans mon rapport sur les vaccinations pratiquées, en France, pendant l'année 1860, j'avais déjà appelé sur elle l'attention de M. le ministre? Lorsque M. Devergie présenta son malade à l'Académie, est-ce que je ne pris pas la parole pour dire que des faits nombreux existaient, qui témoignaient de la réalité de la syphilis vaccinale? Que pouvais-je faire de plus alors que n'ayant aucune mission officielle, toute la responsabilité du service de la vaccine retombait sur M. Bousquet qui en était le directeur? J'ai déjà voulu parler une fois, mais j'ai dû m'arrêter devant les obstacles qui se sont élevés et attendre que je fusse revêtu de l'autorité nécessaire pour passer outre. Il y a à peine six mois que j'ai eu l'honneur de succéder à M. Bousquet, et l'on a vu qu'il a été l'objet de ma première communication à l'Académie.

M. Ricord ne s'aperçoit pas de l'étrange contradiction qu'il y a dans ses paroles. D'une part, j'ai manqué à tous mes devoirs en n'avertissant pas plus tôt l'Académie; de l'autre, quand je m'y suis décidé, j'ai commis une grande imprudence et je suis déclaré coupable d'avoir gravement compromis la vaccine et d'avoir fait peser sur les praticiens une terrible responsabilité. Je laisse à ceux qui le suivront dans son argumentation le soin d'apprécier des assertions aussi opposées.

Il ne me reste plus qu'une remarque à présenter à mon collègue : on se rappelle que ne sachant plus comment réfuter les observations qui se multipliaient et qui devenaient de plus en plus démonstratives, il avait cherché à les battre en brèche en s'attaquant à la durée de l'incubation, que tantôt il trouvait beaucoup trop longue et tantôt beaucoup trop courte. Il prétendait que de pareils écarts étaient en opposition avec certaine loi formulée par lui, et comme toujours c'était la loi qui devait avoir raison; c'est encore une illusion à laquelle il faudra renoncer. Un de ses anciens élèves les plus distingués, dont il ne recusera pas le sympathique dévouement, M. le docteur Alfred Fournier, dans un travail remarquable (1), qui est basé sur des observations nombreuses et qui portent l'empreinte d'un observateur qui connaît à fond la matière, vient de démontrer, contrairement à ce qui est admis par son maître :

1° Que l'inoculation de la syphilis dépasse souvent les limites dans lesquelles on est accoutumé à la restreindre ;

2° Que le plus habituellement elle se prolonge au delà de trois semaines ;

3° Qu'il n'est pas rare qu'elle atteigne une durée de quatre à cinq semaines ;

4° Que parfois elle dépasse cette durée pour atteindre celle de six semaines ;

(1) *Recherches sur l'incubation de la syphilis.* Paris, 1865.

5° Qu'enfin elle peut se prolonger même au delà, et que dans un cas elle a dépassé le chiffre extrême de deux mois.

D'où vient donc une semblable dissidence? M. Fournier en donne l'explication toute naturelle :

« Oui, dit-il, il est un chancre qui, comme l'a si bien vu M. Ricord, répond immédiatement à l'inoculation et dont le développement commence avec l'insertion même du pus. Ce chancre, c'est le *chancre simple*, celui qui s'inocule et se réinocule si facilement au sujet contaminé, celui qui a servi aux célèbres expérimentations de mon maître. Mais bien différent de ce premier type, bien que longtemps confondu avec lui, le *chancre syphilitique* procède tout autrement : d'une part, en effet, il ne s'inocule pas sur le sujet qui le porte et ne peut donc être reproduit à volonté, comme on le croyait autrefois ; d'autre part, alors qu'on le transporte avec la lancette sur un sujet sain, on le voit incuber d'une façon réelle et souvent très-longue. »

Tout le monde est de l'avis de M. Briquet, la question de la syphilis vaccinale est une des plus graves dont on puisse s'occuper, et c'est précisément à cause de cela qu'il faut apporter dans son étude plus de gravité que ne l'a fait notre collègue qui, avant de monter à la tribune, s'était évidemment promis de ne pas être sérieux. Je crois qu'il serait bien embarrassé s'il lui fallait justifier les assertions qu'il a émises. Sur quel document, par exemple, s'est-il appuyé pour avancer que proportionnellement on vaccinait beaucoup moins en Italie qu'en France? Je pense qu'il est sous ce rapport dans une erreur complète ; et si jusqu'à ce jour l'Italie est le pays qui compte le plus grand nombre d'exemples d'infection syphilitique produite pendant la vaccination, ce n'est pas dans ce fait imaginaire qu'il a mis en avant qu'il en pourra trouver la cause. Je lui ferai remarquer que le nombre considérable d'individus contaminés se rattache à un petit nombre d'observations, et que c'est par le chiffre de celles-ci et non par celui des premiers qu'il faut compter. Mais d'ailleurs, quand même sa remarque serait fondée, il faudrait faire intervenir, pour avoir une explication raisonnable, beaucoup d'autres considérations dont je n'ai pas à m'occuper ici.

Que mon collègue refuse toute valeur aux observations du professeur Cerioli, à celles de Rivalta et de l'Hôtel-Dieu, je ne puis voir là qu'une opinion personnelle dont l'auteur seul est responsable. Mais je suis bien convaincu qu'il ne rattachera personne à sa manière de voir avec des arguments comme ceux dont il s'est servi. Ainsi, tout d'abord, il se méfie de l'observation de Crémone parce qu'elle a plus de quarante ans. D'un autre côté, toutes celles qui viennent de l'Italie ne lui inspirent qu'une très-médiocre confiance, parce qu'il suppose que le climat doit réagir sur l'imagination du peuple aussi bien que sur celle des savants.

En abordant le genre plaisant au sujet du professeur de Crémone, M. Briquet n'a pas eu une inspiration heureuse; il croyait sans doute M. Cerioli mort depuis longtemps. Je suis heureux de pouvoir le détromper et de lui apprendre que ce savant et vénérable confrère se porte à merveille et qu'il n'a cessé de prendre une part active à tout ce qui se rattache à l'importante question de la syphilis vaccinale.

Dans une lettre qu'il m'a fait l'honneur de m'écrire tout récemment, il se plaint, non sans quelque raison, de ce qu'on dénature ses écrits et persiste plus que jamais dans ses croyances premières. Mais on a beau traiter avec un sans façon peu académique sa personne et ses observations, celles-ci resteront, pour quiconque les lira avec quelque attention, entourées de toutes les garanties désirables pour entraîner la conviction. On y verra toujours que les enfants, primitivement infectés dans le point de l'inoculation vaccinale, infectèrent à leur tour les nourrices, et que les maris ne le furent qu'en dernier lieu. C'est en vain qu'on s'efforcera de donner au courant syphilitique une direction autre que celle qu il a eue réellement. C'est des enfants aux maris qu'il a marché, en passant par les nourrices, et non des maris vers les nouveau-nés.

Que penser encore de ces statistiques improvisees, desquelles il résulterait qu'on n'observerait qu'un cas d'inoculation syphilitique sur cinq millions de vaccinations? Je suis vraiment émerveillé de la facilité avec laquelle on se contente de simples suppositions qu'on voudrait nous faire accepter comme des choses parfaitement démontrées! Ainsi que cela a été dit plusieurs fois, on est loin de connaître tous les cas de syphilis vaccinale; tout ce qu'on peut affirmer, c'est qu'ils sont heureusement fort rares : quant à les nier, parce que la vérole s'inocule plus facilement avec le pus du chancre qu'avec le liquide que renferme la pustule vaccinale d'un syphilitique, c'est avouer qu'on fait bon marché des observations et qu'on les écarte sans autre forme de procès, parce qu'elles contrarient une idée préconçue.

Mais à quoi bon invoquer les observations avec M. Briquet. Il raye d'un trait de plume toutes celles qui le gênent. Il a été démontré expérimentalement que plusieurs maladies sont inoculables par le sang, et la syphilis en particulier! Qu'importe, il déclare qu'il n'y croit pas, et à ses yeux il n'en faut pas davantage pour devoir mettre de côté tout ce que nous savons à cet égard. Quelque bonne opinion que je puisse avoir de son jugement, j'aime mieux rester fidèle à des habitudes que je crois plus scientifiques, et je déclare que les faits m'inspirent encore plus de confiance.

Il est évident que M. Gibert, qui n'a pas voulu se donner la peine d'étudier la question, appartient à la même école que M. Briquet. Il professe le même dedain pour les observations et pour ceux qui se donnent la peine de les recueillir. Toutes celles que nous avons pris le soin de réunir, il les traite de faits insolites et sans valeur. Au lieu de discuter, il préfère donner son opinion en quelques phrases concises et pleines d'assurance; il affectionne tout particulièrement la forme aphoristique, mais il oublie que les aphorismes n'ont de valeur qu'à la condition de résumer les vérités établies par l'expérience. Il faut être bien fort et bien sûr de soi pour se donner une pareille mission, et Hippocrate lui-même, dont il semble vouloir perpétuer la tradition, aurait échoué encore plus souvent qu'il ne l'a fait, si, comme lui, il avait dédaigné l'observation des faits pour se livrer à l'inspiration du moment.

J'avais établi, et tout le monde a répété avec moi, même M. Ricord, que la syphilis vaccinale était le corollaire de l'inoculation des accidents secondaires et du sang, ou, pour mieux dire, que cela était une seule et même chose.

De son autorité privée, M. Gibert déclare que cette proposition est une erreur capitale. Ne lui demandez pas pourquoi, quand il *a dit*, il ne descend pas dans les détails.

Il est bien vrai qu'il ne nie pas la contagion des accidents secondaires, et cela serait difficile, puisqu'il l'a lui-même démontrée expérimentalement, mais il est presque sur le point de se repentir des inoculations qu'il fit en 1859. Il aurait pu, dit-il, s'en passer, parce que le fait était attesté chaque jour par l'observation clinique et par la tradition qui remontait à plus de trois siècles. Je conviens que si pour le rattacher à la syphilis vaccinale il lui faut une tradition aussi antique, il est inutile de compter sur lui.

La découverte de la vaccine a environ soixante-cinq ans d'existence, et ni lui ni moi ne vivrons assez longtemps pour savoir où en sera la question dans plus de deux cents ans. Heureusement pour la vérité, tous les esprits ne sont pas aussi difficiles, et la science peut faire des progrès un peu plus rapides. Me sera-t-il permis d'ajouter que la tradition peut transmettre l'erreur aussi bien que la vérité. Il ne me serait pas difficile d'en trouver de nombreux exemples dans l'histoire de la médecine.

D'un autre côté, M. Gibert prétend ne pas comprendre comment on pourrait trouver du virus syphilitique dans une pustule vaccinale. En vérité, cela m'étonne de la part d'un collègue qui s'est assuré que le sang des syphilitiques était inoculable, et je suis presque honteux d'avoir à lui répéter que cela dépend de ce que, dans une pustule vaccinale, il y a, outre le virus vaccin, du sang en nature ou quelques-uns de ses éléments.

Il ne me reste plus qu'à répondre au discours de l'honorable M. Bousquet, qui s'était réservé jusqu'à la fin pour porter sans doute le dernier coup.

Notre collègue on le sait, a des entrailles de père pour la

vaccine, il la veut chaste et pure quand même, il n'admet aucune tache à sa réputation, et l'on peut dire que son dévouement a été plus d'une fois jusqu'à l'aveuglement le plus complet; il était donc à peu près certain qu'il descendrait une fois de plus dans l'arène, et il n'était pas difficile de prévoir sous quelle bannière il se rangerait. Avec l'expérience que nous avons de ses habitudes scientifiques, nous n'espérions pas qu'il prendrait la peine de discuter la question grave qui avait été soulevée, et nous savions bien que son discours serait une nouvelle édition de tous ceux qu'il a prononcés ici à l'occasion de la vaccine. On ne change pas la tournure de son esprit et les tendances qui sont la conséquence de certaine éducation médicale.

J'avais, dans une autre circonstance, reproché à M. Bousquet de ne pas être de la même école que moi et de ne pas aimer l'observation. Il fit semblant alors de s'en fâcher, et me demanda avec vivacité de lui fournir les preuves de mon assertion; je lui répondis qu'on les trouvait dans tous ses écrits. Aujourd'hui, c'est lui-même qui nous l'a déclaré de la manière la plus formelle, « il n'aime pas les faits; l'expérience, c'est-à-dire l'observation de la nature, est trompeuse. » Selon lui, rien n'est souple comme les faits; on leur fait dire tout ce qu'on veut, c'est par eux qu'on perd la science, et c'est parce qu'on peut les mal interpréter qu'il préfère de beaucoup les idées préconçues. Il se fait gloire *d'avoir été élevé dans ces principes*, qui ne sont pas ceux de la génération actuelle et qui, par conséquent, ne nous permettront pas de nous entendre.

Pourquoi nous retracer l'histoire de l'inoculation qui fut importée d'Orient à Londres, en 1721 ? Tout ce qui s'y rapporte est reconnu de chacun de nous, et d'ailleurs, je ne vois pas quel argument favorable il a pu y trouver pour sa cause, puisque, comme la vaccine, elle fut accusée, en son temps, de transmettre la syphilis.

De ce que ni lui ni son prédécesseur, M. Husson, n'ont eu à constater aucun cas de syphilis vaccinale, s'ensuit-il que d'autres n'aient pas été plus malheureux? Ne sait-on pas que c'est surtout dans les vaccinations officielles qu'on peut le moins surveiller les résultats sous ce rapport? Les enfants vaccinés ne sont revus qu'une seule fois, le septième jour, c'est-à-dire à une époque assez avancée pour constater l'apparition des pustules vaccinales, mais beaucoup trop rapprochée pour que la syphilis, dont l'incubation est infiniment plus longue, ait le temps d'apparaître dans son phénomène initial. Mais ce temps une fois passé, alors que la prime et le certificat ont été délivrés, quel intérêt les parents, qui sont souvent venus de quartiers fort éloignés, auraient-ils à se représenter au vaccinateur officiel? Il est tout naturel qu'ils s'adressent à leur médecin ou qu'ils aillent à la consultation de l'hôpital voisin. C'est ainsi que les choses se sont passées dans les observations recueillies par MM. Chassaignac et Hérard. N'est-il pas probable, en outre, que dans un certain nombre de cas la nature des accidents a dû être méconnue, et que quelques enfants ont succombé sans éveiller le moindre soupçon?

Pourquoi s'étonner que les médecins qui pratiquent sur une moins vaste échelle, parce qu'ils exercent dans de petites localités où ils connaissent tout le monde et où rien ne survient sans qu'ils en soient informés, aient pu voir ce qui a pu si facilement échapper dans d'autres conditions? Voilà certainement la véritable raison de ce qui étonne si fort M. Bousquet; et quoiqu'il ait bien voulu me prédire que je serai aussi heureux que lui, je ne me sens pas complétement rassuré, et je ne jurerai ni pour le passé ni pour l'avenir. M. Bouvier ne lui a-t-il pas rappelé un fait qui se rapporte aux vaccinations officielles de l'Académie, et à lui tout seul n'est-il pas de nature à diminuer un peu la confiance de notre collègue? car c'est lui qui avait pratiqué la vaccination! N'est-ce pas dans un service d'hôpital que l'observation de M. Lecocq a été recueillie? Et peut-on traiter de vaccinateur improvisé ce médecin en chef de la marine dont le savoir est bien connu de tous? Ce n'est pas par de pareilles accusations qu'on atténuera la valeur des observations qui ont été produites.

Peu m'importe encore qu'on ne connaisse ni *la patrie*, *ni le jour de naissance* de la syphilis vaccinale! Je ne puis malheureusement douter de sa réalité, et son identité n'est que trop bien établie. Elle est sans doute de tous les pays : nous en connaissons déjà des exemples pour la France, l'Angleterre, l'Allemagne et l'Italie, et comme la syphilis a pénétré partout, il est plus que probable que la vaccination est devenue en beaucoup d'autres lieux un de ses modes de propagation.

Sans doute que, pour apprécier des faits, il faut tenir compte des lieux où ils se sont passés et de la qualité des observateurs; mais ce petit préambule un peu insidieux, par lequel M. Bousquet a fait précéder ce qu'il voulait dire de l'observation de l'Hôtel-Dieu, est-il destiné à jeter de la défaveur sur notre collègue M. Trousseau, dont il a trouvé le discours élégant et séduisant, mais peu fait pour convaincre? Il ne m'appartient pas de parler du mérite de l'ancien professeur de clinique, mais ce que je tiens à rappeler, c'est que son observation est irréprochable et qu'elle offre toutes les garanties possibles d'authenticité. On a beau nous parler des difficultés qu'il y a à établir le diagnostic des granulations utérines et s'abriter sur ce point derrière l'autorité de M. Desormeaux, on ne fera croire à personne qu'un médecin de la valeur de M. Trousseau ait pu s'y tromper, et il faut bien qu'on sache qu'un myope seul pourrait confondre une granulation simple du col utérin avec une ulcération syphilitique. Mais d'ailleurs, le chancre du bras, constaté par tous, ne donne-t-il pas le démenti le plus formel à une pareille supposition?

Il faut être entièrement étranger à l'évolution de la syphilis pour tenir un pareil langage. On a beau être un homme érudit quand on n'a jamais été praticien, il faudrait se souvenir qu'il est des choses qu'on n'apprend qu'au lit des malades. Je conviens que cela est plus pénible que de faire des théories dans son cabinet, mais cela vous conduit plus sûrement dans la voie de la vérité, qui seule est profitable à la science.

Maintenant oserai-je demander à mon contradicteur pourquoi la syphilis vaccinale lui paraît une chose inouïe et *monstrueuse?* En quoi cela choque le bon sens et les notions élémentaires de la pathologie? Pourquoi l'esprit nierait ce que les sens affirment? Et pourquoi l'esprit doit-il avoir nécessairement raison?

Il est évident que notre collègue, ainsi qu'il a pris soin de nous le dire lui-même, s'est laissé entraîner par le plaisir secret qu'il éprouve à grouper, d'une façon qui lui est particulière, des mots et des phrases qui ne laissent pas d'avoir un certain éclat, mais qui au fond ne renferment aucun argument sérieux. On l'écoute avec plaisir, il a le talent d'amuser son auditoire; mais on pourrait caractériser sa façon en disant qu'il a l'art de bien parler pour dire peu de chose.

Ce qu'il voudrait nous faire accepter comme des principes immuables, sont de dangereuses erreurs dont il faut savoir nous préserver. Non, les faits qui s'écartent des conceptions à priori ne s'excluent pas de la science! Et au lieu de crier malheur aux faits qui condamnent la théorie, c'est malheur aux théories, que les faits démolissent, qu'il faut dire! Mais pourquoi insister sur un pareil sujet? Mon désaccord avec M. Bousquet ne date pas d'aujourd'hui, et je ne saurais me flatter de le ramener aux idées d'une époque dont il sera toujours éloigné, autant par la nature de son esprit que par les impressions indélébiles de son éducation médicale première.

S'il est vrai que les virus se perpétuent par inoculation comme les graines par semence, il ne s'ensuit pas que nous soyons au courant de tout ce qui se rattache à la nature et l'évolution des premiers. La graine nous est connue dans toutes les parties. La graine vaccinale n'a pas encore été séparée du liquide qui la renferme, et, d'après une théorie moderne, soutenue à cette tribune par notre collègue M. Ch. Robin, son existence même serait mise en doute. Cessons donc de nous payer de quelques sentences pompeuses comme celle-ci : « On peut détruire les virus, on ne les transforme pas. Dans la famille des virus il n'y a pas de promiscuité, etc. » Nous n'en savons absolument rien, et ce que nous avons de mieux à faire, c'est d'observer sans parti pris. C'est le seul moyen de ne pas s'exposer à des contradictions qu'on a de la peine à s'expliquer, mais auxquelles on s'expose quand on se laisse entraîner par *sa plume*. Quoi ! vous vous efforcez d'établir qu'on peut mêler le virus varioleux et celui de la vaccine, et qu'en inoculant ce liquide complexe on est sûr de voir germer isolément la variole et la vaccine chacune en leur temps, et, selon vous, avec des caractères qui les distinguent! et vous venez nous dire ensuite que vous ne comprenez pas qu'il puisse en être de même pour le virus syphilitique associé au virus vaccin! Non, cela n'est pas sérieux, et si vous n'avez que de pareils arguments, je crois que vous auriez gagné à les taire. A la rigueur, dites-vous, vous comprenez *un coup de lancette malheureux!* Veuillez donc nous expliquer ce que vous entendez par là, et nous faire comprendre par quelle fatalité une lancette aurait transmis la syphilis si, au préalable, elle ne s'était imprégnée du principe qui la donne? Or, comme c'est dans le liquide que renferme la pustule vaccinale que l'instrument a été chargé, il fallait bien que celle-ci contînt les deux virus.

Tout révolte M. Bousquet dans cette question. Les divers modes de transmission de la syphilis étant déjà nombreux, on a indiqué celui qui nous occupe sous le nom de *syphilis vaccinale*. Il le repousse avec indignation, le *virus vaccin* ne pouvant produire que la vaccine. Je suis complétement de son avis, pourvu qu'il s'agisse de vaccin parfaitement pur, et ce n'est pas celui-là qui est en cause. La question est de savoir si, dans certaines conditions, il ne peut pas se trouver mêlé à du virus syphilitique. Des faits nombreux sont là qui l'attestent, et les données de la science sont loin de les infirmer.

Ce n'est pas sans une profonde surprise que, pour donner plus de valeur à son opposition, j'ai entendu notre collègue nous affirmer qu'il n'avait subi l'influence d'aucun engagement antérieur, et que personne n'était plus libre que lui pour formuler une opinion. Je lui en demande bien pardon, mais il oublie qu'il a publié un ouvrage spécial (1), et que dans le chapitre XVI, où il examine s'il y a plusieurs qualités de vaccin, on peut lire les passages suivants :

« On a pris nombre de fois par ignorance et quelquefois à dessein du vaccin sur des enfants actuellement atteints de syphilis. Qu'est-il arrivé? Le vaccin s'est toujours reproduit dans toute sa pureté et sans causer aucun accident qui pût faire soupçonner la source impure où l'on avait puisé (page 231). »

Dans la discussion, il nous a appris que trois ou quatre fois, dans le cours de sa carrière, il avait volontairement répété cette expérience et toujours avec la même immunité. J'ai la conviction que, quoi qu'il en dise, il se montrerait aujourd'hui plus réservé.

Voici comment il s'exprime à la page 232 : « Qu'on se persuade donc bien que de la même manière que le virus de la rage ne peut donner que la rage; le virus de la syphilis, la syphilis ; de même aussi le virus vaccin ne saurait communiquer que la vaccine, la vaccine toute seule, sans complication, sans mélange d'aucune espèce, ni bon, ni mauvais. Si j'insiste sur cette vérité, j'en demande pardon aux médecins ; je sais qu'elle n'a pas de contradicteur parmi eux; mais je voudrais faire passer leur conviction dans l'esprit des parents, et j'ose à peine m'en flatter. La tendresse même qu'ils ont pour leurs enfants les rend plus difficiles à persuader.

» Et nous-même qui nous montrons si sévères, n'accorderons-nous rien à la faiblesse humaine? Nous avons dû nous élever contre un préjugé funeste et défendre les droits de la science; mais le stoïcisme n'est pas notre philosophie. Après tout, si le vaccin des enfants les plus *malsains* vaut celui des enfants les mieux portants, celui des derniers vaut apparemment celui des premiers ; cela suffit pour laisser le choix aux parents quand on le peut, c'est-à-dire quand il n'y a pas urgence. »

(1) *Nouveau traité de la vaccine et des éruptions varioleuses ou varioliformes*. Paris, 1848.

Il est donc évident que personne n'était plus engagé que lui, et il ne peut ignorer l'influence que dans sa haute position, il a dû exercer sur l'opinion. Avec moins de dédain pour les observations et moins d'aveuglement pour la vaccine, il aurait été sans doute un des premiers à reconnaître qu'il s'était trompé. Mais il est si commode d'invoquer les grands principes, et si doux de croire qu'on a porté la science à ses dernières limites! On reçoit mal les hommes qui veulent vous tirer de cette douce quiétude, et l'on ne veut voir en eux que des importuns qui viennent vous déranger mal à propos. Pour la vaccine, c'est l'histoire de M. Bousquet; pour la syphilis, c'est celle de M. Ricord. Il faut cependant que nos deux collègues en prennent leur parti : il est temps de se réveiller; nul n'est assez fort pour arrêter les progrès de la science.

Outre que l'honnêteté ne permet pas de dissimuler la vérité, ce serait un mauvais calcul, ainsi que je l'ai déjà dit, dans l'intérêt même de la vaccine. Il vaut mieux dire tout haut ce que chacun se répète tout bas et réunir nos efforts pour atténuer les quelques inconvénients qui sont inhérents à une méthode qui restera, malgré tout, comme une des plus utiles découvertes de la fin du siècle dernier.

Quant à la vaccine animale, qu'on a proposé de substituer à la vaccination de bras à bras, c'est une *étrangère* dont M. Bousquet ne veut pas entendre parler. Le moindre inconvénient de cette pratique serait de perdre la vaccine. Il est bien vrai que c'est là une nouvelle assertion purement gratuite : car enfin, où donc Jenner a-t-il puisé le premier vaccin dont il s'est servi? Et pourquoi, si le cowpox pouvait être entretenu d'une manière permanente, ne pourrait-on pas continuer à s'en servir avec le même avantage? On rassurerait bien mieux les populations en rompant franchement avec une tradition qui peut, dans quelques cas, faire courir des dangers, pour lui substituer un procédé déjà éprouvé et qui permettrait de les éviter.

A une autre époque, quand on commença à s'apercevoir que l'inviolabilité de la vaccine n'était qu'un vain mot, et qu'il fut question de l'utilité des revaccinations, l'adversaire le plus acharné de cet indispensable complément de la vaccine fut le même collègue auquel je réponds en ce moment : comme aujourd'hui il repoussait les observations parce qu'elles n'étaient pas en harmonie avec un principe ; comme aujourd'hui, c'en était fait de la découverte de Jenner, si l'on admettait que la vertu préservatrice du vaccin pouvait n'avoir qu'une durée temporaire! Effrayée par ces prédictions sinistres, l'Académie se laissa entraîner et fit trop longtemps une résistance inutile qu'elle doit amèrement regretter. La nécessité des revaccinations n'est plus contestée, et M. Bousquet, l'opposant le plus décidé d'autrefois, est devenu un de ses plus chauds partisans.

C'est le même rôle qu'on voudrait nous faire jouer aujourd'hui, mais instruits par l'expérience, nous saurons résister. Pour mon compte, je n'admets pas que, parce que je suis directeur de la vaccine, il ne me soit plus permis de dire la vérité; l'homme privé ne se séparera jamais, sous ce rapport, de l'homme officiel; tout ce qu'on peut me demander, c'est de ne pas engager l'Académie sans son assentiment, et je crois avoir prouvé que je comprenais mes obligations, puisque je suis venu lui soumettre mon projet de rapport à M. le ministre.

Je tiens encore à rassurer M. Bousquet sur un autre point. Il vous a dit qu'au lieu d'un rapport que je devais à M. le ministre, je n'avais fourni qu'une courte dissertation sur un sujet spécial de mon choix, et qu'il allait en résulter que, pour cette année, l'autorité serait sans renseignements sur les vaccinations pratiquées en France : cette assertion est complétement inexacte. Mon rapport de cette année contenait, comme celui des années précédentes, deux parties bien distinctes : une que j'appelle administrative et qui comprend un résumé de tous les documents qui sont transmis par l'intermédiaire des préfets, et une autre exclusivement scientifique, dans laquelle j'avais cru devoir étudier la difficile question de la syphilis vaccinale. La première est seule obligatoire, et je n'ai pas cessé de faire des efforts pour lui donner toute l'importance qu'elle mérite. On y trouvera, comme par le passé, un résumé de tous les travaux ayant quelque intérêt transmis à l'Académie, soit directement, soit par la voie administrative. L'étude que j'avais ajoutée sur la syphilis vaccinale était un complément tout à fait facultatif, destiné à prouver à M. le ministre que l'Académie ne se laisse devancer par personne, et qu'elle veille attentivement sur le précieux dépôt qui lui a été confié.

Il était tout naturel que M. Bousquet trouvât sa manière de faire préférable à la mienne. Il ne m'appartient pas de décider qui de nous deux a suivi la meilleure voie. Tout ce que je puis dire, c'est que j'ai cru avoir de bonnes raisons pour ne pas marcher sur ses traces.

Me sera-t-il permis, en terminant, de faire remarquer une fois de plus combien on s'est mépris sur mes intentions dès l'origine de ces débats? Quelques personnes intéressées ont cru ou fait semblant de croire que j'avais voulu abriter, dans un rapport officiel, de nouvelles critiques sur les erreurs d'un collègue en syphilographie, et me donner le malin plaisir de les transmettre à M. le ministre sous le couvert de l'Académie.

Je n'ai pas l'habitude de chercher des voies détournées quand j'ai à me défendre ou que je veux attaquer. Ceux qui me connaissent me croiront sur parole, quand je leur dirai que cette pensée n'était pas entrée un instant dans mon esprit. J'ai uniquement poursuivi une idée scientifique; j'ai dû, pour la mettre en lumière, combattre certaines doctrines qui en avaient trop longtemps arrêté la démonstration; mais je le déclare ici, je ne m'étais pas proposé autre chose, et pour en donner une nouvelle preuve, je suis tout prêt, pour ménager certaines susceptibilités, et quoique je les trouve exagérées, à supprimer de mon projet de rapport tous les passages que M. Ricord voudra bien m'indiquer.

Si plus tard la discussion est devenue un peu trop personnelle, ce n'est pas à moi qu'il faut s'en prendre. J'ai dû suivre mon principal adversaire sur le terrain qu'il a choisi, et l'on pourra voir, dans les discours qui ont été prononcés de part et d'autre, quel est celui de nous qui s'est le plus écarté des habitudes scientifiques. Quoi qu'il en soit, les vivacités de la lutte n'ont pas compromis les intérêts de la science. Elles ne m'ont pas empêché de faire tous mes efforts pour maintenir la discussion dans sa véritable direction, dont on voulait sans cesse la détourner. Aujourd'hui qu'elle touche à son terme, je me félicite plus que jamais de l'avoir soulevée, et j'ai la conviction qu'il y a eu quelque courage de ma part à venir soutenir des idées si contraires à celles qui étaient généralement admises et que je savais bien devoir soulever une vive opposition. J'ai atteint le but que je m'étais proposé : d'une opinion universellement repoussée, j'ai fait une opinion acceptée par presque tous les médecins, et je me trouve suffisamment dédommagé de mes peines et des quelques ennuis qui m'ont été suscités. Je suis prêt à descendre de cette tribune comme j'y étais monté le jour où je vous soumis mon projet de rapport, n'ayant au cœur ni passion, ni colère, ayant appris seulement à mieux connaître certains hommes, et bien résolu, dans les questions scientifiques, à ne jamais me laisser arrêter par des questions personnelles.

Maintenant l'Académie est libre de prendre tel parti qu'elle jugera convenable. Les débats qui viennent d'avoir lieu ont fait connaître au monde médical une question que quelques personnes voulaient tenir dans l'ombre et lui ont donné toute la publicité désirable. Sur sept collègues qui ont pris la parole, quatre ont abondé dans mon sens, ce sont MM. Blot, Trousseau, Devergie et Bouvier. Deux seulement se sont inscrits contre la réalité de la syphilis vaccinale, MM. Gibert et Briquet. Quant à M. Ricord, il n'a pas voulu arborer son drapeau, et ses nombreuses réticences ne me permettent pas de le classer. Il a bien laissé voir qu'il était profondément ébranlé ; plus d'une fois il a été sur le point de passer dans mon camp, mais il n'a pas été plus loin, et si dans quelques années l'Académie est appelée à s'occuper du même sujet, il lui sera loisible d'intervenir comme un homme qui n'a rien abandonné de ses anciennes doctrines.

Qu'il me soit permis de faire remarquer, en finissant, que

l'attitude qu'on voudrait faire prendre à l'Académie n'est pas digne d'elle. Non, il n'est pas possible qu'elle cache au ministre, qui a remis entre ses mains les destinées de la vaccine, ce qu'elle regarde comme une vérité démontrée; elle lui doit compte de tout ce qui intéresse ce grand service public, car c'est en grande partie pour cela qu'elle a été instituée. C'est lui faire injure que de lui conseiller de se taire si elle est convaincue; d'un autre côté, il est impossible qu'elle ait deux langages : un pour le public médical, et un autre pour l'autorité qui la consulte chaque année.

Quoi qu'il advienne, le directeur de la vaccine a la conscience d'avoir rempli son devoir; il n'a pas voulu que l'Académie fût devancée sur un sujet aussi grave. En donnant l'éveil, il a espéré prévenir de nouveaux malheurs et, dans tous les cas, mettre sa responsabilité personnelle à couvert.

— La clôture est mise aux voix et décidée.

M. Jules Guérin demande que l'Académie, en émettant son vote, adresse en même temps des remercîments à M. Depaul pour ses utiles et importantes recherches.

L'Académie consultée renvoie le travail de M. Depaul à la commission de vaccine, et adopte à l'unanimité la proposition de M. Guérin.

DE LA

TRANSMISSION DE LA SYPHILIS

PAR LA VACCINATION

Par M. le docteur Alexandre VIENNOIS,

Ex-interne de l'Antiquaille (hospice des Vénériens de Lyon).

PREMIÈRE PARTIE (1).

I. — HISTORIQUE.

La transmission de la syphilis par la vaccination a été observée dès le commencement de ce siècle avec la vulgarisation de la vaccine; aussi ces faits malheureux ont-ils été pour quelque chose dans la répugnance que certains médecins affectaient d'avoir pour le nouveau préservatif de la variole.

Dès 1800, si j'en crois un auteur anglais, B. Moseley (2), docteur-médecin à l'hôpital militaire royal de Chelsea, on avait observé assez souvent, à la suite de la vaccination, des éruptions que l'auteur désigne sous le nom de *cowpox-itch* (gale vaccinale), et qui me paraissent n'avoir été, dans un certain nombre de cas, autre chose que des accidents syphilitiques secondaires.

En 1807, parut en France une traduction du livre de

(1) *Archives générales de médecine*, juin 1860 et suiv.

(2) Moseley, *A treatise on the lues bovilla or cowpox*, 2e édition. London, 1805.

Moseley (1). Dans cet ouvrage, l'auteur a rassemblé un tableau de 504 cas où la vaccine n'a pas eu lieu, la vaccination a paru provoquer des ulcères aux bras, sur les points vaccinés, ou des éruptions générales persistantes, qui, d'après la description sommaire, il est vrai, qu'en donne l'auteur, ont été probablement syphilitiques.

Cette opinion est encore fondée sur le traitement qu'employait le docteur Moseley.

« La gale vaccinale (*cowpox-itch*), dit-il (2), est une *nouvelle maladie* qui, quoique différente de la gale commune, veut être traitée, comme elle, avec du soufre et du *mercure.* »

Nous verrons plus loin, parmi ces cas, ceux qui pourront être réellement imputés à la vaccination.

En 1814, un grand chirurgien, Monteggia (au rapport du professeur Cerioli, de Crémone), lut, le 17 février, à l'Institut des sciences de Milan, un mémoire tendant à prouver que, si l'on vaccine un syphilitique, il se forme immédiatement une pustule qui contient les deux virus, et que tous deux sont communiqués, si l'on emploie le pus vaccinal pour vacciner d'autres individus.

Nous avons le regret de dire que malgré nos recherches nous n'avons pu nous procurer ce précieux ouvrage, qui annonce un fait vrai, mais en lui donnant une interprétation erronée; nous le démontrerons. J'aime néanmoins à constater que Monteggia croyait à la transmission d'un double virus par une seule piqûre.

A la même époque, Marcolini faisait la même remarque dans des vaccinations à la suite desquelles la syphilis paraissait devenir comme épidémique chez les vaccinés.

En 1823, il publia à Milan un mémoire qui n'a pu me parvenir; mais j'ai trouvé dans un recueil italien (3) un compte

(1) *Discussions historiques et critiques sur la vaccine.* (*La vaccine combattue dans le pays où elle a pris naissance*, trad. par Depping. Paris, 1807.)

(2) Page 249.

(3) *Annali universali di medicina*, *compilati da* Annibale Omodei. Milan, 1824, t. XIX.

rendu de ce travail. Annibal Omodei raconte « que ce fait (double transmission, syphilis et vaccine), observé déjà par le professeur Monteggia, a reçu pleine confirmation par les soigneuses investigations de M. le docteur Marcolini, qui, en 1814, eut occasion de vérifier la propagation simultanée de la vaccine et de la syphilis pendant la vaccination publique annuelle d'Udine. » Je n'insiste pas, devant rapporter plus loin les observations de Marcolini.

Vers la même époque (1821) et plus tard (1841), le professeur Cerioli, de Crémone, était témoin de faits analogues, où la syphilis se manifestait comme épidémiquement. En 1845, ayant écrit à l'Académie de médecine de Paris pour préconiser l'écorce de fougère mâle contre le tænia, il s'étonne, dans la dernière partie de sa lettre, de ce que les médecins français croient à la bénignité de toute espèce de vaccin ; il se plaint de voir les journaux italiens délaissés, et cite sommairement, il est vrai, deux observations importantes par le nombre des victimes et la gravité de la maladie chez quelques-unes. Dans une lettre du 2 mai 1860, M. Cerioli a bien voulu nous communiquer sur ces faits les détails les plus intéressants.

En 1831, on ne s'était pas encore occupé de ces questions en France, lorsque M. Bidart (1), médecin à Pas (Pas-de-Calais), fit paraître, un article intitulé *Essai sur la contagion de la syphilis par l'inoculation vaccinale*. L'auteur absout la vaccine de toutes les accusations dont elle est l'objet de la part du préjugé et de l'ignorance ; il cite deux observations de vaccination d'un syphilitique à un individu sain, que nous verrons plus loin, et conclut que la syphilis ne peut pas être transmise par la vaccine.

En 1839, au mois d'octobre (2), la Société de médecine de Paris se pose la question de la transmission de la syphilis par la vaccination, et la résout, comme M. Bidart, négativement. A cette occasion, « un membre de la Société, ayant reconnu chez plusieurs enfants nouvellement vaccinés des tracés d'infection syphilitique, les attribua à la contagion déterminée

(1) *Journal de méd. et de chir. pratiques*, 1831, t. II, p. 85, 3e cahier.

(2) Même journal, 1839, t. X, 10e cahier.

par l'inoculation d'un virus recueilli chez des sujets d'une santé suspecte. M. Serrurier s'est assuré par lui-même que les enfants avaient contracté la syphilis par leur contact avec leurs infectés, et non par l'inoculation du virus-vaccin, recueilli au contraire chez des enfants parfaitement sains. »

En 1842, un homme qui fait autorité en France comme en Allemagne, M. le professeur Sigmund (de Vienne), commença un certain nombre d'expériences sur les inoculations des différents liquides de l'économie qu'il mélangeait avec le pus chancreux. Parmi ces liquides se trouvait le liquide vaccinal, qui était mélangé à parties égales et inoculé.

M. Sigmund arriva aux conclusions suivantes, eu égard au vaccin : c'est que le pus chancreux détruit les propriétés du liquide vaccinal. Cet auteur a bien voulu me faire connaître le résultat de ses essais dans des lettres extrêmement obligeantes, et que j'aurai le soin de résumer.

Les expériences de M. Sigmund ont été plus tard corroborées par celles de M. le docteur Friedenger. J'aurai soin de les rappeler et de chercher à les apprécier le plus impartialement possible. Ces expériences ont été publiées, à l'occasion du procès Hubner (1).

Au mois de décembre 1844, M. Pitton publiait (2) deux observations de syphilis générale survenue le sixième jour après la vaccination. M. Boucher, médecin-vaccinateur, l'avait pratiquée à Marly-le-Roi, en 1838, sur un enfant de quatorze mois, et, plus tard, sur un autre de treize. Nous y reviendrons longuement.

En 1845, M. Ceccaldi, médecin principal chef, de l'hôpital de Constantine, vaccina dans une même séance trois enfants, deux filles et un garçon, appartenant à deux familles différentes. Quelques temps après, les pères de ces enfants firent appeler M. Ceccaldi, et le prièrent d'examiner les vaccinés. M. Ceccaldi reconnut que tous trois étaient atteints de symptômes de syphilis constitutionnelle.

(1) Hubner, *Erfahrungen über vaccine an syphilitisch kranken mit Rücksicht auf die angelegenheit des Gerichtsarztes*. Wien, 1855.

(2) *Journal des connaissances médico-chirurgicales*, décembre 1844.

En 1849, M. Viani (1), médecin italien, fit connaître une observation fort intéressante de transmission de la syphilis par la vaccination. Nous aurons occasion de montrer dans les suivantes, combien les détails importent pour arriver à de légitimes conclusions.

En 1850, le 3 avril, paraissait à Berlin (2) un article signé Wegeler, dans lequel on constate que dix familles se firent revacciner, et qu'à la suite de cette revaccination, opérée du 14 au 15 février, 19 individus sur 24 furent reconnus atteints de syphilis. Le vétérinaire B....., auteur de ces revaccinations, fut poursuivi devant les tribunaux, et condamné à deux ans de prison et à une amende de 50 thalers.

En 1853, MM. Sperino et Baumès reviennent aux expériences des médecins allemands, et cherchent à voir si réellement le pus chancreux possède une action neutralisante sur le liquide vaccinal. Ils concluent par la négative. Je dois à l'obligeance de M. Baumès les détails les plus précis sur ces expériences, qui n'ont pas été publiées. Je les rapporterai avec détail.

Qui ne connaît encore ce procès resté fameux en Allemagne parmi les médecins comme devant les tribunaux, le procès Hubner, résumé par M. Sée (3), et que M. Broca a été chargé d'apprécier dans un rapport à la Société de chirurgie ?

En 1852, le 16 juin, 13 enfants d'un village sont vaccinés le même jour, dans la même séance, avec le même vaccin, celui de l'enfant Keller, réputé syphilitique. On voit chez les uns des ulcères, aux endroits vaccinés, durer longtemps, des éruptions syphilitiques se développer trois mois après, et les autres enfants échapper complétement aux symptômes.

Le 2 août 1854, M. Monnell publie à New-York (4), une observation dans laquelle on voit la syphilis se dérouler classiquement : chancre au bras, accidents constitutionnels trois

(1) *Gazzetta medica Lombarda*, 1849.

(2) *Medizinische Zeitung*, 1850.

(3) *Gazette hebdomadaire* du 9 mars 1855.

(4) *Medical Times*, 1854.

mois après, etc. Ce fait est un des mieux étudiés et des plus saisissants.

En 1859, un médecin distingué de Manchester, M. le docteur James Whitehead, a bien voulu m'envoyer un de ses ouvrages, intitulé *Third report of the clinical hospital Manchester*. Il résulte de la lecture de ce document que sur 2584 enfants traités dans cet hôpital; depuis le 1er janvier 1856 jusqu'à la fin d'octobre 1858, il y a été observé 63 cas de syphilis constitutionnelle; de ce nombre, 34 enfants accusent la vaccination de leur avoir transmis la maladie. Nous aurons à apprécier dans quelle mesure la vaccination peut être incriminée.

En 1859, M. le docteur Jules Lecoq, chirurgien-major du 1er régiment d'infanterie de marine, à Cherbourg, a fait connaître (1) deux observations importantes, dans lesquelles deux militaires, indemnes jusque-là de syphilis, en ont montré des traces irrécusables à la suite de la vaccination. M. Jules Lecoq a bien voulu, dans une correspondance privée, me donner sur ces faits les renseignements les plus utiles.

Telle est, sans entrer dans les détails, l'histoire des faits de syphilis observés à la suite de la vaccination.

Deux d'entre eux ont occupé plus spécialement l'attention des médecins; ce sont celui du vétérinaire B....., condamné à Coblentz, et celui du docteur Hubner. Si on lit les discussions que ce dernier procès souleva dans la presse médicale tant en France qu'en Allemagne, que l'on parcoure les écrits de Pauli, de Landau (2), de Friedenegr (3), de Jos. Heine (4), ou les articles consacrés à cette affaire par les médecins français, entre autres MM. Sée, Broca, Diday, on reste profondément convaincu de l'incertitude qui régnait encore sur ces questions.

(1) *Gazette des hôpitaux*, 24 décembre 1859 (p. 598).

(2) *Ueber Contagiosität und Erblichkeit der Syphilis, sowie über das Verhältniss des Schanker-Contagium zur Vaccine*. Manheim, 1854.

(3) Hubner, *Erfahrungen über Vaccine an syphilitisch Kranken, mit Rücksicht auf die Angelegenheit des Gerichtsarztes*. Wien, 1855.

(4) *Beiträge zur Lehre von der Syphilis in ihrer Verbindung mit Vaccine und Diphteritis*. Wurzburg, 1854.

Enfin M. Rollet, chirurgien en chef de l'Antiquaille, a publié un mémoire (1) où la transmission de la syphilis par la vaccination est envisagée sous un jour tout nouveau. C'est en m'aidant de ce dernier travail, et m'appuyant sur tous les faits que je viens de mentionner, que j'espère arriver sur ce point à quelques conclusions nettes, précises, et dont l'importance pratique n'échappera à personne.

II. — Étiologie.

De la cause ou de l'agent de transmission de la syphilis par le fait de la vaccination.

L'historique qui précède montre qu'il y a une relation incontestable entre la vaccination et les symptômes consécutifs observés. Eh bien! faut-il accuser la vaccine, ou faut-il l'absoudre? Il ne s'agit pas d'une mince affaire; le gouvernement qui veut faire revacciner son armée de terre et de mer, le médecin légiste, l'hygiéniste, et, avant ces hommes spéciaux, chaque famille, réclament impérieusement une solution. Que les uns et les autres se rassurent, cette solution, nous sommes en mesure de la donner, ainsi qu'on va le voir.

Et d'abord, dans les cas que j'ai signalés, la syphilis éclatait toujours plus ou moins longtemps après l'opération vaccinale. Il y a déjà dans ce fait quelque chose qui indique un certain rapport entre l'inoculation vaccinale et les symptômes syphilitiques observés; mais, sans aller plus loin, une remarque est indispensable.

La lecture attentive des cas de syphilis observés à la suite de la vaccination montre qu'on a le droit d'en faire deux groupes. En effet, les individus que l'on se dispose à vacciner sont syphilitiques ou ne le sont pas. Dans le premier groupe, on peut donc ranger tous les cas où la syphilis était déjà latente chez les individus que l'on allait vacciner; et dans l'autre, les cas des sujets parfaitement sains, n'ayant jamais

(1) *De la pluralité des maladies vénériennes.* Paris, 1860.

eu de syphilis ni héréditaire ni acquise, et qui sont devenus syphilitiques par le fait de l'opération vaccinale.

S'il me fallait justifier le premier groupe, je rappellerais que ce n'est pas la première fois que la fièvre vaccinale fait développer une diathèse latente. Le docteur Friedenger (1), que nous aurons occasion de citer souvent dans le cours de ce travail, raconte que Lachmund avait essayé de guérir les eczémas chroniques par la vaccination, et, dans tous les cas, de réveiller par l'inoculation vaccinale les fonctions cutanées. Je trouve dans une revue allemande un article intitulé : *Remarques sur trois nouveau-nés syphilitiques qui furent vaccinés par le docteur Friedenger.* Dans cet article, on voit deux enfants atteints de syphilis latente, et un atteint de roséole au moment de la vaccination. Chez ces trois enfants, les boutons de vaccin furent très-beaux, mais se développèrent lentement. Dans les cas de syphilis latente, l'un (obs. 1), âgé de six ans, vacciné le 17 février 1859, eut des plaques muqueuses confluentes à la bouche et à l'anus; la voix devint rauque, il se développa quatre boutons vaccinaux, larges, excoriés par le grattage de l'enfant; l'auteur fait remarquer qu'à la chute des croûtes vaccinales, on ne vit que la cicatrice, et pas d'ulcération à la place des piqûres. Tous les autres enfants qui avaient été vaccinés avec le même vaccin restèrent parfaitement sains.

Le deuxième (obs. 2), qui avait aussi une syphilis latente, fut vacciné, au mois de juin 1853, à l'hôpital. « Il avait toutes les apparences de la santé; mais, tandis que les autres enfants vaccinés montraient les plus belles pustules vaccinales, celui qui fait l'objet de cette observation, après avoir eu une vaccine régulière, offrit une syphilis bulleuse confluente; l'enfant mourut d'épuisement, et les renseignements ultérieurs montrèrent que la mère avait toujours joui d'une excellente santé avant et pendant la grossesse; mais que le père, d'une constitution détériorée, avait souffert de la syphilis. De plus, la mère avait elle-même observé, à la

(1) Vienne, 1855.

naissance de l'enfant, deux petites bulles, probablement de pemphigus, siégeant entre les orteils, comme cela se rencontre souvent chez les nouveau-nés syphilitiques. »

La troisième observation, que je ne puis que résumer, est relative à un enfant né, le 8 février 1859, avec une roséole syphilitique et un psoriasis palmaire et plantaire. Vacciné le 14 par quatre piqûres, les pustules se développèrent rapidement, mais elles n'acquirent que tardivement leur grosseur normale; cependant, le 28 février, elles avaient acquis un volume tel qu'elles auraient pu servir à une vaccination ultérieure. Le cinquième jour après la vaccination, les taches que nous avons signalées précédemment se multiplièrent, et persistèrent; ce qui fait croire à l'auteur qu'elles tiennent à la syphilis plutôt qu'à la fièvre vaccinale, dont les éruptions passent au bout de quarante-huit heures. L'enfant mourut quelques jours après.

Je viens de rapporter quelques-unes des observations du docteur Friedenger. Dans une lettre fort obligeante qu'il m'a adressée, il m'apprend que ces remarques ont été souvent confirmées, depuis la publication de ces faits, dans la presse allemande.

Voici une observation dont j'ai été le témoin, et tendant à conclure dans le même sens.

Obs. I. — Henri Pardon naquit à Lyon avec des symptômes syphilitiques. Un traitement spécifique fut administré à la mère, qui le nourrissait. Sous son influence, les accidents que présentait l'enfant (plaques muqueuses confluentes autour de l'anus et dans la bouche, éruption générale, etc.) disparurent. M. le Dr Gubian fils le vaccina à l'âge de dix mois, et pratiqua quatre piqûres sur le bras droit, trois sur le bras gauche. Le vaccin se développa normalement; jamais boutons vaccinaux ne parurent aussi beaux. Les croûtes tombèrent, laissant de très-belles cicatrices qui n'ont jamais été le siége d'aucune ulcération; mais, le quatrième jour de la vaccination, les parents virent se développer un exanthème syphilitique des mieux caractérisés, avec plaques muqueuses fluantes autour de l'anus, et accusèrent la vaccine.

Je fis constater le diagnostic par M. Rollet, chirurgien en chef de l'Antiquaille. On reprit le traitement spécifique administré à la nourrice, et tout avait disparu trois semaines plus tard.

Je suis donc porté à conclure, comme Friedenger, que lorsqu'un individu, en puissance de syphilis, se fait vacciner, la vaccination peut faire développer chez lui non un accident local, mais des symptômes constitutionnels, une éruption générale par exemple.

Tous les praticiens savent que, lorsqu'un individu est en puissance de variole, la vaccine hâte l'évolution de la maladie; les auteurs sont pleins de faits de ce genre; on en trouve un certain nombre par M. Clerault (1) et par M. Bousquet (2) : je ne puis y insister.

La vaccine, en donnant lieu à une manifestation syphilitique, ne fait pas une exception en pathologie générale. Il est probable que toutes les fièvres éruptives ont aussi cette propriété. C'est ainsi que la variole a été l'occasion d'une manifestation de ce genre, comme on peut le voir par les deux observations suivantes, que j'emprunte au professeur Bamberger, de Wurzbourg (3).

Obs. II. — Une femme de vingt-sept ans, enceinte de six mois, entra, le 18 juillet 1857, à l'hôpital de Wurzbourg avec une éruption variolique qui couvrait tout le corps, et qui du reste avait été précédée des symptômes d'invasion habituels. Quoique la malade fût vaccinée, l'éruption avait tous les caractères et suivi la marche de la variole non modifiée; les pustules, presque toutes ombiliquées, étaient volumineuses, cloisonnées; on en voyait un grand nombre sur la muqueuse palatine; la fièvre était vive, etc. Quand arriva la période de dessiccation et de desquamation, certaines pustules du front, du cou, de la nuque et des aines revêtirent les caractères suivants : elles s'élargissaient et s'aplatissaient; sur leur base, se développait une végétation irrégulière, humide d'abord, entourée d'un liséré de suppuration, qui ensuite se desséchait. Ces efflorescences revêtirent peu à peu le caractère de larges plaques muqueuses humides. Les parties génitales furent examinées dès la première apparition de ces transformations : on trouva plusieurs plaques muqueuses anciennes, quelques cicatrices à l'entrée du vagin, qui était le siége d'un écoulement abondant; les ganglions

(1) Thèse, Paris, 1848.

(2) *Nouveau traité de la vaccine*. Paris, 1848.

(3) *OEsterr. Zeitschr. für pract. Heilkunde*, 1858, n° 10. — *Gazette hebdomadaire de Paris*, 1858, p. 390.

du cou étaient engorgés. On soumit la malade à un traitement par le calomel à dose *réfractée;* les plaques muqueuses, qu'on humectait plusieurs fois par jour avec de l'eau salée, pour y appliquer ensuite du calomel, disparurent lentement. En septembre, cette femme accoucha d'un enfant bien portant, et elle sortit guérie le 10 octobre.

Obs. III. — Une femme âgée de vingt et un ans, venant du même village que le sujet de l'observation précédente, c'est-à-dire d'un foyer de variole, entre, le 6 novembre 1857, au service des vénériennes. Elle vient d'être atteinte de variole, et on trouve encore çà et là des croûtes et des cicatrices récentes; elle porte à la nuque un grand nombre de plaques muqueuses larges, humides; quelques-unes sont entourées d'un liséré de suppuration, comme celles de la première observation. La malade rapporte qu'elles se sont montrées pendant l'éruption, et qu'elle en porte d'autres plus anciennes aux parties génitales; celles-ci occupaient la face interne des cuisses et des grandes lèvres; les ganglions cervicaux étaient engorgés. Le sublimé (intus et extra) triompha assez vite des accidents; les plaques de la nuque disparurent d'abord. Guérison complète le 29 décembre 1857.

Le rédacteur de la *Gazette hebdomadaire*, où ces deux observations sont consignées, ajoute :

« Ce sont là des exemples évidents de l'influence de la variole (la vaccine agirait certainement de même), comme cause d'évolution d'une syphilis restée jusque-là latente. On peut tenir pour certain que les deux femmes étaient atteintes de vérole constitutionnelle, laquelle a été mise en évidence par la poussée variolique. On voit aussi que l'éruption peut, à un moment donné, porter le cachet des deux manifestations syphilitiques.

Ainsi donc l'analogie, comme la clinique, s'accordent pour justifier ce fait, qu'une fièvre éruptive, vaccinale ou autre, peut faire développer une syphilis latente. Nous allons citer, parmi les observations que nous possédons, quelques-unes de celles qui rentrent dans le premier groupe.

Ce serait sans doute le cas de placer ici les nombreuses observations, rapportées par B. Moseley, où la syphilis primitive ou secondaire fut observée dans presque tous les cas, si nous en croyons la description qu'en donne l'auteur, si laconique qu'elle soit. Je me garderai bien de vouloir faire dire à ces observations plus qu'elles ne contiennent; mais je trouve dans leur grand nombre même un témoignage en faveur de la thèse que je soutiens.

Il est possible que, dans le nombre des individus vaccinés, qui ont eu le *cow-pox-itch*, il y ait eu des individus atteints de maladies *sécrétantes*, les eczémas, par exemple; mais je ne puis m'empêcher de signaler que le *cow-pox-itch* était une maladie nouvelle, qu'elle avait un caractère contagieux, comme le montre l'observation suivante de Benj. Moseley.

Obs. IV (insérée sous le n° 482 du tableau). — « L'enfant de M. Weston, demeurant Peuton-Place, 47, fut vacciné par M. Uppon; il eut une gale vaccinale intense sur la partie inférieure de la figure, tellement contagieuse, qu'elle se communiqua même au sein de Mme Weston. »

On n'a pas oublié que le *cow-pox-itch* cédait au traitement mercuriel.

Puisque Mme Weston a pu prendre mal au sein en allaitant son enfant, il est infiniment probable, pour ne pas dire certain, que l'enfant Weston était atteint de lésions syphilitiques de la bouche, qui ont donné un chancre au sein de la mère.

Je pourrais en citer un grand nombre, mais leur laconisme, l'absence de tout détail, m'obligent à les *envisager* avec une extrême réserve : j'ai hâte de passer à des faits plus concluants, capables de légitimer le premier groupe que j'ai établi; de ce nombre, se trouvent deux observations publiées par M. Pitton (1).

Obs. V. — « Un enfant âgé de quatorze mois, bien portant, et, au dire des parents, n'ayant jamais eu une *rosée* de mal, fut vacciné avec un grand nombre d'autres enfants, par M. Boucher, dans une tournée que ce médecin-vaccinateur fit en 1838 à Marly-le-Roi. Le sixième jour de l'opération, il aperçut sur les bras d'abord, sur la figure et sur tout le corps ensuite, de nombreuses et larges

(1) *Journal des connaissances médico-chirurgicales*, 1844.

pustules phlysaciées, laissant à leur suite des ulcérations à fond grisâtre et à bords taillés à pic.

« Les parents n'ont pas manqué d'accuser la vaccine de ces accidents, et cependant les enfants de la même commune et des pays environnants ont été vaccinés avec le même virus sans qu'il en soit rien résulté de particulier. Ce ne fut qu'au bout de plusieurs semaines que M. Pitton fut consulté; il reconnut bien tout de suite la nature syphilitique des pustules, et, bien qu'il employât les moyens convenables et qu'il se fît aider par un docteur en médecine fort instruit, il ne put sauver son petit malade. »

Je ferai remarquer que la syphilis commençant toujours par un chancre, et non par une éruption générale, qui n'arrive que longtemps après, de un à six mois ordinairement, toute éruption syphilitique qui a lieu six jours après la vaccine, c'est-à-dire en pleine fièvre vaccinale, ne peut être attribuée à une contagion : donc, dans l'observation précédente, le virus vaccin ne peut être accusé d'avoir transmis la syphilis; et, si l'on se rappelle les faits de Friedenger, et celui que nous avons fait connaître, nous concluons que, dans le cas présent, la syphilis générale remarquée six jours après la vaccination a été provoquée par la fièvre vaccinale qui a fait développer une diathèse latente.

Obs. VI. — A quelque temps de là, les parents eurent un second fils, chez lequel tout se passa de la même manière que chez le premier. Après avoir joui d'une santé excellente jusqu'au moment de la vaccination, il subit, à treize mois, cette opération par les mains du même vaccinateur. A la même période, les mêmes accidents se déclarèrent; de nombreuses pustules couvrirent tout le corps, et un énorme lupus envahit la joue droite et s'ulcéra en entier dans la largeur d'une pièce de 5 francs. La médication consista en un simple pansement avec de larges plumasseaux de charpie enduits d'onguent mercuriel double sans mélange, et une guérison complète fut obtenue en très-peu de temps et sans salivation. Aujourd'hui cet enfant se porte à merveille, et une large cicatrice sur la joue atteste seule son ancienne affection.

Suivent quelques réflexions du rédacteur qui trouve les deux observations trop incomplètes : pour conclure, il reste dans le doute, comme du reste presque tous ceux qui se sont occupés de ces questions. Il est vrai que les observations auraient pu être plus complètes, par exemple, en ce qui touche ce qui s'est passé sur les points vaccinés; mais, telles qu'elles sont, ces observations ne doivent pas être perdues pour la science. Les remarques que nous avons faites au sujet de la première s'appliquent complétement à la deuxième, et nous semblent justifier l'opinion que nous soutenons et que nous croyons partagée par plusieurs syphiliographes distingués.

M. Ceccaldi, actuellement médecin-inspecteur, a rapporté (1) les faits suivants :

Obs. VII. — En 1845, trois enfants, dont deux du sexe féminin, appartenant à deux familles différentes, me furent présentés pour être vaccinés. Je n'avais sous la main, ce jour-là, qu'un enfant de la vaccination précédente pour me donner le virus préservateur. Au moment de procéder à l'opération, les mères des trois enfants, dont j'avais remarqué les chuchotements sans en comprendre le sens, montrèrent de l'hésitation. Je leur en demandai le motif, tout en leur faisant observer qu'il était difficile de rencontrer un plus bel enfant et de plus beaux boutons que ceux que nous avions devant nous, et comme elles n'articulèrent aucun fait qui fût de nature à me donner des soupçons, je passai outre, et la vaccination eut lieu.

Tous les boutons réussirent, devinrent très-beaux, et parcoururent toutes leurs phases sans donner lieu à la moindre observation. Toutefois, au bout de trente-cinq jours, le sieur B..., père des deux jeunes filles, dont une de onze et une de deux ans, me fit appeler chez lui, et d'un air qui sentait le reproche, il me pria d'examiner ses enfants. Elles avaient toutes les deux le pourtour de l'anus et les parties génitales remplis d'accidents secondaires, et la cadette en avait en outre au gosier.

Ces accidents s'étaient développés peu de jours après la guérison des boutons varioliques.

A quelques jours de là, le sieur S..., père du troisième enfant, lequel était âgé de vingt-deux mois, me fit également appeler, et chez son fils, comme chez les filles du sieur B..., je constatai la présence de nombreux accidents vénériens secondaires au pourtour de l'anus et aux commissures des lèvres.

Tous ces enfants furent traités par la liqueur de Van Swieten, administrée à des doses proportionnées à leurs âges respectifs, et tous guérirent parfaitement et en assez peu de temps.

(1) *Revue médico-chirurgicale de Paris*, 1853, t. XIII, p. 121.

« En présence de ces faits corroborés par des explications tardives, mais complètes des deux mères, nul doute ne pouvait exister pour moi que je n'eusse simultanément inoculé, chez les trois enfants, le virus vaccin et le virus vénérien; j'en avais sous les yeux des preuves *matérielles* irrécusables; les preuves *morales* seules me manquaient : je ne tardai pas à les acquérir.

» En effet, quelques mois après que les faits dont je viens de parler s'étaient passés, le corps du bel enfant qui avait fourni le virus se couvrit de pustules syphilitiques, et la pauvre créature succomba à la violence du mal, malgré tous les soins qui lui furent prodigués. Puis, longtemps après, il est vrai, *mais de source tout à fait certaine,* j'appris que la mère du petit malheureux, au moment où elle le mit au monde, avait les parties sexuelles tellement farcies de végétations syphilitiques, que l'accouchement en avait été rendu difficile et pénible pour elle, embarrassant et dégoûtant pour l'accoucheur. »

Appréciation. — J'admets volontiers, avec M. Ceccaldi, que les enfants de MM. B... et S... étaient syphilitiques, lorsque M. Ceccaldi fut appelé pour combattre leurs accidents; mais M. Ceccaldi leur a-t-il communiqué la syphilis? Là est la question. Et d'abord, l'enfant était-il syphilitique, et qu'est-ce qui justifie l'épithète de syphilitique donnée aux pustules dont il fut couvert? Ce n'est pas, à coup sûr, les végétations considérables que portait sa mère au moment de l'accouchement, *la végétation n'étant pas un accident essentiellement syphilitique.* Ne serait-il pas plus simple de remarquer que l'éruption générale d'accidents secondaires de l'observation s'est vue peu de jours après la chute des croûtes de vaccin? Mais, si l'on eût inoculé la syphilis, c'est par un chancre au bras qu'elle eût commencé. Un homme comme M. Ceccaldi l'eût certainement constaté; et, comme le chancre infectant a une longue incubation, quelquefois un mois, M. Ceccaldi l'eût aperçu après la chute des croûtes vaccinales. Pour que la roséole, dans le cas qui nous occupe, eût pu faire son apparition, il eût fallu encore plusieurs semaines ou plusieurs mois, à partir de l'accident primitif; les accidents secondaires observés existaient au contraire avant le trente-cinquième jour de l'inoculation. Tout bien considéré, on arrive à conclure que les accidents secondaires observés étaient trop précoces pour être dus à l'opération vaccinale, et ces deux jeunes filles avaient très-probablement une syphilis latente, que la vaccination n'a fait que réveiller.

Quant à l'observation du petit garçon, si les choses se sont passées chez lui exactement comme chez les jeunes filles, c'est-à-dire si les accidents secondaires se sont manifestés vers la même époque, les mêmes réflexions peuvent lui être appliquées. Que M. Ceccaldi se rassure donc. Tant de gens se croient immaculés, qui ne tiennent pas compte d'un chancre, qu'ils méconnaissent ou qu'ils oublient. Combien, dans le cabinet du médecin, auxquels on est obligé de le montrer pour qu'ils s'en aperçoivent! C'est donc au nom de la loi d'évolution de la syphilis que nous croyons pouvoir justifier nos conclusions.

Un médecin de Manchester, M. Whitehead (1), sur un total de 2584 enfants traités à l'hôpital de Manchester, depuis le 1er janvier 1856 jusqu'à fin octobre 1858, a pu voir 63 cas de syphilis constitutionnelle. M. Witehead fait remarquer que ce chiffre 63 est encore au-dessous de la moyenne. Néanmoins, dans 34 cas, on a accusé la vaccine d'avoir donné la syphilis. M. Whitehead a présenté leur histoire sous forme de tableau, et montré que, d'après lui, 14 enfants seulement ont eu la syphilis par le fait de l'inoculation vaccinale; ce sont les nos 2, 8, 10, 11, 14, 31, 35, 36, 38, 40, 49, 56, 57 et 58. Chez tous les autres la maladie avait une autre cause.

Pour nous, après avoir lu les observations sommaires présentées dans le tableau 11 de M. Whitehead, et dont nous venons de citer les numéros d'ordre, nous avons pensé que les nos 35, 38 et 58, devaient leur syphilis à une autre cause que la vaccination, probablement à l'hérédité. Les détails

(1) *Loc. cit.*

donnés pour les nos 8, 10, 11, 31, 36, 40 et 49, nous ont paru douteux, les uns par la nature du traitement employé, les autres à cause de l'insuffisance des détails.

Enfin je crois que la syphilis a été transmise dans les autres cas : j'y reviendrai.

Je vais exposer ceux qui se rapportent à mon premier groupe.

Sous le n° 35 du tableau de Whitehead, je trouve l'observation suivante :

Obs. VIII. — Un enfant, d'une mauvaise constitution, avait, à l'âge de trois mois, des taches de couleur cuivrée sur tout le corps, surtout à la région fessière, avec ulcérations autour de l'anus ; ces taches consistaient en macules, papules et psoriasis.

L'enfant fut vacciné à quatre semaines, et, après la vaccination, une roséole se manifesta. On ne sait rien sur la santé du père ; la mère est saine en apparence. Le traitement a consisté en onctions mercurielles, il a duré vingt-huit jours ; la syphilis a été guérie au bout de ce temps. C'est alors qu'apparut la broncho-pneumonie, dont on ignore le résultat.

Obs. IX (sous le n° 38). — Un enfant de quinze mois, d'une mauvaise constitution, se présente à cette époque dans l'état suivant :

Eczéma du cuir chevelu et de la face, tubercules de couleur cuivrée, disséminés, durs, sur toute la surface du corps et aux membres ; adénite inguinale, atrophie, vomissements et diarrhée ; tubercules ulcérés sur la commissure droite des lèvres ; voix éteinte ; psoriasis fendillé autour de l'anus ; pâleur syphilitique de la peau.

L'enfant fut vacciné à six mois ; il avait été sain jusque-là. Les taches parurent après la vaccination. Le père, *probe*, *robuste*, *sobre*, déclare n'avoir jamais eu de maladie vénérienne ; la santé de la mère est bonne. Le calomel, la poudre de Dower, le camphre, l'acétate de plomb et l'opium formèrent la base du traitement, qui dura quatre mois. Résultat : guérison.

Obs. X (sous le n° 58). — Un enfant âgé de quinze mois, d'une constitution médiocre, présenta à cette époque un lichen syphilitique, la pâleur syphilitique, des taches érythémateuses cuivrées sur le dos et la poitrine, un tubercule plat sur la joue gauche ; atrophie. Cet enfant avait été bien portant jusqu'à l'âge de trois mois, époque où on le fit vacciner ; les symptômes apparurent après la vaccination et ne firent qu'augmenter depuis. C'est à l'âge de quinze semaines qu'eut lieu la première apparition. La santé des parents est apparemment saine. La poudre de Plummer a fourni la base du traitement. Il a duré trois mois ; fréquentes interruptions. Guérison.

Appréciation. — L'éruption venant quelques jours après la vaccine est évidemment non pas donnée, mais bien provoquée par elle. La santé des parents est toujours bonne. Outre que l'on peut difficilement s'assurer de ce détail, l'auteur doit les croire sains, par idée préconçue, puisque les cas de syphilis qu'il rapporte sont, d'après lui, attribués à la vaccine. Je ne crois pas que l'état de santé présumée des parents puisse influer sur la validité des observations que nous avons rapportées.

En résumé, si nous prenons en considération les trois observations de Friedenger, celles que j'ai fait connaître, les deux du professeur Bamberger, celles de M. Ceccaldi, celles de M. Whitehead (de Manchester), enfin l'enseignement que nous donne la pathologie générale dans des cas analogues, pour les fièvres éruptives par exemple, il me semble possible de conclure que la syphilis latente peut être développée sous forme d'éruption générale à l'occasion de la vaccination ; le premier groupe est ainsi justifié.

Quant au deuxième groupe, comprenant les cas où la syphilis transmise est véritablement due à la vaccination, il ne me paraît pas moins légitime.

Ce deuxième groupe renferme les cas où la syphilis a été inoculée à la lancette, où la maladie a été donnée par le fait même de la vaccination, où cette opération a été la cause de l'infection syphilitique chez des individus primitivement sains.

Dans le groupe précédent, les individus sont au contraire déjà infectés, mais chez eux la syphilis était latente, et a eu besoin, pour apparaître, de la poussée à la peau, provoquée par la vaccination.

Dans ce deuxième groupe peuvent rentrer les observations suivantes :

M. Viani a fait connaître le fait suivant (1) :

Obs. XI. — Mme N. N....., d'habitudes irréprochables, mariée en Égypte, revient en Italie, auprès de son mari, en 1838. Elle y accoucha, au bout de quelques mois, d'un enfant qu'elle allaita d'abord; mais, comme il lui vint des ulcérations aux mamelons, bien qu'elle ignorât la nature syphilitique de ces ulcérations, elle fut obligée de le confier à une nourrice étrangère. Celle-ci fut bientôt prise de symptômes syphilitiques évidents. Il en fut de même d'une troisième, puis d'une quatrième femme, qu'on avait successivement chargées d'élever cet enfant. Ainsi un enfant syphilitique infecta successivement quatre nourrices.

Pour le sevrer, la dernière, désirant faire passer son lait, donnait quelquefois le sein à un autre nourrisson. Celui-ci contracta bientôt à la bouche des ulcères qui s'étendirent à tout le tube digestif, et le firent en peu de temps périr misérablement.

Confié enfin à la garde de deux de ses oncles, qui l'entourèrent des soins les plus vigilants, l'enfant de Mme N. N..... finit par ne plus présenter d'autres symptômes morbides qu'une légère ophthalmie. On le vaccina à ce moment.

Comme la variole régnait alors épidémiquement, beaucoup de médecins pratiquaient la revaccination. L'oncle et la tante de l'enfant, âgés, l'un de vingt-huit ans, l'autre de vingt-trois, voulurent s'y soumettre, et demandèrent qu'on se servît, pour cette opération du pus des pustules vaccinales de leur neveu. M. Viani, ne connaissant pas alors les antécédents de ce dernier, n'y consentit cependant qu'avec peine, à cause de l'ophthalmie dont l'enfant était atteint.

Les choses marchèrent d'abord chez les vaccinés comme d'ordinaire; mais, après la dessiccation des pustules, il se forma une croûte dure, raboteuse, entourée d'une aréole d'un jaune rougeâtre, et différente des croûtes vaccinales.

L'oncle fut bientôt couvert sur tout le corps de croûtes; il survint plus tard des exostoses, des douleurs ostéocopes, quelques ulcères dans d'autres parties. Une affection scorbutique, dont il était déjà atteint antérieurement, rendit chez lui le développement de la syphilis encore plus grave; et ce ne fut qu'après cinq ans de soins assidus qu'on parvint à l'en débarrasser.

La tante eut d'abord des ulcères à la vulve, accompagnés de condylomes à l'anus. Les glandes cervicales s'engorgèrent et suppurèrent; il se déclara enfin une ophthalmie. Cependant elle finit

(1) *Gazzetta medica Lombarda*, reproduit par la *Gazette médicale*, 1849, p. 874.

par revenir à la santé, mais seulement au bout du même espace de temps que le malade précédent.

Le rédacteur ajoute une note sans importance sur la transmission possible de la syphilis par l'humeur vaccinale.

Il y a évidemment, au commencement de cette observation, relativement à la santé de la mère, quelque chose d'inexact ; je n'ai pas à apprécier ici l'origine de la maladie de l'enfant, mais il était évidemment syphilitique, puisqu'il a contagionné successivement quatre nourrices. Cela me suffit comme point de départ ; je passe aux autres cas, me réservant de les apprécier à la fin.

J'extrais ce qui suit d'un journal de médecine de Berlin (1) :

De la transmission de la syphilis par la vaccine. — « Dans la ville de K....., la variole régnait épidémiquement au commencement de l'année 1849 ; de nombreuses revaccinations furent opérées, et dix familles se firent revacciner, du 14 au 15 février 1849, d'après le conseil de leurs médecins consultants. Les membres de ces familles qui furent vaccinés ces jours-là tombèrent presque tous malades ; *après trois ou quatre semaines*, apparurent simultanément, sur la place des piqûres, des *ulcères* qui avaient tout à fait le caractère syphilitique, et bientôt après, dans la plupart d'entre eux, se montrèrent aussi des manifestations secondaires de la syphilis, angine, éruptions, céphalalgie. De fortes doses de mercure furent nécessaires pour amender ces symptômes constitutionnels. Les personnes qui furent contaminées étaient au nombre de dix-neuf, entre onze et quarante ans, et la plupart d'entre elles offraient des garanties assez sûres de moralité.

» La cause de la maladie simultanée et analogue d'un si grand nombre de personnes ressortait évidemment de la vaccination : ainsi on trouva, à la place des piqûres, des ulcères très-bien caractérisés, qui montraient manifestement la cause

(1) *Medizinische Zeitung*, Berlin, 3 avril 1850.

de l'infection ; et pourtant le médecin vétérinaire B....., qui avait fait ces inoculations, avait pris le vaccin sur un enfant fort et sain. Ce dernier fait, indépendamment de son évidence propre, était surabondamment démontré par plusieurs témoins : ainsi la femme qui apporta, le 4 février, cet enfant pour le faire vacciner le déclara parfaitement sain ; aussi le vaccina-t-on, sans examen ultérieur, le jour même ; puis, avant que le médecin choisît cet enfant pour revacciner les autres personnes, il eut soin de s'informer de la santé de l'enfant et de celle de ses parents. Il obtint sur les parents les renseignements les plus favorables, et quant à l'enfant, il le fit mettre tout nu, pour pouvoir découvrir la moindre égratignure sur son corps ; et même, au moment de recueillir du vaccin sur lui, le 13 février, il renouvela ses investigations, « afin, dit-il, de rechercher si l'insertion du virus-vaccin chez » cet enfant n'aurait pas favorisé l'évolution de quelque » exanthème caché. » Ces preuves, il est vrai, ne furent pas confirmées par d'autres témoins ; toutefois une personne digne de confiance assure qu'au moment de la revaccination l'enfant était encore sain, et que nulle trace d'exanthème ne s'était développée sur son corps. Pourtant une éruption érythémateuse ne tarda pas à se montrer à la partie interne du pli inguinal, à la marge de l'anus et au visage. Il ne fut pas très-facile de remonter à la cause première de cette infection, vu la tardive apparition de l'exanthème ; toutefois, comme ce n'est qu'après que cet enfant eut servi à vacciner qu'il tomba malade, ce fut précisément à cette cause que le public attribua les accidents. Lorsque le docteur E..... vit l'enfant, le 21 février, l'éruption offrait toutes les apparences d'une roséole syphilitique. Il mourut hydrocéphale le 24 février.

» Cet enfant, comme nous l'avons déjà dit, fut vacciné le 4 février. Il paraît que l'éruption de la vaccine ne se fit pas régulièrement, car un témoin oculaire dit que le huitième jour il n'y avait encore aucune trace de l'éruption ; cet état anormal fut également constaté par le médecin, qui l'attribua à la température et à l'humidité de son habitation.

» Ce ne fut que le 13 février qu'il trouva les pustules propres à la revaccination, et même elles ne se développèrent que progressivement, ce qui lui permit de revacciner avec elles jusqu'aux 14 et 15 février, ainsi onze et douze jours après la revaccination. En même temps que l'on vaccina le 4 février l'enfant précité, on en vaccina également plusieurs autres, sans que rien d'anormal se soit montré chez ces derniers. »

Eh bien, dans tous ces cas, comme dans ceux de Hübner, de Moseley, de M. Jules Lecoq, etc., que j'aurai occasion de citer longuement, c'est par la vaccination qu'a été transmise la syphilis; mais est-ce le liquide vaccinal qui a été l'agent de la contagion? C'est ce qu'ont supposé quelques praticiens allemands, entre autres le professeur Bamberger (de Würzbourg).

Mais, si c'était le liquide vaccinal, comme un seul et même sujet a fourni la vaccine dans l'affaire du vétérinaire B....., ce dernier, au lieu de donner la syphilis à 19 individus sur 24, l'aurait donnée à 24, sans en excepter un.

Mais, si c'était le liquide vaccinal qui, inoculé, donne la syphilis, comme c'est le même enfant, l'enfant Keller, qui a servi à vacciner 13 individus du village de Freienfels, 8 seulement n'auraient pas été contaminés, les 5 qui ont échappé n'auraient pas été préservés; et qu'on ne vienne pas dire que quelques mères des enfants ont essuyé immédiatement les piqûres, les expériences de M. Bousquet (1) sont là pour montrer que l'inoculation réussit malgré les précautions qu'on peut prendre.

Mais, si le liquide vaccinal pouvait transmettre la syphilis, M. Bidart (2) l'aurait transmise dans les expériences qu'il a faites.

Voici les observations :

Obs. XII. — Je pratiquai la vaccination, en mars dernier, sur un enfant âgé de sept mois. La marche de la vaccine ayant été

(1) Bousquet, *Nouveau traité de la vaccine*. Paris, 1848.

(2) *Journal de méd. et de chirurg. pratiques*, t. II, art. 287, p. 85.

régulière, je pus, le huitième jour, transmettre le fluide-vaccin à quatre autres sujets âgés de cinq à six mois et d'une constitution assez robuste. Appelé, quelques jours après, pour donner des soins à la nourrice, qui se plaignait de douleurs à la gorge, je trouvai que plusieurs organes étaient couverts d'ulcérations vénériennes; interrogée sur ces faits, elle me dit qu'elle n'était malade que depuis qu'elle allaitait l'enfant que j'avais vacciné. Alors, l'ayant soumise à mon observation, je reconnus, en effet, que plusieurs ulcères syphilitiques envahissaient les parties génitales et presque toute la peau qui recouvre la région hypogastrique. Les caractères ne laissaient aucun doute sur leur nature, et le traitement indirect sous l'influence duquel je plaçai le petit malade aurait eu tout le succès désirable si une gastro-entérite légère ne m'eût obligé d'en suspendre l'usage.

Cependant la vaccine se développa convenablement chez les autres enfants vaccinés; les trois périodes d'incubation, d'inflammation, et de dessiccation, se succédèrent avec la plus franche régularité et ne furent transversées par aucun accident remarquable; leurs fonctions continuèrent a se faire régulièrement, et leur santé fut toujours florissante. Enfin six mois d'observation, pendant lesquels je me les fis présenter fréquemment, ne m'ont offert aucune trace d'infection syphilitique.

Obs. XIII. — Enhardi par cet heureux résultat et par l'opinion de plusieurs médecins distingués, je vaccinai, le 2 juillet 1831, un enfant de quatre ans, dont l'infection vénérienne était héréditaire. Le scrotum, le prépuce, le canal de l'urèthre, étaient le siége d'ulcérations considérables, qui se cicatrisaient et se rouvraient d'une manière alternative. Une ophthalmie, aussi ancienne que l'individu, avait jeté de si profondes racines, que la conjonctive en était partiellement désorganisée; l'habitude du corps était maigre, les fonctions organiques pénibles, et les douleurs musculaires sévissaient parfois avec tant de violence que j'ai vu les parents de cet infortuné regretter amèrement de lui avoir donné le jour. Cependant le vaccin, ayant offert les conditions physiques ordinaires, fut transmis le septième jour à deux sujets sains et âgés l'un de quatre mois, l'autre de sept. Chez le premier, le vaccin se développa de la façon la plus satisfaisante; la période d'incubation dura huit jours chez le deuxième, mais n'influa aucunement sur la régularité des pustules. Enfin cinq mois se sont écoulés depuis l'époque de leur vaccination, sans que les enfants aient éprouvé le moindre symptôme morbide, et, au moment où j'écris, leur santé donne encore les plus belles espérances.

M. Bidart conclut : 1° que la pustule vaccinale, développée

dans l'organisme humain, jouit de la propriété d'agir, nonobstant la présence du virus syphilitique;

2° Que la sécrétion vaccinale, inaltérable dans sa nature, n'est point susceptible de s'unir au virus et d'acquérir la propriété d'en propager les germes.

J'ai lu qu'à la Société de médecine, dans la séance du 17 juillet 1848, M. Montain (1), ex-chirurgien en chef de la Charité, avait soutenu avoir vu trente enfants vaccinés avec du pus vaccinal pris sur un sujet syphilitique, et chacun d'eux ne présenter ensuite d'autre maladie que l'éruption vaccinale.

M. le docteur Heymann (2) a rapporté que le docteur Schreier avait vacciné deux enfants avec du vaccin pris sur un syphilitique, et que ces enfants s'étaient toujours parfaitement portés. M. le docteur Taupin, ancien interne de l'hôpital des Enfants, a pratiqué la vaccination sur plus de 2000 enfants, porteurs de toute sorte d'affections, entre autres de syphilis; et jamais il ne lui est arrivé de *remarquer* la syphilis ultérieurement.

M. Passot (3) a publié une observation dont je donne ici l'analyse.

L'enfant Capit, fille de trois ans et demi, ayant les prodromes de la petite vérole, fut vaccinée le 7 mars 1857. Quatre inoculations furent faites au bras droit, trois au bras gauche. Le 10, on constata l'existence de deux espèces d'éruptions. Le vaccin a été très-bon. On prit deux tubes de ce vaccin, et on l'inocula à une enfant, la fille B....., le 19 mai. Quatre piqûres furent faites à chaque bras; le vaccin parcourut des périodes régulières, ne transmit que la vaccine, et *point la variole*. De l'enfant B..... on transporta le vaccin à un autre enfant : même résultat.

Que prouvent ces faits, sinon que le liquide vaccinal seul ne donne que le vaccin, et pas de syphilis, pas plus qu'aucune

(1) *Journal de médecine de Lyon*, 17 juillet 1848.

(2) *Journal médical de Munich*.

(3) *Gazette médicale de Lyon*, 15 avril 1859.

autre maladie virulente. Cependant il est impossible de nier que la transmission n'ait eu lieu à la suite de la vaccination. Comment expliquer cette énigme?

Bien simplement.

Que peut-on trouver avec la lancette dans la pustule vaccinale?

Deux sortes de liquides :

1° Le liquide vaccinal.

2° Si la lancette va plus loin que la poche renfermant le virus-vaccin, elle amène un liquide étranger à la pustule, le sang : or le sang des syphilitiques est contagieux, malgré les dénégations de Hunter et de M. Ricord. En douterait-on? Mais nous n'avons, pour le prouver, que l'*embarras du choix*. La syphilis est une maladie virulente. Le sang est contagieux dans toutes les maladies virulentes, dans la morve, la rage, la clavelée, la variole, la rougeole, la peste, la diphthérite ; nous allons en donner des exemples.

Enfin cinq expériences directes, faites avec le sang des syphilitiques, viendront corroborer tout ce que nous avons dit sur la contagion de la syphilis par le sang.

Voyons d'abord les maladies virulentes, autres que la syphilis.

A. *Épizootie*. — « Un auteur, qui ne s'est point fait connaître, a publié, en 1763, des observations faites à Brunswick sur l'inoculation de l'épizootie. Suivant lui, après quelques précautions hygiéniques accessoires, le moyen préservatif qui a eu le plus de succès est le suivant : on inocule la maladie en introduisant une mèche imbibée de sang contagieux dans une ouverture faite à la veine jugulaire, ou dans une incision pratiquée au fanon. Il recommande de réitérer l'inoculation, si elle n'a pas réussi une première fois (1). »

B. *Clavelée*. — M. Lebel s'y prend de la manière suivante pour inoculer la clavelée.

Il fait au bouton une incision n'intéressant qu'une faible

(1) *Gazette médicale de Paris*, 1852, p. 730.

épaisseur de son tissu : il s'en écoule du sang d'abord, dont il se sert, tant qu'il est fluide, pour inoculer; puis bientôt du sang mêlé à de la sérosité, puis de la sérosité pure. Or les premières inoculations produisent, aussi sûrement que les deuxièmes et que les dernières, un claveau régulier. (Société centrale de médecine vétérinaire, séance du 20 novembre 1846.)

G. *Sang de rate.* — Je ne puis qu'indiquer les expériences entreprises le 26 juin 1850, sur le sang de rate, par M. Rayer (1), démontrant la contagion de la façon la plus évidente.

On inocule à un mouton atteint de tournis le sang de la rate d'un mouton qui vient de mourir de la maladie; quatre jours après, l'inoculé était mort.

M. Rayer rappelle que M. Barthélemy (1823) avait obtenu le même résultat sur une brebis saine, en soixante heures.

Les expériences de MM. Voyer, Mannoury, Boutet, Davaine, ont confirmé ces résultats.

D. *Morve.* — 1° *Injection.* Colman, cité par Delabère-Blaine (2), rendit en trois jours un âne morveux, après avoir injecté dans sa veine jugulaire du sang tiré de la carotide d'un cheval morveux.

M. Renault (3) obtint le même résultat en injectant le sang de la jugulaire d'un cheval morveux dans la même veine de deux autres chevaux.

Le premier fut pris de la morve au bout de trois jours, et périt en huit jours; le second prit la maladie dans le même espace de temps, et son corps offrit à l'Académie les lésions les plus caractéristiques qui en puissent être la suite.

Comme contre-épreuve (séance du 14 février), M. Renault injecta du sang d'un cheval sain, et l'animal injecté ne présenta aucun symptôme fâcheux.

(1) *Gazette médicale*, 1850, p. 788.

(2) *Notions fondam. de l'art vétér.*, t. III, p. 217.

(3) *Bulletin de l'Académie de médecine*, 7 février 1843, Tome VIII, p. 668.

2° *Inoculation.* — On pourrait objecter qu'il s'agit jusqu'ici d'injection, et non d'inoculation : voici un fait plus directement relatif à ce dernier point.

Un capitaine étant mort à Alger le douzième jour d'une morve aiguë, M. Guyon prit, à l'autopsie (faite douze heures après la mort), du sang dans les cavités du cœur, et inocula ce sang sur un cheval sain des chasseurs d'Afrique; cet animal mourut le dix-septième jour, avec tous les symptômes d'une morve aiguë (1). Nous verrons que l'inoculation, par le sang, de maladies autres que la morve, a été aussi démonstrative; d'ailleurs la chose est admise en principe par les autorités les plus compétentes.

« La morve, dit M. Bouley (2), est une maladie contagieuse non-seulement par le liquide qui s'écoule des cavités nasales affectées, mais encore par le produit de la sécrétion cutanée, par le sang lui-même. »

Éric Viborg (3) écrit : « Des expériences m'ont confirmé que la masse du sang, si j'ose le nommer ainsi, morveux, introduite dans le sang d'un cheval sain, peut donner la mort à ce dernier. »

E. *Charbon.* — Les exemples de développement du charbon par suite de l'inoculation du sang sont fort nombreux; je serai sommaire et n'en rapporterai que quelques-uns. Gilbert (4) raconte que dans une épizootie, en 1793, « la maladie se communiquait aux hommes par la seule piqûre des mouches qui avaient pompé le sang des cadavres des animaux ».

Mais, si l'on demande une inoculation pratiquée et surveillée dans ses suites par l'art, nous citerons les expériences de M. le docteur Delafond.

(1) *Revue médicale*, septembre 1845, p. 48.

(2) *Recueil de médecine vétérinaire pratique*, 1843, p. 617.

(3) *Guide pour reconnaître et traiter les maladies dites gourme, farcin et morve.*

(4) *Recherches sur les causes des maladies charbonneuses.* Versailles, an III, p. 11.

Ce professeur, appelé à étudier une épizootie de fièvre charbonneuse au Rosel (Somme), recueillit, à l'autopsie d'une vache morte sous ses yeux, du sang encore chaud dans des tubes de verre qu'il boucha exactement. Il s'empressa, à son arrivée à Alfort, d'inoculer le sang à deux chevaux ; l'un d'eux mourut en soixante heures, et l'autre après huit jours.

F. *Rage.* — *Inoculation.* — M. Eckel, directeur de l'Institut vétérinaire de Vienne, inocula, le 13 novembre 1841, à la tête et aux oreilles d'un chien, le sang, encore chaud, pris sur un goret qui venait de mourir enragé ; une seconde inoculation fut faite sur le même animal, le 29 janvier 1842, avec le sang d'un homme mort enragé. Le chien, qui avait paru sain jusqu'à la seconde expérience, devint malade le 1er avril 1842 et offrit tous les symptômes caractéristiques de la rage (1).

G. *Variole.* — 1° *Inoculation* (2). — Des lancettes qui avaient servi à vacciner des *varioleux* ont suffi quelquefois pour inoculer la variole.

2° *Inoculation préméditée.* — Luigi Sacco (3) a inoculé avec succès du sang pris sur une pustule de variole.

H. *Rougeole.* — L'impossibilité de disposer du virus de la rougeole sous la forme expansive suggéra à Francis Home (d'Édimbourg) (1758) l'idée de l'inoculer avec le sang des malades ; il y parvint en imbibant un morceau de coton qu'il insinuait dans une incision de la peau. Dans une épidémie de rougeole qui régna à Milan en 1822, le professeur Speranza inocula d'abord six jeunes garçons de la Maison de travail, puis lui-même ; la maladie fut évidemment communiquée de cette manière, et dans tous les cas suivit un marche régulière et très-bénigne. Cette expérience intéressante fut répétée par d'autres praticiens et par l'auteur dans plusieurs autres circonstances et avec un succès complet. L'inoculation

(1) *Recueil de médecine vétérinaire pratique*, t. IV, 3e série.

(2) *Dictionnaire* en 30 volumes, t. XXX, p. 578.

(3) *Giorn. per. sev. ai progressi*, janvier 1849.

fut pratiquée de la manière suivante : On faisait avec une lancette une très-légère incision sur une des plaques rouges, les plus larges et les plus enflammées, de manière que la pointe de l'instrument fût teinte de sang; avec cette lancette, on pratiqua des piqûres sur le bras de l'individu sain, et on les recouvrit d'un léger bandage. Les effets de cette inoculation se manifestèrent ordinairement au bout de quelques jours (1).

Percival était grand partisan de la méthode de Home, ainsi que Stoll, qui la recommande dans un aphorisme.

Enfin, pour terminer ce que je viens de dire de l'inoculation de la rougeole par le sang, je rapporterai des faits tirés de la pratique du docteur Michaël (de Katona) (2).

Dans 26 communes du comté de Borsode, l'auteur a fait l'inoculation sur 1122 individus, à une époque où une épidémie maligne régnait dans le pays.

Sur 100 individus que M. Michaël (de Katona), a inoculés, 7 seulement n'ont pas eu la rougeole; chez tous les autres, la maladie survint et fut très-bénigne.

L'inoculation fut faite en prenant, avec la lancette, du sang mêlé avec de la sérosité prise dans les boutons de la rougeole au moment de son efflorescence.

Les piqûres furent faites comme pour l'inoculation de la vaccine. Sept jours après l'opération, la fièvre survint et la maladie parcourut ses périodes connues.

I. *Diphthérite.* — La diphthérite peut-elle être contagieuse par le sang?

Les observations relatives au docteur Loreau et à M. Baudry, externe des hôpitaux de Paris (3), tendent à le faire croire; ces faits sont isolés, conclure serait imprudent. En attendant que d'autres viennent les corroborer, je me contente de poser la question.

(1) *Bibliotheca italiana*, août 1855.

(2) *Gazette médicale de Paris*, 1843, p. 401.

(3) *Union médicale* du 7 juillet 1859.

K. *Peste.* — Quoique les expériences tentées dans le but de rechercher si la peste peut être transmise par l'inoculation du sang aient pu paraître concluantes à certains auteurs, nous croyons devoir rappeler que Lachèze ayant inoculé, par le sang des pestiférés, 4 individus sains, condamnés à mort au Caire, 1 seul a eu une peste bénigne, tandis que 2 sujets inoculés avec la sérosité prise sur un charbon pestilentiel, et un troisième, inoculé avec du pus d'un bubon qu'on venait d'ouvrir, n'ont rien éprouvé (1).

L. *Syphilis.* — Les faits que nous avons rapportés jusqu'ici nous permettent déjà d'établir que si le sang est contagieux dans les maladies virulentes en général, on peut arriver, sans forcer l'analogie, à supposer que dans la syphilis, qui est une maladie virulente, le sang est aussi contagieux.

S'il existait le moindre doute à cet égard, il serait levé par la lecture des observations relatives à la transmission de la syphilis par le sang.

Je pourrais m'appuyer ici des faits de transmissions de syphilis héréditaire : je me contente de les signaler d'une manière générale, sans grossir cette liste déjà si longue, et j'aborde de suite les expériences directes.

Obs. XIV. (Inoculation de Waller, 1850.) — F....., jeune garçon de quinze ans, inscrit sous le n° 5676, avait été rachitique dans son enfance, et portait depuis sept ans un *lupus exfoliativus* à la joue droite et au-dessous du menton ; ce lupus, de la largeur d'un thaler, était guéri, à l'exception d'un petit point de la joue, à la suite d'un traitement prolongé, par les cautérisations et l'iodure de potassium. Cet enfant n'a jamais eu de syphilis, et, comme tel, il était propre à l'inoculation, qui fut entreprise, le 27 juillet 1850, à la cuisse gauche. Pour cette expérience, je pris le sang d'une femme (F.....) chez laquelle la syphilis secondaire s'était développée sous nos yeux.

Cette jeune fille, autrefois superbe, avait contracté, dans les derniers temps, cinq ou six fois des ulcérations primitives, sans cependant avoir jamais eu de syphilis secondaire ; mais, pendant le traitement des deux derniers chancres qui s'étaient succédé à quatorze jours d'intervalle, elle commença à maigrir, pâlir, et lorsque

(1) *Gazette médicale de Paris*, 1846, p. 237.

le dernier chancre fut guéri, et qu'il ne restait plus qu'un catarrhe de l'urèthre, il se forma des tubercules à la peau du visage et des taches sur tout le corps.

L'inoculation fut faite de la manière suivante : la peau de la malade fut scarifiée avec un scalpel neuf, et, à l'aide d'une ventouse, on lui soutira trois ou quatre drachmes de sang. Malgré la rapidité avec laquelle se fit cette dernière opération, le sang était déjà en grande partie coagulé, avant qu'on l'eût transporté de la chambre de la malade dans celle où devait se faire l'inoculation. Les plaies des scarifications (faites sur l'enfant comme dans l'expérience précédente) furent exactement nettoyées et débarrassées des caillots sanguins par le lavage avec un tampon trempé dans l'eau chaude; puis le sang à inoculer fut introduit dans ces plaies, en partie à l'aide d'une baguette de bois, en partie au moyen de charpie imbibée de ce liquide, puis appliquée et fixée sur la partie scarifiée. Il ne survint ni inflammation ni suppuration ; au bout de trois jours, les plaies étaient complétement fermées. Le malade allait toujours bien.

Le 31 août, trente-quatre jours après l'inoculation, je remarquai à la cuisse gauche, là où l'inoculation avait été faite, deux tubercules distincts, ayant la largeur d'un pois, d'une teinte rougeâtre pâle, secs à leur surface, sans démangeaison ni douleur. Les jours suivants, ils s'agrandirent, se réunirent par leur base, se couvrirent d'écailles, et une auréole d'un rouge obscur les entoura toutes deux.

La base des tubercules, c'est-à-dire la peau sous-jacente et la trame cellulaire sous-cutanée, devint ferme, résistante (indurée), et à la surface des tubercules une ulcération se forma, qui donna lieu à la production d'une croûte mince et brune. C'est de cette façon que se forma, vers le 15 septembre, un ulcère dont la base avait les dimensions d'un œuf de pigeon, dont une auréole rouge cuivrée entourait les bords, et qui était recouvert par la croûte en question.

Cette croûte étant enlevée, le fond de l'ulcération devint visible; il était enfoncé en *infundibulum*, lardacé, et saignait facilement sur les bords.

Depuis quelques jours, il s'était aussi formé à l'épaule droite un tubercule isolé, gros comme un pois, rougeâtre, et couvert de rares écailles, sans que le malade pût préciser le jour de la première apparition de cet accident.

La santé générale se maintient. Le 26 septembre et les jours suivants, F.... se plaint d'inappétence et d'insomnie. Le 1er octobre, soixante-cinq jours après l'inoculation et trente-deux jours après l'apparition des premiers tubercules, il survient un exanthème à la peau du bas-ventre, du dos, de la poitrine et des cuisses ; exanthème que nous reconnûmes être une roséole syphilitique des mieux caractérisées.

L'ulcération de la cuisse avait acquis la largeur d'un thaler, tout en conservant son aspect infundibuliforme, son fond lardacé, et son aspect cuivré. Dans les jours suivants, l'éruption des taches devint tellement abondante que le corps entier, sans en excepter le visage, en fut semé et paraissait comme tigré. Il n'y a d'ailleurs ni démangeaison, ni douleur, ni symptômes de catarrhe ou de fièvre. Le 6 octobre, plusieurs taches, notamment à la partie interne des cuisses et au ventre, se soulèvent en papules et en tubercules, et dès lors le diagnostic de la syphilide, même sans connaissance des antécédents, devient d'une grande facilité (1).

Le secrétaire de l'association de médecine du Palatinat a communiqué, en 1856, à cette compagnie, en se portant garant de leur exactitude, les résultats sommaires des expériences faites par un de ses collègues sur les inoculations.

Il est constaté, dans ce travail, que sur 9 individus inoculés avec le sang d'une personne syphilitique, 3 le furent avec succès; ce furent ceux-là seulement où une large surface absorbante avait été frictionnée (2).

Obs. XVI. (Inoculation de M. Gibert, 1859.) — « Le malade qui a fourni la matière de l'inoculation avait été traité, à l'hôpital du Midi (service de M. Puche), d'un chancre induré de la face externe du prépuce (un peu phimosique). Lors de son entrée dans nos salles, le 7 février 1859, ce chancre avait laissé à sa place une cicatrice indurée encore un peu rougeâtre, en forme de tubercules plats, lenticulaires, avec engorgement indolent, léger, des ganglions inguinaux; sur la verge, le scrotum, la partie interne correspondante des cuisses, à l'anus, s'étaient développées des papules muqueuses, secondaires, qui de là s'étaient propagées à d'autres régions du corps. Il existait notamment au front une large papule squameuse, d'un rouge cuivré, tout à fait sèche, et ayant environ l'étendue d'une pièce de 50 centimes.

» Le 9 février, la pointe d'une lancette fut enfoncée dans la circonférence de cette papule, et se chargea d'un sang un peu

(1) Cazenave, *Annales de la syphilis et des maladies de la peau*, octobre et novembre 1851.

(2) Revue critique par M. Lasègue (*Archives générales de médecine*, 5e série, t. XI, p. 603).

séreux qui fut immédiatement inoculé à la partie supérieure de la face palmaire de l'avant-bras droit (près du pli du coude) d'un sujet affecté, comme les précédents, de lupus du visage.

» Le 1er avril suivant, ce malade, qu'on avait laissé sortir, rentra (pavillon Saint-Matthieu), service de M. Bazin.

» Alors, c'est-à-dire cinquante jours écoulés depuis l'inoculation, on vit avec surprise qu'au point où elle avait eu lieu, s'était développée une papule rougeâtre, étalée, légèrement squameuse, tout à fait sèche, de la largeur d'une pièce de 50 centimes environ, rappelant très-bien par conséquent la papule squameuse frontale qui avait servi à l'inoculation. Au dire du malade, cette papule remontait à quinze jours environ; elle n'aurait donc apparu que trente-cinq jours après l'inoculation. Au-dessus et autour de cette plaque, on découvrait quelques taches cuivrées, un peu saillantes, commencement de la syphilis squameuse consécutive; qui plus tard s'est étendue aux autres régions du corps. Un ganglion douloureux, plus gros qu'une noisette, s'était développé dans l'aisselle correspondante.

» Le 23 avril, le sujet se place comme infirmier dans une autre division du service de M. Bazin, il était alors dans l'état suivant : taches de roséole sur le tronc, quelques rares papules squameuses sur la face palmaire des membres supérieurs; persistance, à l'avant-bras droit, de la papule cuivrée initiale; papules squamo-croûteuses répandues abondamment dans le cuir chevelu; engorgements des grands ganglions cervicaux postérieurs; papules muqueuses commençant à l'ombilic et au pourtour de l'anus. Rien à la bouche, au gosier et aux parties génitales. Le traitement spécifique, institué le 18 mai, a déjà produit un amendement notable (1). »

(1) *Revue de thérapeutique médico-chirurgicale*, numéro du juin 1859. Le chancre syphilitique, ou chancre *induré*, n'est pas de même nature que le chancre simple ou *chancroïde*, lequel, n'étant pas syphilitique, ne peut jamais transmettre la syphilis.

Toutefois un individu syphilitique, n'ayant même aucune manifestation apparente de la maladie, et affecté incidemment d'un chancroïde, peut transmettre à un individu sain un chancre induré. Des faits de ce genre sont rares, excessivement rares; cependant on en a cité. Comment les expliquer?

Pour M. Rollet, dans ces cas, ce n'est pas le *pus du chancroïde* (pas plus que ce n'est l'humeur vaccinale dans les cas précédents) qui transmet le chancre induré, mais c'est du *sang syphilitique* que ce dernier procède.

Comment imaginer, en effet, qu'une plaie ulcéreuse comme celle du chancroïde ne saigne pas dans les rapports sexuels où s'opère la transmission, et que dès lors la plaie d'inoculation, chez le sujet contaminé, ne se trouve pas en contact du même coup avec les deux virus : l'un (celui du chancroïde)

Enfin, comme si ce n'était pas assez de cette accumulation de preuves touchant la contagion du sang dans la syphilis, je rappellerai le fait le plus remarquable qui ait été entendu à la Société de médecine de Lyon, séance du 17 juillet 1848. A cette occasion, M. Levrat aîné, un des membres, annonça que la vaccination pouvait donner lieu à la transmission de la syphilis, mais que, dans ces cas, la lancette amenait toujours du sang. Il recommanda donc d'éviter de charger l'instrument de ce liquide, et de n'inoculer que du vaccin pur; il ajouta avoir vu plusieurs fois la syphilis transmise par l'opération vaccinale, et cita un cas en particulier où l'enfant qui fut infecté avait été préalablement vacciné avec du vaccin pris sur un enfant syphilitique. L'enfant contaminé dut être traité par les mercuriaux. Cette communication, à laquelle assistait M. Diday, et qu'il a eu soin de reproduire dans son mémoire sur la vaccination antisyphilitique (1848), passa complétement inaperçue; aussi avons-nous vu avec surprise cet honorable médecin, qui avait insisté par deux fois sur le fait de M. Levrat aîné, ne pas en tenir compte quand il lui fallut apprécier les faits du procès Hübner (1). Il reste dans une

contenu dans le pus sécrété par l'ulcère, l'autre (le virus réellement syphilitique) contenu dans le sang périphérique? C'est même dans ces cas rares et véritablement exceptionnels que se développe le chancre induré *auto-inoculable*, que M. Rollet a décrit le premier sous le nom de chancre *mixte* (*Études expérimentales sur le chancre*, par M. Laroyenne; *Annuaire de la syphilis et des maladies de la peau*. Paris, 1859), chancre qui est certainement le spécimen le plus remarquable de ces hybrides encore peu connus que forment les maladies virulentes en se superposant dans le même organisme.

C'est pour avoir méconnu ce grand fait que M. Ricord, dans ses *Leçons sur le chancre* (1855, p. 225), et M. Fournier, dans sa thèse inaugurale (1860, p. 42), ont pu dire que le chancre *mou* se transformait en passant d'un individu syphilitique chez un sujet sain, et qu'il devenait chez ce dernier un chancre *induré*. Ce n'est pas ainsi que se comportent les maladies virulentes; au contraire, il est remarquable de voir combien elles conservent leur individualité, même alors qu'il y a mélange des virus. L'erreur de MM. Ricord et Fournier vient de ce qu'ils ont pris l'apparence pour la réalité; car, encore une fois, le chancre mou en lui-même ne transmet que le chancre mou, comme l'humeur vaccinale ne transmet que la vaccine.

(1) *Gazette hebdomadaire*, 1855, p. 178 et 571.

grande incertitude, de même que M. Broca et les médecins allemands.

C'est à M. Rollet qu'il faut arriver pour avoir une explication scientifique de ce phénomène, tout simple du reste, qui a embarrassé tous les syphilographes jusqu'ici.

En effet, M. Rollet, dans le cours public qu'il a fait à l'Antiquaille (1859), a professé que le sang des syphilitiques était contagieux, et que, lorsque la syphilis était donnée par la vaccination, c'était toujours par le sang et jamais par le liquide vaccinal. C'est pour avoir oublié cette leçon que M. Chabalier, interne de l'Antiquaille, a pu dire, page 6 de sa thèse, si remarquable du reste (1), que le pus vaccinal pouvait transmettre la syphilis. C'est une erreur ; ce n'est pas le vaccin, mais le sang syphilitique périvaccinal, qui communique la syphilis.

Voyons maintenant quels sont les phénomènes initiaux de la maladie.

III. — Symptomatologie et diagnostic.

Quels ont été les symptômes observés sur les individus infectés par l'opération vaccinale ? Il y en a eu de deux sortes : 1° des accidents primitifs ; 2° des accidents consécutifs.

Quant aux accidents primitifs, c'est toujours une ulcération aux points vaccinés, un chancre primitif, qui est le point de départ, et non une papule sèche, accident secondaire, comme le voudrait une certaine école. On note dans quelques cas le chancre, l'adénite, et dans presque tous, les accidents constitutionnels, à un intervalle tel du début, que le doute n'est pas possible.

Je ne citerai dans ce chapitre que les observations de M. Jules Lecoq, chirurgien-major au 1er régiment d'infanterie de marine, à Cherbourg, de Monnell (de New-York), et quelques-unes de M. Whitehead (de Manchester). Mais ce que je dis de celles-ci peut s'appliquer aux observations du deuxième

(1) *Preuves historiques de la pluralité des affections dites vénériennes.* Paris, 1860.

groupe que j'ai établi et que j'aurai l'occasion de relater dans les chapitres ultérieurs.

Je commence par les observations exposées succinctement par M. Guyenot (1), et reproduites plus au long dans la *Gazette des hôpitaux.*

Obs. XVI. — Le 4 mai 1850, le nommé P....., âgé de vingt-cinq ans, du 1er régiment d'infanterie de marine, fut soumis aux revaccinations prescrites par le règlement; trois piqûres furent faites à chaque bras. Le virus vaccinal avait été fourni par de bonnes pustules prises au bras d'un autre militaire ayant eu trois mois auparavant un chancre induré à la verge, fait qui ne fut connu que par les renseignements ultérieurs. Examiné huit jours après, on trouve les pustules avortées; l'une d'elles s'enflamme un peu plus tard et devient le siége d'une ulcération qui, peu à peu, revêt tous les caractères d'un chancre induré; sa base est dure au toucher, une adénopathie multiple se fait sentir dans l'aisselle du même côté. Plus tard, les troubles généraux et syphilides, qui ne permettent pas le moindre doute.

Obs. XVII. — Le nommé P... (Désiré), vingt-cinq ans, est également revacciné le 9 mai, avec du vaccin pris à la même source. On voit des phénomènes en tout semblables à ceux que nous venons de décrire se produire chez ce sujet : avortement des piqûres, ulcération à la place de l'une d'elles, s'étendant peu à peu, se creusant, s'indurant et s'accompagnant d'engorgement multiple des ganglions axillaires; puis, plus tard, symptômes généraux, syphilide, en un mot vérole confirmée.

M. Lecoq a bien voulu me donner en outre, sur ces deux faits, les renseignements suivants dans une lettre du 26 août 1859 :

« 1° Le militaire sur lequel nous avions recueilli le vaccin portait au bras de bonnes pustules vaccinales, dont l'évolution s'était faite régulièrement; mais, trois mois auparavant (nous ignorions le fait), cet homme avait eu à la verge un chancre induré, pour lequel il avait subi un traitement de deux mois à l'hôpital maritime. Au moment où il nous a fourni du vaccin, il était complétement guéri, il n'avait plus aucune trace d'accidents syphilitiques.

(1) Guyenot, *De l'inoculation de la syphilis constitutionnelle*. Thèse, Paris, 1859.

» 2° La lancette qui a *servi* à l'opération de la vaccine était neuve et n'avait jamais servi à vacciner; elle ne peut donc être en rien incriminée.

» 3° Plusieurs hommes ont été vaccinés le même jour avec le même vaccin, par les mêmes personnes, et chez deux des vaccinés seulement, j'ai vu survenir des accidents sérieux; chez tous les autres, tout s'est passé régulièrement sans le moindre accident.

» 4° Les deux militaires chez lesquels nous avons vu survenir des accidents syphilitiques constitutionnels n'avaient jamais eu antérieurement aucune affection vénérienne; ils étaient d'une magnifique constitution. Par tous les moyens possibles, nous avons cherché à leur faire avouer qu'ils avaient dû s'exposer à un coït impur à une époque plus ou moins éloignée; nous leur avons fait comprendre qu'ils avaient tout intérêt à nous faire connaître la cause réelle de leur maladie, afin que nous puissions leur faire suivre un traitement convenable, et ils ont toujours persisté dans leurs premières dénégations; jamais ils n'avaient eu la vérole, j'en suis entièrement convaincu; aucune cicatrice n'existait aux parties génitales.

« 5° J'ai suivi avec soin la marche de ces pustules vaccinales; à partir du quatrième jour de l'inoculation, la marche de l'éruption a été essentiellement irrégulière; au lieu d'une pustule normale, nous avons vu paraître une pustule non ombiliquée, se recouvrant promptement d'une croûte épaisse, au-dessous de laquelle existait une ulcération, petite d'abord, mais gagnant rapidement en étendue et en profondeur, tellement qu'au bout de quelques jours, elle comprenait toute l'épaisseur du derme et avait la dimension d'une pièce de 2 francs. Les bords de cette ulcération étaient irréguliers, taillés à pic; sa surface était très-douloureuse, elle saignait facilement, se recouvrait, du soir au matin, d'une croûte qui emprisonnait un pus sanieux; *bord très-manifestement induré, ganglions axillaires engorgés.* Ces ulcérations, traitées par des moyens ordinaires, ont demandé deux mois, et des cautérisations fréquentes avant de guérir. La cicatrisation était souvent arrêtée dans sa marche ; cicatrice boursouflée, indurée elle-même, toujours un peu douloureuse, et s'ulcérant encore au moindre contact un peu rude. Cette cicatrice ne s'est régularisée qu'après un traitement antisyphilitique. On avait fait plusieurs piqûres à chaque homme (trois à chaque bras) ; mais une seule piqûre s'est ainsi ulcérée.

» 6° Six mois environ après cette fâcheuse inoculation vaccinale, nous avons vu apparaître des éruptions variées, qui, à notre grande surprise, avaient un cachet tout particulier, indiquant une origine spécifique.

» Chez l'un, il existait une roséole persistante, des pustules d'acné sur le dos, les bras ; des pustules d'impétigo dans les cheveux, avec engorgement des ganglions cervicaux ; un peu plus tard, plaques de psoriasis sur le dos, les bras, avec coloration cuivrée.

» Chez l'autre, croûtes impétigineuses dans la tête, avec engorgement des ganglions cervicaux, pustules plates, parfaitement caractéristiques, sur le scrotum et la partie interne des cuisses ; enfin, plus tard, des pustules plates toutes semblables se montrèrent au pourtour de l'anus.

» 7° Il nous était tellement difficile de croire à une cause syphilitique après les déclarations formelles des malades, qu'on commença à avoir recours à un traitement tonique ; mais la maladie persistait avec tous ses caractères de spécificité, et, devant l'impuissance des médications ordinaires, nous nous sommes décidés à avoir recours à un traitement antisyphilitique (je dis *nous*, parce que mon collègue, M. Fonssagrives, médecin en chef de la marine, a eu à diriger le traitement de ces deux malades) ; tous les accidents ont disparu à la suite d'une médication sévère ayant pour base l'iodure de potassium et le bichlorure de mercure. »

Dans une seconde lettre, M. Lecoq m'apprit que les deux malades dont il s'agit avaient été vaccinés les deux derniers d'une série qui est restée saine ultérieurement. Il se souvenait qu'étant à bout de liquide vaccinal, la lancette avait ramené un peu de sang.

Obs. XVIII (fait de Monnell) (1). — Un enfant de six ans avait été jusque-là parfaitement bien portant; ses parents n'avaient non plus jamais été malades auparavant ni au moment de sa naissance. On le vaccina en Irlande. A la place de la piqûre, il se développa une ulcération qui mit beaucoup de temps à guérir; une éruption générale se déclara ensuite et persista pendant plusieurs mois. Au moment actuel (au bout de trois ans), il existe encore sur les bras des taches cuivrées. Il y a huit jours, un ulcère a paru au gosier; il a été suivi d'une laryngite, et l'enfant est maintenant en danger de mort.

Voici quelques faits de transmission de la syphilis, empruntés au tableau de M. Whitehead (de Manchester), qui me paraissent dus à la vaccination.

Obs. XIX (sous le n° 2 du tableau). — Un enfant de neuf mois, d'une mauvaise constitution, fut vacciné à quatre mois. Cinq mois après la vaccination, les points vaccinés ne sont pas encore guéris et présentent une belle forme de rupia avec excavation. Il a le corps couvert de taches cuivrées qui ont apparu quelque temps après la vaccination; il a une éruption mixte sur la face et le crâne; grande irritabilité de toute la surface du corps. L'iodure de potassium a formé la base du traitement, il a duré sept semaines. Résultat : apparemment guéri. Plus de nouvelles depuis.

Obs. XX (sous le n° 14 du tableau). — Un enfant, âgé de sept mois, et d'une mauvaise constitution, se présente dans l'état suivant :

Érythème ulcéré sur le périnée et les fesses; psoriasis de l'anus; cuisses couvertes de taches cuivrées à forme serpigineuse; pâleur syphilitique, figure de vieillard; grande atrophie; stomatite érythémateuse; voix éteinte. Il fut en bonne santé jusqu'à l'âge de trois mois, époque où il fut vacciné. Les vésicules vaccinales prirent une forme aiguë, suppurèrent et furent suivies plus tard de taches. Le père, homme respectable, déclare n'avoir jamais eu de maladie vénérienne; la mère est non syphilitique en apparence. Le traitement a consisté en onctions mercurielles et huile de foie de morue; il a duré six semaines. L'enfant est mort d'une broncho-pneumonie.

Obs. XXI (sous le n° 56 du tableau). — Un enfant de sept mois et demi, d'une bonne constitution, se présenta dans l'état suivant :

Taches de couleur cuivrée sur la poitrine et au cou; pâleur

(1) *New-York Medical Times*, 2 août 1854, p. 404.

syphilitique; eczéma des oreilles; arthrite du coude gauche; herpès tonsurant. Cet enfant fut vacciné à deux mois, et, après la période de décroissance de la vaccination, les vésicules vaccinales dégénérèrent en ulcères entourés d'hérythème. On dit le père sain, la mère aussi.

Traitement mercuriel de sept semaines ; guérison.

Obs. XXII (sous le n° 57 du tableau). — Une fille de trois ans et trois mois, d'une bonne constitution, fut vaccinée à l'âge de trois ans. Cette enfant avait été bien portante jusque-là ; mais, à partir de cette époque, les trois points vaccinés dégénérèrent en trois ulcères profonds, à base dure, qui restèrent deux mois sans se cicatriser; ce furent là les premiers symptômes. La malade présente aujourd'hui, sur tout le tronc et aux membres, des croûtes aplaties, à forme herpétique, avec une large aréole érythématique de teinte cuivrée; celles-ci sont très-nombreuses aux cuisses. Les cicatrices des plaques qui apparurent les premières ont une couleur cuivrée très-prononcée; pâleur syphilitique; grande prostration, inappétence, soif, dysurie, érythème de la vulve avec écoulement; blépharite chronique, photophobie.

C'est par l'intermédiaire du sang du sujet vaccinant que la vaccination transmet la syphilis; nous l'avons démontré : or, cela étant, quel est le symptôme qui apparaîtra le premier? sera-ce un accident secondaire, sous une forme quelconque?

Et d'abord ne voyons-nous pas la nature suivre toujours la même marche? les mêmes virus produire toujours les mêmes effets, en commençant par les premiers? Ne savons-nous pas que la syphilis, lorsqu'elle provient d'un chancre, donne toujours pour accident primitif un chancre? M. Rollet (1) n'a-t-il pas observé le premier, et montré à tous les hommes de bonne foi qu'alors même qu'elle procède d'un accident secondaire, c'est encore par l'accident primitif, c'est-à-dire par le chancre, qu'elle commence?

Eh bien, il en est de même de l'accident primitif produit par le sang chez les vaccinés; toutes les observations que nous venons de relater en font foi. Pourquoi, d'ailleurs, la syphilis

(1) *Études cliniques sur le chancre produit par la contagion de la syphilis secondaire, et spécialement*, etc. (*Archives générales de med.*, février et mars 1859.)

ferait-elle exception, dans ce cas, à toutes les règles de la pathologie générale, quand, par tous les autres côtés, et à mesure qu'on la connaît mieux, elle tend de plus en plus à rentrer dans le cadre commun des maladies?

Quand Luigi Sacco transmit la variole en inoculant le sang d'un varioleux à un individu sain, ce n'est pas une croûte, c'est-à-dire un phénomène avancé de la maladie, qui se montra au lieu des piqûres, mais bien une pustule variolique avec son incubation habituelle. Pourquoi voudrait-on qu'il en fût autrement pour la syphilis? Est-ce que le symptôme initial doit varier quand l'agent de transmission est essentiellement le même, et qu'il n'y a de variable que l'âge plus ou moins avancé de la maladie à laquelle on l'emprunte?

Dira-t-on que l'accident transmis est une papule, un accident secondaire, comme le croit M. Gibert? La papule développée *in situ* est rare, il est vrai; mais cette transformation sur place, depuis longtemps indiquée par MM. Davasse et Deville (1), n'est pas si rare cependant qu'on n'en voie de temps en temps, dans les hôpitaux, quelques exemples. A ceux que l'on connaît déjà, je puis joindre le suivant, fort remarquable, qui s'est présenté, cette année même, dans le service de M. Rollet.

Obs. XXIII. — *Chancre induré du pubis très-large, existant depuis trois mois et demi; transformation sur place en une large papule en huit jours.* — Canaux (Lucien), de Tencin (Isère), âgé de vingt-cinq ans, entre à l'Antiquaille le 26 novembre 1859. Antécédents : un chancre simple en 1857, une blennorrhagie en 1858; nouveau coït fin juillet 1859. Huit jours après, le malade s'aperçoit d'un petit bouton blanc, gros comme la tête d'une épingle, situé à 3 centimètres au-dessus de la racine de la verge, sur le pubis. Pas de traitement.

Le 16 novembre, ce bouton s'est ulcéré; il est circulaire et a une largeur de 3 centimètres de diamètre; lorsqu'on presse entre les doigts les bords opposés de cette ulcération, on a la sensation de l'induration la plus manifeste; elle est parcheminée : il y a une adénite multiple et indolente des deux côtés.

Le 15 octobre 1859, apparaît sur tout le corps une roséole papu-

(1) Davasse et Deville, *Archives générales de médecine.* 1845-46.

leuse; le pharynx est rouge, les ganglions cervicaux sont engorgés; des plaques muqueuses ulcérées et confluentes se sont manifestées autour de l'anus.

1er novembre. Les cheveux, les sourcils et la barbe tombent complétement; chlorose; bruit de souffle dans les deux carotides.

Le 26. Commencement du traitement : 2 pilules de proto-iodure de mercure, 0,025; bains de sublimé avec 8 grammes tous les deux jours; pansement au calomel sur les plaques muqueuses.

7 décembre. Le nombre des pilules est porté à 4. Dès le 4, le large chancre parcheminé du pubis, que l'on a dessiné et qui fait partie de l'Atlas de M. Rollet, s'est cicatrisé et s'est transformé sur place en une très-large papule sèche.

Le 15, 6 pilules; 15 grammes de sublimé dans les bains biquotidiens.

Le 26, on remplace les bains de sublimé par des bains de son.

Le malade sort le 6 janvier complétement guéri et sans avoir présenté des symptômes de salivation.

Ainsi donc, c'est un chancre que transmet le sang d'un syphilitique, quand le sang transmet quelque chose; mais revenons aux faits cités plus haut.

Et d'abord, quant à ceux de M. Lecoq, peut-il y avoir le moindre doute? cette circonstance, que la lancette du vaccinateur était chargée d'un peu de sang, n'équivaut-elle pas à une expérience directe? Puis, comme accident initial, que voyons-nous? Dans l'un et l'autre cas, ulcération au bras, adénite indolente de l'aisselle, symptômes constitutionnels dans les six mois, caractérisés chez le premier malade par une éruption lichénoïde sur le tronc, rougeur au pharynx, engorgement des ganglions cervicaux, psoriasis. Ce dernier phénomène, considéré par l'auteur comme syphilitique, peut bien n'être qu'une coïncidence?

Chez le second, les symptômes étaient caractérisés par une roséole sur le corps, des croûtes d'impétigo dans le cuir chevelu, un engorgement des ganglions cervicaux postérieurs, des pustules plates sur le scrotum et la partie interne des cuisses.

Quant au fait de Monnell, il a été présenté à l'Association médicale de New-York, y est devenu l'occasion d'une discussion générale. M. Bolton a interprété le fait de la manière suivante : selon lui, l'enfant a eu d'abord un chancre primitif, mais existant au gosier, ayant duré peu de temps, et probablement méconnu. Du reste, il ne croit point prouvée la transmission d'une maladie constitutionnelle par l'intermédiaire du vaccin.

Le lecteur est maintenant édifié sur la transmission par la vaccine : relatons l'appréciation du rédacteur.

Le fait de Monnell (1) a été apprécié de la manière suivante :

« Notre explication serait beaucoup plus simple. A quoi bon invoquer la présence d'un chancre primitif larvé, puisque la narration, toute sommaire qu'elle est, en mentionne un parfaitement évident au lieu de la piqûre? Indubitablement il y a eu là un chancre transmis soit par le virus prétendu vaccin qui n'était en réalité que du virus chancreux, soit par quelque contact impur sur le lieu de la piqûre vaccinale.

» Les accidents secondaires, puis tertiaires, dont l'évolution s'est ensuite déroulée avec sa régularité ordinaire, confirment pleinement l'exactitude de cette version. »

Cette appréciation nous paraît fort raisonnable en ce qui touche l'accident transmis : ce qui précède nous dispense de revenir sur la prétendue contagion de la syphilis par le virus vaccin. L'appréciation nous dit que le virus vaccin était en réalité du virus chancreux. Pure hypothèse qui tombe devant l'étiologie que nous avons présentée. Nous aurons occasion de montrer bientôt que le virus vaccin ne peut acquérir des propriétés syphilitiques que lorsqu'il est mélangé mécaniquement avec le sang d'un sujet atteint de syphilis. Il en serait probablement de même s'il était mélangé avec le pus du chancre infectant ou de la plaque muqueuse.

Quant aux quatre faits du tableau de Whitehead, pourrait-on conserver des doutes? ulcération indurée, suivie de symptômes constitutionnels; l'adénite n'est pas indiquée, c'est vrai; mais, malgré le manque de détails touchant le temps précis écoulé entre l'accident primitif et les secon-

(1) *Gazette hebdomadaire*, 1854, p. 1105.

daires, un observateur attentif peut-il se refuser à voir, dans ces quatre cas, où l'ulcère remplace la pustule vaccinale, quatre cas de chancre transmis par la vaccination? J'ai déjà rapporté le fait du vétérinaire B....., condamné à Coblentz; l'enfant qui servit dans cette revaccination était parfaitement syphilitique, puisqu'on inocula, avec ses pustules vaccinales, le 14 et le 15 février 1849, et que le 21, le docteur E..... constatait sur lui une roséole syphilitique. Le cas de cet enfant vient s'ajouter à ceux dans lesquels la vaccine a développé une syphilis latente.

M. Broca (1) s'extasie sur la vertu collective de 19 individus pris au hasard; je m'en étonnerais autant que lui, sans le renseignement suivant: « Après trois ou quatre semaines, apparurent simultanément, sur la place des piqûres, des ulcères qui, plus tard, furent suivis de manifestations secondaires de la syphilis : éruptions, angine, céphalalgie, etc. » Ne sait-on pas que les chancres indurés, inoculés, incubent longtemps? La moyenne, d'après M. Rollet, est de vingt-quatre jours. Cette incubation de trois à quatre semaines n'est-elle pas pathognomonique de la présence d'un chancre induré? Si les 19 vaccinés du vétérinaire B..... avaient eu la syphilis latente, ce n'est pas le chancre du bras qui eût apparu tout d'abord; mais c'eût été une éruption générale qui se serait montrée la première, non loin de l'époque de l'inoculation, comme cela a eu lieu chez l'enfant qui, vacciné le 4 février, sert à revacciner, le 14, le 15, et voit, six jours après, une roséole survenir.

Ainsi donc, tous ceux qui ont eu d'abord l'ulcère au bras ont eu un chancre induré transmis par la lancette : ce n'est pas le liquide vaccinal qui peut l'avoir donné, c'est le sang.

Et remarquez qu'on vaccine, deux jours de suite, un grand nombre de personnes; quoi d'étonnant que les dernières aient été contaminées par un peu de sang, lorsque le liquide vaccinal était presque épuisé et que le vaccinateur allait le cher-

(1) *Bulletin de la Société de chirurgie*, pendant 1855. Paris, 1856, t. VI, p. 78. — *Mémoires de la Société de chirurgie.*

cher plus profondément? C'est précisément là ce qui s'est passé dans les faits de M. Lecoq, dans ceux observés par M. Levrat aîné; c'est ce qui a dû se passer aussi dans ceux du docteur Hübner, à son insu. Ce médecin, dans une lettre de Bamberg, du 5 janvier de cette année, m'a cependant écrit qu'il n'avait transmis que le liquide vaccinal, et point de sang. Je crois que l'honorable vaccinateur allemand a été victime d'une illusion. Le lecteur jugera.

Après tout cela, le docteur Wegeler était-il bien venu d'infliger au vétérinaire B....., dans le *Medicinische Zeitung*, un blâme si peu motivé, et les tribunaux allemands eux-mêmes ont-ils eu raison de condamner à la prison des médecins qui n'avaient failli que parce que la science n'était pas encore faite?

Je dois rapporter ici une observation de M. Heine (1). Cet auteur, après avoir donné son avis sur les vaccinations de Hübner, raconte que trois médecins s'inoculèrent le liquide contenu dans les pustules varioloïdes d'un enfant né d'une mère syphilitique. Le premier n'eut rien; chez le deuxième, apparurent des pustules qui se transformèrent en ulcères syphilitiques, des accidents secondaires se montrèrent plus tard et finirent par entraîner la mort au bout de dix ans; le troisième vint consulter M. Heine, au bout de quelques années, pour un psoriasis syphilitique. Cette observation, rapportée et commentée par divers auteurs, et que M. Bamberger a rapportée à côté des deux faits que j'ai cités plus haut, lui ait croire à la possibilité de la transmission de la syphilis par le liquide vaccinal. Notre explication est toute différente : le premier malade n'eut pas de variole, parce qu'il était peut-être vacciné, ou que, n'étant pas vacciné, il présentait cette idiosyncrasie particulière à quelques personnes qu'on ne peut jamais vacciner; mais surtout le premier n'eut pas de syphilis, parce qu'on ne lui inocula pas de sang. Il n'en était pas ainsi du deuxième, qui a présenté des ulcères à la place des piqûres vaccinales; celui-là fut

(1) *Beitrage zur Lehre von Syphilis*, etc. Wurzbourg, 1854.

donc infecté de cette façon. Quant au troisième, s'il présenta un psoriasis au bout de dix ans, je ferai remarquer que le psoriasis n'est pas un accident tertiaire, et que cette longue période écoulée entre le moment de la contagion présumée et la manifestation de la maladie me donne à penser qu'il s'agissait plutôt d'un psoriasis ordinaire. Du reste, pourquoi voudrait-on qu'il en fût autrement? L'auteur, qui a pris soin de nous signaler les ulcères aux points vaccinés chez le deuxième, l'aurait également fait chez le troisième sujet, si elles avaient existé; si, au contraire, il n'en dit rien, il est à croire qu'elles n'ont pas existé : donc le psoriasis observé dix ans après n'était probablement pas syphilitique, chez celui-là du sang n'avait donc pas été inoculé avec du liquide varioleux. Plusieurs médecins allemands s'étant aussi occupés de ce fait, j'ai cru devoir en dire quelques mots.

Conclusion. — C'est donc un chancre infectant qui a été transmis par la lancette du vaccinateur, c'est le liquide sanguin et non le liquide vaccinal qui a transmis l'accident primitif dans tous les cas où la syphilis a été donnée par l'opération vaccinale ; cet accident primitif, ce chancre, a été suivi à son tour, à l'époque habituelle, d'accidents constitutionnels, confirmation remarquable, bien que prévue, de la loi générale formulée par M. Rollet (1), que « la syphilis commence toujours par le chancre, alors même qu'elle procède d'un accident secondaire ou du sang syphilitique ».

Voilà pour la symptomatologie et le diagnostic.

IV. — Pronostic.

Le pronostic de la syphilis transmise par l'opération vaccinale est-il aussi fâcheux que pour la syphilis acquise par un autre moyen ? Si l'on en jugeait par la physiologie pathologique, on pourrait passer en revue toutes les maladies virulentes, épizootie, clavelée, variole, rougeole, etc., que l'on a inoculées avec un succès incontestable en vue de la préservation ultérieure. Pour la rougeole et la variole, les exemples

(1) *Loc. cit.*

abondent ; pour la clavelée, sans citer ici des faits particuliers, ne sait-on pas que Chaptal fit inoculer avec un succès complet ses immenses troupeaux? et la pratique de l'inoculation dans l'épizootie n'est-elle pas acceptée partout depuis les expériences tentées en Allemagne à partir de Vicq d'Azyr jusqu'à nous? Mais il y a plus : parmi les 22 cas de syphilis transmise par un accident secondaire et insérés dans la thèse de M. Guyenot (1), et les 3 cas transmis par un chancre, dans tous ne note-t-on pas une syphilis consécutive bénigne? C'est donc dans ce sens et pour être logique que les syphilisateurs auraient dû s'exercer ; aussi ai-je quelque tendance à croire, malgré la grande mortalité observée dans un des faits de Cerioli, que la syphilis transmise par la vaccination n'est pas plus redoutable que contractée autrement. Quelles peuvent donc être les causes de cette grande mortalité ? Il y en a deux : d'abord la syphilis pouvait être traitée d'une manière défectueuse à une époque où on la connaissait moins bien ; on verra qu'elle fut méconnue pendant longtemps, notamment dans le deuxième fait que rapporte Cerioli ; ensuite la circonstance même du jeune âge est une condition défavorable ; faites le parallèle de l'effet produit sur la nourrice et sur le nourrisson, la mort des enfants est plus fréquente que la mort des mères, comme on le verra dans les observations ultérieures. Mais, sans aller si loin, que se passe-t-il tous les jours sous nos yeux ? Les enfants syphilitiques supportent mal la maladie à côté de nourrices qui la supportent beaucoup mieux. La raison en est toute simple : la maladie est la même, puisqu'ils la reçoivent l'un de l'autre ; mais la nourrice a acquis tout son développement, elle résiste mieux ; la gravité de la syphilis congénitale est incontestable, mais il n'est pas démontré, tant s'en faut, qu'elle soit due à la malignité plus grande du virus chez le nouveau-né.

Une autre particularité digne d'être notée, c'est que par le fait du mode même de la contagion, dans ces cas, la maladie peut faire de grands ravages et se propager presque à la

(1) Thèse, Paris, août 1859.

manière des épidémies. N'est-ce pas, par exemple, ce qui s'est passé dans les revaccinations du vétérinaire B... où on voit 19 individus sur 24 présenter des symptômes de syphilis? Dans le cas de Hübner, 8 individus sur 13 sont infectés. Et remarquez que la santé de tout un pays va dépendre d'un misérable hasard, d'un peu de sang au bout d'une lancette ! Les faits de Marcolini et ceux encore plus concluants de Cerioli, ne doivent-ils pas être interprétés d'une manière analogue?

D'après Annibal Omodei (1), la Sciblino (fait de Marcolini) était une petite fille, née de parents syphilitiques, et bien syphilitique elle-même, puisqu'elle infecta sa nourrice, laquelle infecta ensuite son propre enfant.

La Sciblino servit à vacciner, le 16 juin 1814, 10 enfants ; on en vaccina 30 autres le 30 du même mois. En tout, 40. Parmi les inoculés, plusieurs moururent de vérole confirmée ; quelques enfants eurent conjointement la syphilis et la vaccine.

Ce fait est donné avec trop peu de détails pour que je lui accorde une grande valeur ; cependant, en faisant toutes les réserves qu'on voudra, je ne puis m'empêcher de reconnaître que plusieurs vaccinés furent infectés.

Dans le deuxième fait de Marcolini, rapporté par Omodei, il s'agit d'un sujet syphilitique, mais en apparence sain, qui servit à vacciner, en 1822, un jeune enfant, Rose Fantini : celle-ci eut ensuite la syphilis. En somme, malgré l'absence de détails dans le résumé d'Omodei sur la nature des accidents observés, généraux et locaux, au lieu de la piqûre, n'est-il pas surprenant de voir un grand nombre d'enfants infectés à la fois? L'auteur distingue très-bien ceux qui ont une syphilis latente de ceux qui l'ont acquise par l'opération vaccinale.

« Un fait important est noté au sujet des individus infectés : « Quelques-uns, dit Marcolini, ont eu en même temps la vraie vaccine et la vérole », fait capital, déjà annoncé par

(1) *Loc. cit.*, t. XXIX, p. 145.

Monteggia, sur lequel nous reviendrons, et que nous verrons se confirmer dans l'examen du procès Hübner. L'enfant Bloser, devenu syphilitique par l'enfant Keller, a eu en effet et la vaccine et la syphilis du même coup. Aussi, parmi les quatorze conclusions qui terminent le mémoire de Marcolini, citerons-nous la troisième, fort remarquable :

« En inoculant le virus vaccin, on a inoculé aussi celui de la syphilis, bien que chez le sujet qui a fourni l'un et l'autre virus, les symptômes de syphilis ne se fussent pas encore manifestés. »

Invoquera-t-on ici une erreur de diagnostic? Était-elle possible? le sujet vaccinant n'a eu d'autres boutons que ceux de son vaccin.

Omodei tenait donc la vérité, quand il disait que c'était le sang qui transmettait la syphilis, et que les vaccinateurs qui la répandaient ainsi étaient des imprudents. J'ai hâte d'arriver aux deux faits de Cerioli, sur lesquels ce médecin a bien voulu me donner de nombreux détails.

On trouve, pour la première fois, les deux faits de Cerioli dans le livre du professeur Barbantini, de Lucques (1). Ils ont été de nouveau publiés en 1824 (2); enfin en 1845 (3), M. Lepileur a donné un exposé sommaire de ces trois faits, ainsi qu'une appréciation ; nous aurons l'occasion d'y revenir. M. Cerioli, ayant trouvé la critique de M. Lepileur un peu sévère, répondit aux objections de ce dernier et de Gamberini, le 29 juin 1846, sous forme de lettre (4), qu'il adresse au docteur Luigi Mazzetti. Je trouve dans ce document, et dans la lettre que M. Cerioli m'a fait l'honneur de m'adresser, les renseignements les plus clairs et les plus instructifs.

Obs. XXIII. — En 1821, un enfant trouvé, une petite fille de trois mois, Martha, fut vaccinée dans l'intention de faire servir son

(1) *Del Contagio venereo*, etc., 1821.

(2) *Annali universali di medicina*, da Annibale Omodei, t. XIX.

(3) *Revue médicale*, t. III, p. 51.

(4) *Della possibilita di communicare la sifilide col mezzo della vaccinazione.*

vaccin à toute une commune ; un enfant de Sospiro, nommé Général, fournit pour elle le liquide vaccinal. Ce dernier fut toujours bien portant, Martha parut saine, son vaccin fut très-régulier. Un médecin vaccinateur des environs s'en servit pour 46 enfants : 6 enfants eurent une éruption vaccinale très-régulière ; les pustules de ces 6 enfants servirent à en revacciner 100 autres qui n'ont jamais présenté le moindre symptôme de syphilis. Chez presque tous les autres enfants, à la place des piqûres se montrèrent des ulcères recouverts, les uns de croûtes permanentes, ou des ulcères indurés ; ces accidents arrivaient lorsque les croûtes vaccinales étaient tombées. Plus tard, ulcères de la bouche et des parties sexuelles, des éruptions croûteuses sur le cuir chevelu, taches cuivrées, ophthalmie ; le système glandulaire et le système osseux ne furent pas épargnés.

Ces accidents se communiquèrent aux nourrices et aux mères de ces enfants, et consistaient en ulcères produits par l'allaitement. Les accidents furent si généraux que le médecin vaccinateur cité plus haut se crut obligé de faire un rapport à la commission sanitaire, et celle-ci, ayant réuni tous les médecins du grand hôpital civil, nomma une commission dont M. Cerioli fut le secrétaire. La commission, ayant reconnu pour syphilitiques les accidents présentés par les enfants et leurs nourrices, les fit admettre à l'hôpital et traiter par le bichlorure de mercure à l'intérieur et les frictions mercurielles à l'extérieur ; 19 enfants sont morts, les autres se sont rétablis plus ou moins vite en gardant une grande faiblesse des membres inférieurs, faiblesse telle qu'elle empêchait la station verticale.

Les femmes infectées par l'allaitement et traitées par le mercure se sont toutes rétablies. Maria Cigognini seule mourut, à la suite d'une fausse couche, au septième mois de sa grossesse. Teresa Scappini eut aussi une fausse couche au cinquième mois, mais elle finit par se rétablir.

Obs. XXIV. — En 1841, le docteur Bellani, médecin vaccinateur de Grumello, district de Pizzghettone, province de Cremone, envoya à Befutrafio un enfant à vacciner, afin de le faire servir à la vaccination de l'arrondissement. Sept pustules vaccinales bien conformées, contenant un liquide limpide, servirent à vacciner 64 enfants appartenant à quatre communes, et le vaccin de ces 64 enfants put permettre de réaliser toutes les inoculations prescrites dans le pays. Dans la plupart des cas, l'opération fut suivie de succès, les cicatrices, examinées l'année suivante, 1842, par M. Tassani, chirurgien délégué, se montrèrent pour la plupart régulières, blanches, avec de petits points ombrés, telles qu'on les représente dans les belles planches du traité de vaccination de l'illustre professeur Sacco ; mais quelques-unes des pustules vaccinales produites par la matière prise à l'enfant cité plus haut, P. C..., laissèrent des cicatrices blanches entourées d'une aréole sombre et livide. Chez d'autres, la cicatrice était encore rouge ou même rugueuse, consistante, étendue, avec une aréole d'un jaune livide, ou même avec des contours irréguliers, durs à l'intérieur, et au centre semés de points de cicatrisation, avec suppuration vers les bords. Quelques autres, enfin, se trouvèrent ulcérées, avec fond rouge inégal, des bords durs, un diamètre de 3 à 4 lignes, la dernière croûte était tombée depuis peu. Mais, plus tard, ce n'est pas seulement aux pustules que se bornèrent les anomalies observées chez les enfants inoculés avec le liquide vaccinal de P. C..., il apparut chez la plupart d'entre eux, sur divers points du corps, d'autres formes morbides, et principalement aux aines, aux parties génitales, au pourtour de l'anus, dans la bouche, des ulcères avec un fond irrégulier, des taches de couleur cuivrée. Les mères et les nourrices ne furent pas épargnées, les symptômes furent intenses, d'autant plus que leur caractère fut méconnu au début, et que la maladie put se développer à l'aise, en l'absence du traitement spécifique. — Reconnue plus tard, les enfants et les femmes qui avaient allaité furent traités convenablement, par le mercure, en graduant les dose selon l'âge des sujets. Sur 64 individus vaccinés avec les pustules vaccinales de P. C.., 54 guérirent, 8 enfants et 2 femmes succombèrent.

L'enfant P. C... avait été vacciné avec le liquide vaccinal d'une petite fille qui resta saine ultérieurement, et P. C.. lui-même, au moment de l'inoculation, paraissait sain, bien nourri et bien développé. Visité seulement au mois de juin 1842, il offrait une éruption cutanée, consistant en nombreuses vésicules répandues sur le visage et sur les bras, entourée par une aréole rouge aplatie, entremêlée de papules acuminées, rouges, desquels il ne sortait aucune humeur. Cette éruption disparut sans fièvre. Au mois de juillet il s'en manifesta une autre, même région, formée par de petites élevures des pustules qui se desséchèrent rapidement. Vers le milieu du mois d'août, P. C... fut pris de diarrhée, maladie prédominante chez tous les enfants dans le mois où règnent de si grandes chaleurs, il en guérit bien ; mais ayant été atteint de dysenterie, il mourut le 2 décembre 1842 avec des symptômes d'hydropisie.

P. C... avait eu de très-belles pustules vaccinales, il tenait la syphilis de son père qui, en 1840, avait contracté la vérole hors du lit conjugal. Il eut des ulcères syphilitiques aux parties génitales, au scrotum (1).

(1) Consulter *Gazetta medica de Milano*, t. II, n° 4, 14 octobre 1843.

Ainsi, dans ces observations, comme dans toutes celles où on a pu avoir des détails, c'est un chancre au bras qui est le phénomène initial ; les symptômes constitutionnels n'apparaissent que tardivement. Il y a plus, nous retrouvons à l'observation de Martha un fait important, que je rappelle pour montrer que le liquide vaccinal pur pris sur un syphilitique et le même liquide provenant d'un homme sain sont identiques. En effet, parmi les 6 individus qui eurent des pustules vaccinales régulières, 2 servirent à revacciner 100 sujets qui restèrent sains ; les 2 sujets vaccinants dont je parle ont été Ponetti Angelo, qui est mort syphilitique, et Belfini Giovani, qui s'est toujours bien porté. Ces deux observations confirment ce que nous avons dit au sujet du diagnostic. M. Lepileur (1) a cherché à apprécier ces faits ; il ne croit pas, comme Cerioli, que la pustule vaccinale puisse renfermer deux virus ; pour lui, une erreur de diagnostic est possible, et il s'explique ainsi la transmission de la syphilis. M. Lepileur ne donne du reste, pas plus que les autres, l'explication du phénomène.

Mais, si ces faits confirment ce que j'ai dit au chapitre du *diagnostic*, ce n'est pas de lui que j'ai à m'occuper maintenant ; j'ai seulement à montrer qu'on peut faire naître, par l'opération vaccinale, de véritables épidémies de syphilis. Qu'on réfléchisse aux chiffres véritablement effrayants que nous avons cités soit pour le docteur Hubner, le vétérinaire B..., Marcolini, Cerïoli ; et même en tenant compte des quelques syphilis latentes répandues dans le nombre, n'y a-t-il pas, dans ce fait même de la multiplication des victimes, dans une circonstance donnée, une certaine preuve que c'est la même cause qui a présidé à tant de malheurs ; une même cause, le sang, dont la lancette du vaccinateur était imprégnée. C'était là en effet l'opinion d'Annibal Omodei, ainsi que le rapporte Cerioli dans sa lettre au docteur Luigi Mazzetti, 29 juin 1846 (2). L'opinion d'Annibal Omodei avait paru

(1) *Revue médicale*, 1845, t. III, p. 51.

(2) *Della possibilita di communicare la sifilide col mezzo della vaccinazione.*

déjà (1). Le pronostic peut donc être considéré comme extrêmement grave au point de vue où nous nous sommes placé.

Ce n'est pas la première fois, du reste, que la syphilis se transmet comme épidémiquement.

Il peut être utile de rappeler ici qu'en 1577, à Brunn, en Moravie, plus de 200 personnes furent atteintes simultanément d'une maladie qui paraissait *nouvelle*, et qui n'était qu'une sorte d'affection syphilitique. Or elles avaient été infectées en se faisant appliquer, chez un baigneur étuviste, des ventouses scarifiées, comme moyen de précaution, ce qui était alors fort ordinaire. Les plaies des scarifications, pratiquées avec des instruments malpropres par une personne probablement malade, étaient le *siége primitif* des ulcères et des pustules qui se répandaient de là sur tout le corps. Les ventouses appliquées immédiatement sur les scarifications ne purent donc pas s'opposer à l'absorption du virus. On trouve les détails de ce fait dans la dissertation de Thomas Jordanus (2). Ozanam (3) en donne un extrait, sous le nom de *maladie de Brunn;* Astruc (4) en avait fait mention, et en a rapproché les faits analogues, rapportés par Georges Horst, et observés à Bamberg, en 1603, par Sigismond Snizer; à Ulm, en 1662, par Horst lui-même, et en 1624, par Marc Widemann, à Windshelm, sur plus de 70 personnes. Chez tous, la maladie avait été contractée par l'emploi des ventouses.

Ainsi donc, si le vaccinateur n'y prend garde, les lancettes, comme les ventouses, peuvent amener des résultats identiques, à savoir : la transmission de la syphilis par le sang. Nous étions donc bien fondés à envisager le pronostic au point de vue où nous nous sommes placés.

(1) *Annali universali di medicina.* Tome XIX.

(2) *Brunno Gallicus seu luis novæ in Moravia exortæ descriptio.* Francforti, 1583, in-8°, 2e édition.

(3) *Histoire médicale des maladies épidémiques*, 2e édition. Lyon, 1835.

(4) *De morbis venereis.* Parisiis, 1740.

V. — Traitement et prophylaxie.

Le traitement de la syphilis transmise par vaccination ne diffère pas du traitement ordinaire; il doit être en harmonie avec l'âge des malades. Je n'ai rien à formuler ici en particulier, ce sujet ayant été traité complétement par d'autres ; mais ce qu'il importe, c'est d'éviter désormais la transmission de la syphilis par l'opération vaccinale; c'est de faire de la prophylaxie. Cela est-il possible? Oui certes; désormais les vaccinateurs, comme les mères de famille, peuvent être rassurés.

Et d'abord on vaccine de deux manières: ou de bras à bras, ou avec du vaccin recueilli et conservé. Une chose m'a frappé dans toutes les observations de syphilis vaccinale qu'il m'a été donné de consulter. Toujours on a vacciné de bras à bras, c'est-à-dire dans la condition la plus favorable pour inoculer le sang. Dans aucun cas, ce n'a été avec du vaccin conservé. Qu'est-ce que c'est donc que ce vaccin conservé dans des tubes, ou de toute autre manière? C'est du vaccin qui *ordinairement* n'est pas mélangé avec du sang, c'est du vaccin pur, sans mélange. Or nous avons démontré que le vaccin pur, pris sur un syphilitique, ne donne que la vaccine; et maintenant qu'on est prévenu, chaque vaccinateur s'arrangera de façon à éviter de recueillir, avec le liquide vaccinal, la moindre gouttelette de sang.

Mais, quand bien même le malheur arriverait, je me demande si ce sang, qui ne tarde pas à se coaguler, et qui peut se dissoudre en partie dans le liquide vaccinal, ne rendrait pas le liquide recueilli contagieux. Le caillot desséché enlève-t-il au sang ses propriétés vitales? L'expérimentation seule a le droit de décider. Pourquoi donc l'expérience, dans une question qui intéresse si vivement l'hygiène publique, et qui est appelée à résoudre un problème d'un intérêt si général, ne serait-elle pas tentée avec les précautions que la prudence exige?

Ce que j'ai dit du liquide vaccinal, je le dis de la croûte desséchée.

Si celle-ci ne renferme que le liquide concrété, elle ne peut rien donner que la vaccine ; si elle est mêlée de sang desséché, les réflexions qui précèdent lui sont applicables.

Reste la vaccination de bras à bras. Eh bien ! qu'on y prenne garde ! la vaccination, comme nous l'avons démontré surabondamment, peut non-seulement faire développer une syphilis latente, mais encore communiquer la maladie à un sujet sain, sous la forme d'un chancre qui fera son apparition après une incubation.

Le meilleur moyen pour se préserver d'un pareil malheur, c'est de ne prendre au bout de la lancette que du liquide vaccinal ; si l'on craignait d'avoir pris du sang, essuyer sa lancette et chercher ailleurs, ou s'abstenir pour cette fois.

Un procédé qui permettrait de vacciner sûrement serait, au lieu de vacciner de bras à bras (ce qui permet quelquefois à la lancette de se teindre d'un peu de sang à l'insu du vaccinateur), de recueillir du vaccin dans un tube ; une fois recueilli, on s'assure de sa transparence, puis on souffle le tube sur un réceptacle quelconque, où la lancette va le puiser.

Il est important de s'assurer de la santé des parents ; en cas de doute, ne prendre pour sujets vaccinants que des individus suffisamment âgés pour qu'une syphilis congénitale se soit déjà manifestée et éclaire le praticien.

Les préceptes que je viens de formuler, et que chaque vaccinateur pourra modifier suivant le besoin, reposent sur cette idée, que le virus vaccin et le virus syphilitique sont tellement rapprochés, que la pointe d'une lancette peut les saisir ensemble et les inoculer ensemble avec succès.

On pourrait opposer à cette théorie les expériences faites en Allemagne par un homme d'une grande autorité, M. Sigmund, et corroborées plus tard par celles du docteur Friedinger. Ces expériences tendent à prouver que les propriétés du vaccin sont détruites, lorsqu'on le mélange à du pus chancreux. M. le professeur Sigmund (de Vienne) a bien voulu, dans une lettre extrêmement obligeante, m'exposer les expériences qu'il eut l'occasion de faire dès 1842, et sur lesquelles il s'appuie pour soutenir son opinion.

Comme je cherche à éviter aucune objection, je vais rapporter ce que m'a écrit, à cet égard, le savant professeur de Vienne, ou ce que j'ai vu dans la brochure de M. le docteur Friedinger (1). Dans une lettre du 29 novembre 1859, M. Sigmund m'apprend que dès l'année 1842 il avait fait divers mélanges de pus chancreux avec les différents liquides de l'économie, normaux et pathologiques; il procédait à une température comprise entre zéro et 40 degrés; les liquides étaient mélangés autant que possible à parties égales; le résultat fut le suivant : c'est que le pus du chancre délayé dans un liquide pathologique ou normal ne perd pas ses propriétés contagieuses. Le résultat obtenu fut constamment un chancre.

D'autres expériences eurent pour objet l'examen de la question de la transmission du chancre avec la vaccine. On a mélangé avec la matière chancreuse du pus ou de la lymphe sortant d'une pustule vaccinale bien développée. Nombreuses expériences sur des individus :

I. *Déjà vaccinés antérieurement.* Résultat : toujours un chancre.

II. *Ayant déjà eu la variole.* Résultat : un chancre.

III. *Non vaccinés ni ayant eu la variole.* Même résultat que précédemment.

IV. *Revaccinés*, avec un résultat positif. Deux inoculations différentes furent pratiquées :

1° L'une, avec un mélange de matière chancreuse et de vaccine ;

2° L'autre, avec la vaccine seule.

Toutes deux furent pratiquées en même temps. Résultats : un chancre dans le premier cas;

Une pustule vaccinale avec sa marche régulière, dans le second.

L'auteur conclut que le liquide vaccinal est détruit en présence du liquide chancreux.

Appréciation.—Pour arriver à cette conclusion, l'honorable professeur de Vienne n'a évidemment en vue que les phéno-

(1) *Loc. cit.*

mènes locaux de l'inoculation; il a toujours vu une ulcération au bras, au lieu d'y trouver une pustule vaccinale, et il s'est dit : « S'il n'y a pas de pustule vaccinale, s'il n'y a qu'un ulcère, c'est que la pustule vaccinale a été détruite ; » et le résultat constant qu'obtenait M. Sigmund le fortifiait chaque fois dans cette opinion.

Cependant, pour savoir si la matière chancreuse avait réellement le pouvoir de détruire les propriétés du vaccin en mélange, il y avait des conditions indispensables à remplir :

La première, c'était d'opérer sur des sujets n'ayant jamais été ni vaccinés ni variolés ;

La seconde, c'était (quelque temps après la vaccination avec mélange) de revacciner les sujets avec du vaccin pur. Dans ce cas, si la vaccine ne prenait pas, et qu'elle prît sur d'autres individus sains vaccinés en même temps, on pouvait conclure que la propriété vaccinale avait été détruite.

Ces conditions ont-elles été remplies ? Pas le moins du monde. L'expérience faite sur des individus déjà vaccinés et sur ceux ayant eu la variole ne me paraissent pas concluantes, par cette raison que les sujets de l'expérience pouvaient être réfractaires à la vaccination.

Ceux qui n'étaient ni vaccinés ni variolés étaient mieux choisis ; mais, pour conclure que chez eux les chancres produits avaient détruit les propriétés vaccinales du mélange, il eût été indispensable de les revacciner, en même temps que des sujets sains, c'est-à-dire non vaccinés ni variolés.

La vaccine prenait-elle chez les seconds, sans prendre chez les premiers? On pouvait conclure : mais cela n'a pas été fait. Ainsi, jusqu'à présent, il me paraît difficile de faire servir ces observations à l'appui de l'opinion du professeur de Vienne.

Enfin on a inoculé ce mélange sur des individus revaccinés avec résultat positif.

Dans un cas, avec mélange, résultat : un chancre. C'est toujours le même raisonnement ; et voici pourquoi :

On a toujours vu un chancre et pas de pustule vaccinale, parce que le liquide chancreux qu'inoculait Sigmund était du pus de chancre simple. Or le chancre simple n'a pas d'incubation ; au bout de vingt-quatre heures, de quarante-huit heures au plus tard, la pustule chancreuse apparaît, tandis que la pustule vaccinale incube au moins quatre jours. Cette dernière est donc masquée par l'autre.

Quant à l'inoculation avec le vaccin pur, sur l'individu vacciné avec succès, que l'on oppose à la précédente, je me contenterai de faire remarquer, sans aller plus loin, que puisque la précédente peut être considérée comme non avenue, il devient inutile de m'occuper de cette dernière.

M. le docteur Friedinger a répété, dans le service de M. le professeur Sigmund, ces expériences sur le mélange du pus chancreux et du liquide vaccinal. Je vais donner la traduction des observations qui en sont l'objet, et qui ont été rapportées par ce savant auteur, dans le mémoire publié à Vienne (1855), et déja mentionné par nous à propos de l'historique.

Obs. XXV. — Un homme de vingt-neuf ans, vacciné dans son enfance, et présentant des traces évidentes de vaccine, se présente à moi atteint d'un chancre induré situé dans le sillon balano-préputial et à la face interne du prépuce. Il fut vacciné le 7 mars 1855, au bras gauche par trois piqûres : deux seulement se développèrent normalement et donnèrent naissance à deux pustules d'un volume ordinaire ; en même temps, il fut inoculé, au bras droit et un peu plus loin dans la même région, avec un mélange de pus chancreux et de pus vaccinal. A ces deux endroits se montrèrent des pustules syphilitiques qui offraient dans leur développement quelque analogie avec celui d'une pustule de vaccin ; puis, à ces pustules, succédèrent bientôt des ulcérations syphilitiques primitives tout à fait analogues à celles qui se développent sur les organes génitaux. Ces ulcérations, quatre jours après la vaccination, furent arrêtées par la cautérisation à la manière ordinaire, et bientôt se cicatrisèrent.

Par suite de son ulcère induré, le malade pris en même temps des pilules de sublimé, qui ont pu avoir une certaine influence sur le développement minime des pustules vaccinales ; et même, je crois que si le traitement eût été continué à cet individu avant les expériences que j'ai faites, il aurait pu empêcher complétement le développement de la vaccine et même celui des ulcères syphilitiques, résultat de l'inoculation que j'ai faite.

Obs. XXVI. —Une jeune fille de dix-sept ans, vaccinée avec succès dans son enfance, et atteinte actuellement d'ulcères à l'entrée du vagin, aux grandes lèvres, et d'un bubon suppuré à droite, fut, d'un côté revaccinée, et de l'autre inoculée avec le pus d'un bubon, soit seul, soit mélangé avec le virus vaccin. Le vaccin pur ne prit pas; mais le pus du bubon, soit dans la piqûre qui ne contenait que lui, soit dans celle où il était mélangé au vaccin, donna naissance, au bout de six jours, à des pustules grosses comme des pois, qui s'ouvrirent et laissèrent à leur suite des ulcères primitifs; ces derniers furent traités localement, en même temps que l'on prescrivit à l'intérieur des pilules de proto-iodure.

Obs. XXVII. — Un jeune homme de vingt ans, vacciné avec succès dans son enfance, et atteint actuellement d'ulcères primitifs à la marge de l'anus, ne présenta point de pustules quand on le revaccina. Inoculé avec du pus de chancre, et dans un point éloigné du précédent, avec un mélange de pus chancreux et de vaccin, il vit se développer, dans l'espace de trois jours, une pustule semblable qui se remplit de pus, dès son développement, et laissa après elle un ulcère spécifique aux deux points, lequel fut détruit par la pâte de Vienne.

Obs. XXVIII. — Un jeune homme de vingt-deux ans, porteur de cicatrices vaccinales aux bras, et atteint de petits ulcères folliculaires sur le limbe du prépuce, fut revacciné et présenta deux pustules caractéristiques ; on l'inocula, mais sans succès, avec le pus recueilli à grand'peine sur les petites ulcérations précitées. Le pus fut inoculé, soit seul, soit mélangé au vaccin. Seulement le pus vaccinal mélangé au pus chancreux donna lieu à une réaction plus vive que celle qui se forma dans la piqûre du vaccin seul ; on vit même de petits abcès, puis tout rentra dans l'ordre.

J'aurais bien des choses à dire sur ces observations; mais, ne voulant pas sortir de mon sujet, je me contente de la remarque suivante qui me paraît suffire.

Dans ces quatre observations, comme dans celles de Sigmund, n'est-il pas évident que l'auteur ne s'est préoccupé que de l'accident local, et a complétement oublié le fait de pathologie générale qui dominait tout ?

Dans ces quatre observations, les sujets sont tous vacciné dans l'enfance : c'était déjà une condition défavorable ; mais, comme si ce n'était pas assez, on les revaccine tous, sur un bras, avec le liquide vaccinal pur, et, sur l'autre, avec le mélange. De là l'impossibilité absolue de conclure. Ce que j'ai dit à propos des expériences de Sigmund s'applique complétement à celles de Friedinger.

En 1853, M. Sperino fit, à Turin, en présence de M. Baumès, des expériences analogues; ces savants se proposaient tout à la fois d'examiner les phénomènes locaux qu'ils allaient produire sur des sujets dans diverses conditions, et surtout un phénomène important, savoir : la transmission de la vaccine. Je laisse parler M. Baumès, qui a bien voulu, dans une lettre du 27 août 1859, me donner les renseignements suivants :

« Je vais exposer :

» I. La manière dont nous avons fait nos expériences;

» II. Les caractères des lésions locales produites par les inoculations du pus vaccinal chancreux.

» I. Nous chargions le bout d'une lancette de fluide de vaccin, emprunté le plus souvent au bras même d'un enfant, et parfois à un tube récemment rempli, dont le fluide, servant le même jour ou les jours suivants à vacciner des enfants, était suivi de résultats positifs. Nous râclions ensuite légèrement avec le bout de la lancette, ainsi chargée, la surface d'un chancre fournissant du pus virulent, ce dont nous acquérions la certitude en inoculant en même temps dans d'autres parties du corps ce pus sans mélange, et ceci nous permettait par la confrontation de mieux voir sur le même individu la ressemblance et les différences des lésions locales dues à ces deux variétés d'inoculations. Pour être plus sûr du mélange intime des deux fluides sur la lame de la lancette chargée, nous rapprochions et mêlions, autant que possible, les fluides sur cette lame avec la pointe d'une autre lancette. De cette manière, il ne nous paraissait guère possible que chacun des deux fluides ne fournît pas sa part au produit de l'inoculation. Sur 7 malades que j'avais choisies pour les soumettre à la syphilisation, et qui s'étaient d'ailleurs offertes d'elles-mêmes, 6 ont subi l'inoculation vaccino-chancreuse; une seule a été syphilisée par le procédé ordinaire. C'est toujours le Dr Sperino qui, avec son habileté reconnue, a pratiqué sous mes yeux ces inoculations.

» Ces 7 malades sont :

N° 1. Basco (Ursule), vingt-deux ans, vaccinée. Traces de vaccin visibles.

N° 2. Barbera (Virginie), vingt ans, vaccinée. Traces de vaccin visibles.

N° 3. Clapier (Joséphine), dix-huit ans, vaccinée. Traces de vaccin visibles,

N° 4. Marchisio (Mathilde), vingt-quatre ans; elle a eu la petite vérole à quatre ans. Traces de vaccin visibles.

N° 5. Lugiano (Marie), vingt-six ans; elle a eu la petite vérole à six ans. Traces de vaccin visibles.

N° 6. Picciura (Madeleine), vingt-deux ans; elle n'a eu ni la vaccine ni la variole.

N° 7. Procetto (Ursule), vingt-quatre ans, vaccinée. Traces de vaccin visibles.

» C'est cette dernière qui a été soumise au procédé ordinaire de syphilisation.

» II. Ces filles avaient été prises dans les conditions de :

1° Filles ayant été vaccinées,

2° Filles ayant eu la petite vérole,

3° Filles n'ayant subi ni la vaccine ni la petite vérole, afin de voir si l'inoculation vaccino-chancreuse offrirait dans ces divers cas un aspect différent; sans ces précautions, il me semble qu'il doit être plus difficile d'apprécier l'influence d'atténuation ou de neutralisation que l'un des virus est susceptible d'exercer sur l'autre.

» Chez le n° 6, fille qui n'avait subi ni vaccin ni variole, dès le début les pustules ont offert, d'une manière sensiblement prédominante, le caractère vaccinal. Les diverses phases de l'état pustuleux ont été moins rapidement parcourues dans le cas d'inoculation de simple pus chancreux; les phénomènes inflammatoires ont été plus intenses, 4 piqûres avaient été pratiquées le matin vers neuf heures, à chaque côté du thorax. Le lendemain, aucun changement sensible n'avait lieu.

» Le troisième jour, au point où les piqûres avaient été pratiquées, apparaissent de petits cercles enflammés, rouges, foncés, assez circonscrits, avec sensation de dureté au tact; le quatrième jour, un point central se dessine en forme de pustule par le soulèvement de l'épiderme, renfermant au-dessous une matière moins claire, moins opaline, que le fluide-vaccin, et se rapprochant déjà ce jour-là et beaucoup plus le lendemain, de la couleur, de la consistance de la matière propre à la pustule variolique et à la pustule chancreuse; le sixième jour, toutes les pustules sont bien formées, nettement dessinées, aplaties, largement ombiliquées, avec cercle rouge foncé, d'un aspect cuivreux, gonflement du derme; le septième et le huitième jour, la dimension des pustules d'inflammation augmente; de fortes douleurs, mêlées de démangeaisons, se font sentir; la malade, par le frottement ou en se grattant, rompt les pustules; celles restées intactes sont déchirées par la lancette pour l'inoculation du pus chancreux à d'autres malades.

» L'état croûteux des pustules ne pouvant ainsi s'établir, et faisant place à l'état ulcéreux, celui-ci prend entièrement le caractère vénérien chancreux et ne ressemble nullement aux ulcérations couvertes ou non de croûtes, qui succèdent aux pustules de la vaccine ou de la variole. La guérison des ulcères a eu lieu du dix-huitième au vingt-cinquième jour. Pendant ce laps de temps, de nouvelles inoculations ont été pratiquées sur cette malade avec le fluide vaccino-chancreux des premières pustules, et, successivement, avec le fluide provenant de chaque précédente génération; mais, à partir de la deuxième génération de pustules, toutes les lésions locales n'ont plus offert qu'un aspect entièrement vénérien, absolument comme les inoculations pratiquées avec du pus chancreux sans mélange. Cette malade n'ayant jamais été vaccinée, et n'ayant jamais eu la petite vérole, j'ai voulu savoir si, soumise à la vaccination, pendant qu'elle était syphilisée, cette opération serait suivie d'un résultat positif; mais, le dixième jour, à partir des inoculations vaccino-chancreuses, l'ayant vaccinée avec le vaccin pris au bras d'un enfant, aucun effet sensible n'a eu lieu. Cette malade a offert cela de très-remarquable, que sa teigne faveuse s'est guérie en même temps que la syphilis constitutionnelle. La guérison définitive a eu lieu vers le soixante-sixième jour.

» Maintenant, en comparant les phénomènes locaux présentés par la marche des pustules vaccino-chancreuses de cette malade, avec les phénomènes locaux des pustules vaccino-chancreuses chez les autres malades, nous avons observé : 1° que chez les n°s 1, 2, 3, qui avaient été dans leur enfance vaccinées, la prédominance de l'aspect pustuleux vaccinal a été beaucoup moins marquée. Les pustules ont été, dès le premier abord, plus coniques, plus saillantes, moins aplaties, moins bien ombiliquées ; la matière renfermée dans les pustules était d'un blanc plus opaque, plus sale ; le cercle inflammatoire était moins rouge, moins étendu ; la marche des lésions locales a été généralement plus rapide. Dès le septième jour, la pustule a été remplacée par une croûte noirâtre, et au déchirement, à l'enlèvement de cette croûte, succédaient des ulcères d'un caractère entièrement chancreux. C'est vers le quatrième ou cinquième jour de l'existence de ces pustules que l'on prenait avec la lancette le pus vaccino-chancreux pour l'inoculer sur d'autres parties du corps ; mais, à cette deuxième génération, les lésions locales offraient encore moins quelque chose qui les distinguât des inoculations avec le pus simplement chancreux ; et si l'on inoculait le pus vaccino-chancreux à d'autres malades, les lésions locales qui en provenaient ne se distinguaient pas davantage des inoculations dues à l'autre pus. Il est certain que lorsqu'une différence un peu sensible a pu être remarquée, cela n'a eu lieu que sur la première génération des pustules dues à l'inoculation directe du mélange, opéré à l'instant même, du pus chancreux avec le fluide-vaccin emprunté au bras d'un enfant ou à un tube tout récemment chargé. Quant aux deux autres malades, n° 4 et n° 5, qui avaient eu dans leur enfance la petite vérole, les différences nous ont paru à peu près entièrement nulles. Il est remarquable cependant qu'en général les inoculations vaccino-chancreuses ont été accompagnées d'une inflammation locale et d'une réaction générale plus sensible que les inoculations de simple pus chancreux. Nous avons cru observer aussi que, chez les malades très-lymphatiques, à tissus blancs très-développés, à tendance à des sécrétions humorales, à allure plus lente des phénomènes morbides constitutionnels, l'inoculation vaccino-chancreuse imprimait passagèrement une secousse favorable, l'amélioration de ces symptômes constitutionnels. »

Je n'ai pas à me préoccuper des faits accessoires que renferment ces expériences ; je considère comme secondaires les modifications locales qu'ont présentées les pustules du mélange chez les sujets déjà variolés ou vaccinés. Le fait qui domine et dont je dois m'occuper, c'est la transmission de la vaccine inoculée avec du pus chancreux. Je crois que l'exemple de Madeleine Picciura, n° 6, prouve, de la façon la plus nette, la transmission simultanée du virus-vaccin et du virus chancreux ; ce qui le prouve, c'est la revaccination sans résultats quelque temps après, et ce qui prouve en outre que le vaccin employé dans ce but avait conservé ses propriétés, c'est qu'inoculé à des sujets non variolés ni vaccinés, il a donné un résultat positif. Le pus chancreux employé dans le mélange n'était pas, du reste, le moins du monde syphilitique, comme le croient MM. Sperino et Baumès; c'était du pus de chancre simple, de chancroïde, par cette raison que ce pus a été inoculable au porteur, à quelques jours d'intervalle.

Ainsi, d'après ce que nous avons vu, il nous est permis de nous en tenir aux expériences de MM. Sperino et Baumès, qui nous paraissent seules avoir été faites dans des conditions convenables.

Nous croyons, d'après tout ce que nous avons rapporté, que le liquide vaccinal, mélangé avec du pus chancreux, peut transmettre du même coup, par une seule piqûre, et le virus vaccinal et le virus chancreux (chancre simple). Le virus vaccinal n'est point détruit, le pus lui sert de véhicule; mais en serait-il de même du pus syphilitique, du pus de chancre infectant? l'analogie nous permet de conclure affirmativement. Le pus de l'accident secondaire, de la plaque muqueuse ulcérée, mélangé avec le liquide vaccinal, donnerait-il le même résultat (vaccine et syphilis)? Nous en sommes convaincu, tout en reconnaissant que l'expérience seule doit prononcer ici en dernier ressort : c'est donc à elle que nous en appelons; nous ne pouvons considérer comme concluantes les observations recueillies par l'honorable docteur Friedinger; en les citant, nous montrerons par où elles sont vulnérables.

Obs. XXIX. — Une fille de vingt-huit ans, portant des cicatrices visibles de vaccin, et atteinte d'ulcères à l'entrée du vagin, avec condylomes larges et ulcérés aux grandes et aux petites lèvres, au clitoris, à la face interne des cuisses et autour de l'anus, avec adénite générale et papules dispersées par tout le corps, fut revaccinée, le 1er avril 1855, au bras gauche, par trois piqûres ; deux réussirent. Le liquide vaccinal avait la transparence de perles brillantes ; les pustules vaccinales n'avaient donc pas éprouvé d'altérations bien manifestes par l'effet de la syphilis. La vaccination au bras droit fut faite avec le pus de condylomes ulcérés, soit seuls, soit mélangés avec le vaccin. Trois jours après, on vit se former des ulcères spécifiques sur les points inoculés ; les ulcères transplantés sur d'autres points du corps du même individu conservèrent leur nature spécifique; seulement, sur l'un de ces ulcères, on vit se former près du bord un bulbe bleuâtre, qui paraissait devoir se rapporter à l'action de la vaccine ; mais bientôt il se forma sur ce point aussi un ulcère spécifique. Dans ce cas, on doit cependant remarquer que de larges condylomes eux-mêmes auraient pu se transformer en ulcères primitifs par le voisinage de ces derniers.

Obs. XXX. — Une jeune fille de seize ans, ayant des cicatrices visibles de vaccin, et atteinte d'une blennorrhagie uréthrale, vaginale et utérine, ainsi que de condylomes acuminés et d'un ulcère primitif à la commissure inférieure, fut revaccinée avec succès au bras gauche. Vaccinée au bras droit avec le pus recueilli sur un ulcère de la jambe, soit seul, soit mélangé avec le vaccin, elle vit se former tout autant d'ulcères spécifiques, qui, par leur marche, montrèrent bien réellement leur nature spécifique. Il est vrai que, dans ce cas, pour établir d'une manière certaine la provenance de l'ulcère qui servit de point de départ à la réinoculation, il aurait fallu avoir l'aveu d'une infection primitive ; toutefois l'aspect de cet ulcère, comme celui de beaucoup d'autres, occupant les points de prédilection du corps, ne pouvait laisser aucun doute sur la réalité du diagnostic. Le diagnostic porté sur la malade était : ulcère cutané et osseux au cubitus droit et à la face antérieure du tibia, cicatrice du coude droit, perforation de la voûte palatine et de la cloison des fosses nasales. La cicatrisation avait été obtenue par l'emploi de la salsepareille et de l'iodure de potassium.

Obs. XXXI. — On vaccina également, avec le même pus, une jeune fille de dix-sept ans, atteinte d'ulcères primitifs à la commissure inférieure. Ici aussi se montrèrent les mêmes ulcères spécifiques qui se produisent quand on inocule le pus de ces chancres. La vaccination amena sur le lieu des piqûres une inflammation vive, sans production de pustules. Un quatrième cas, inoculé de la même manière, se comporta également ainsi. Dans quinze cas enfin, on n'obtint rien, ni avec la vaccination ni avec le pus du chancre. De ce nombre était le cas d'une jeune fille de vingt-quatre ans, vaccinée dans son enfance, et atteinte, à l'époque actuelle de la revaccination, d'un ulcère cicatrisé situé à l'entrée du vagin, ainsi que d'une adénite également guérie, contre lesquels on avait prescrit trente-deux frictions avec l'onguent napolitain sur les cuisses. Ces frictions avaient été terminées deux jours avant la revaccination ; c'est ce qui expliqua l'absence de réaction du côté du bras où l'on avait inoculé le vaccin, et la formation, sur le bras qu'on avait inoculé avec le mélange, de petites pustules qui avortèrent promptement sans laisser d'ulcères à leur suite. « Il me semble, ajoute l'auteur, que dans ce cas il n'y a eu qu'une simple réplétion du canal de la piqûre avec le pus chancreux, sans que la peau ait absorbé ce dernier. Cet avortement de l'inoculation chancreuse, dans ce cas, comparé à la réussite dans tous les autres, me donne à penser qu'ici la cause en devrait être recherchée dans la saturation du corps, et particulièrement de la peau, par le mercure. »

Eh bien, que conclure de ces faits?

Dans la 1re et la 2e observation, les individus sont vaccinés; il en est de même dans la 3e et dans la 4e. Cette inflammation, qui est signalée vive, sans production de pustules, n'est pas un fait exceptionnel; il a été signalé d'autres fois comme accident possible de la vaccination. Quant aux quinze cas qui n'ont pas réussi, à quoi bon s'en étonner?

La vaccine n'a pas pris : pourquoi? parce que les sujets étaient réfractaires par suite d'une vaccination antérieure.

Un nouveau chancre n'a pas pu être donné : pourquoi? parce que les sujets étaient sous l'influence de la diathèse syphilitique; c'est la même loi de pathologie générale. Je rappelle, pour mémoire, les inoculations impuissantes de l'Antiquaille et de l'hôpital du Midi. Il n'y a que le chancre simple qui puisse être greffé sur un syphilitique.

Friedinger pense que les dernières inoculations n'ont pas pris, parce qu'il suppose tous les sujets saturés de mercure.

L'observation de Henry Pardon, que j'ai rapportée plus haut, et plusieurs syphilitiques que j'ai vaccinés avec succès au mois de janvier, à la fin de leur traitement, me paraissent fournir une explication plus acceptable.

Enfin le médecin allemand termine l'exposé de ses observations en rapportant que chez six individus atteints de larges condylomes ulcérés rien ne réussit, ni l'inoculation vaccinale, ni celle du mélange avec le liquide de ces condylomes, si toutefois, dit l'auteur, on ne veut pas considérer comme normales la formation de pustules sans caractère, qui s'atrophiaient peu après leur production sans laisser d'ulcères après elles. Même raisonnement que plus haut.

Ainsi donc, les observations de M. Friedinger ne me paraissent pas propres à établir que le mélange du pus d'accidents secondaires avec le vaccin détruise les propriétés de ce dernier; c'est à de nouvelles expériences à prononcer.

Jusqu'à présent je suis donc porté à regarder tous les liquides qu'on a mélangés avec du vaccin comme des véhicules de celui-ci ; il est plus étendu, il ne perd pas plus ses propriétés que s'il était mélangé avec un peu d'eau. Ne voit-on pas dès lors qu'il doit en être de même pour le sang? C'est, d'après nous, ce qui a dû se passer dans tous les cas de transmission de syphilis par la vaccine, comme le croyaient Omodei, Levrat aîné, et comme on l'a vu dans certains faits rapportés plus haut. Woodville avait aussi pensé, comme aujourd'hui les Allemands, que certains virus se détruisaient l'un l'autre. Je ne veux reculer devant aucune objection, et je cite, d'après le professeur Anglada (1), le fait suivant :

« Woodville, ayant inoculé 28 personnes en se servant d'un mélange de vaccin et de virus varioleux avec lequel il comptait provoquer une sorte de maladie hybride, a vu toujours apparaître l'un des deux, selon que les sujets étaient plus ou moins sensibles à l'impression de l'un ou de l'autre virus. »

(1) Anglada, *Traité de la contagion*. Paris, 1853.

Je ferai remarquer que cette explication est une hypothèse.

Et puis le mélange était-il convenablement fait? le vaccin avait-il toujours conservé ses propriétés? où sont les contre-épreuves? a-t-on tenu compte des conditions différentes de réceptivité? Enfin je remarque, avec M. le professeur Anglada, que les observateurs qui, à l'exemple de Woodville, ont inoculé le même mélange ont vu naître simultanément les deux éruptions parfaitement distinctes.

Ainsi donc les expériences de Woodville ne peuvent pas plus être invoquées que celles du professeur Sigmund et de Friedinger pour démontrer l'incompatibilité des deux virus vaccinal et chancreux sur le même individu. La pathologie générale renferme au contraire des cas nombreux dans lesquels deux maladies virulentes ont pu se développer simultanément sur le même individu sans s'influencer et en suivant chacune l'évolution qui lui est propre, comme si chacune était isolée.

En voici quelques exemples :

Obs. XXXII. — Pinel (1) raconte que Macbride a vu en 1796, à l'hôpital de Dublin, plusieurs enfants trouvés, qu'on avait inoculés de la petite vérole, être pris en même temps, de la rougeole, et il a remarqué que les deux éruptions marchaient conjointement et restaient parfaitement distinctes.

Obs. XXXIII. — Fodéré (2) dit avoir observé plusieurs fois la variole accompagner la scarlatine et la rougeole survenant avant que la desquamation fût achevée.

Obs. XXXIV. — Deux frères, de treize à quatorze ans, avaient été vaccinés par M. Bousquet pour les prémunir contre la variole, qui avait déjà attaqué leur jeune sœur, de neuf à dix ans ; mais la variole avait pris les devants, et elle marcha à côté de la vaccine la plus régulière.

Obs. XXXV. — Ettmüller parle d'une femme qui présentait le phénomène le plus singulier des deux maladies virulentes : les pus-

(1) Pinel, *Nosographie philosophique*. Paris, 1818, t. II, p. 52.

(2) Fodéré, *Traité de médecine légale*. Paris, 1813, t. V, p. 357.

tules de la petite vérole couvraient une moitié du corps, et les papules de la rougeole l'autre moitié (1).

Il résulte de ce que nous venons de voir que, d'après la clinique, deux maladies virulentes peuvent coexister sur le même sujet sans s'influencer, et en suivant, chacune de leur côté, l'évolution qui leur est propre.

L'expérimentation montre, comme la clinique, que deux maladies virulentes peuvent coexister : qu'il me soit permis d'en citer ici quelques cas concluants.

Joseph Adams (2) emprunte à Willan le fait suivant fort remarquable :

Obs. XXXVI. — Le 6 janvier 1800, un enfant de treize ans fut inoculé avec le fluide des vésicules miliaires d'un rubéoleux, et simultanément avec du virus-vaccin.

Le 10, les points d'insertion devinrent légèrement rouges et tuméfiés.

Le 15, la rougeur, qui entourait déjà les endroits piqués avec la lancette chargée du virus rubéolique, avait disparu, tandis que les piqûres vaccinales s'étaient avivées.

Le 18, l'éruption de la vaccine avait accompli tous ses progrès.

Le 22, le malade présente une toux violente avec éternument, larmoiement, faiblesse.

Le 28, la rougeole commence à apparaître, et s'accompagne de rougeur intense des yeux et tuméfaction des paupières.

Le 29, l'éruption couvre toute la surface de la peau ; la toux est fréquente, la fièvre intense.

1er février. L'exanthème s'efface, la toux et la fièvre ont notablement diminué. A dater de ce jour, le rétablissement du malade s'opère graduellement, et la santé est parfaite le 12 février.

Obs. XXXVII. — Bousquet (3) raconte que le professeur Leroux a vu un bouton de vaccine comme implanté au centre d'un bouton varioleux, qu'il inocula séparément les deux virus ; le vaccin donna la vaccine avec tous ses avantages, le virus varioleux communiqua la variole avec tous ses dangers.

Ainsi donc la clinique et l'expérimentation s'accordent

(1) Anglada, *Traité de la contagion*. Paris, 1853, t. I, p. 353.

(2) J. Adams, *Observ. on morbid poisons*. London, 1807, p. 14.

(3) Bousquet, *loc. cit.*, p. 231.

pour montrer que deux maladies virulentes peuvent coexister chez le même individu. Quoi d'étonnant dès lors que le virus syphilitique et le virus-vaccin rentrent, sous ce rapport, dans les lois qui régissent la pathologie générale?

La doctrine qui veut que le liquide vaccinal perde ses propriétés en présence du pus chancreux, méritait d'être examinée sérieusement ; nous l'avons fait avec une impartialité que chacun reconnaîtra.

Si je me suis étendu longuement sur les expériences allemandes, c'est que leur admission eût détruit le principe que je cherche à relever, à savoir : que deux virus, syphilitique et vaccinal, peuvent être transmis en même temps par une même piqûre.

Mon dessein n'est pas de prévoir ici toutes les objections ; la plupart, du reste, ont un peu vieilli : car la science a marché depuis 1855. Les reproduire serait donc me réserver un triomphe facile. Sachons attendre.

Cependant je ne puis oublier de citer ici M. Pauli (de Landau). Ce médecin (1) a résumé, par douze considérants qui terminent son travail, les raisons qui le portent à conclure que la transmission de la vérole par la vaccination est une impossibilité physique. Je n'ai pas à reprendre un à un chacun des arguments de l'auteur, ils me paraissent devoir tomber après la lecture de mon mémoire ; du reste, M. Pauli écrivait en 1854, c'est-à-dire à une époque où le chef d'école auquel il s'est rattaché n'avait pas encore admis la contagion de l'accident secondaire. Aujourd'hui ce problème n'est plus à résoudre ; de la contagion de l'accident secondaire à la contagion du sang, il n'y a qu'un pas : ce pas, nous le franchissons, avec l'espérance de nous voir suivre dans cette voie par tous les hommes assez impartiaux pour accepter la vérité là où elle est, et assez intelligents pour ne pas être retenus par des questions d'amour-propre.

(1) *Loc. cit.* Manheim, 1854.

VI. — Question médico-légale.

Maintenant nous sommes en mesure d'apprécier un des faits les plus importants de médecine légale qui se soient produits à notre époque ; je veux parler de ce malheureux procès Hübner, qui a eu tant de retentissement en France et en Allemagne, et sur lequel aucun médecin n'est encore venu dire la vérité.

Exposé des faits. — Le 16 juin 1852, le docteur Hübner, médecin sanitaire de Hollfeld (Bavière), vaccina huit enfants de la commune de Freien-Fels, tous bien portants jusque-là, ainsi que leurs mères et leurs proches. Il se servit à cet effet du vaccin pris sur l'enfant de Marguerite Keller, célibataire, âgée de vingt-neuf ans. Au dire des parents des vaccinés, les résultats de l'inoculation n'auraient pas été ceux d'une inoculation ordinaire. Chez la plupart des enfants, les premiers effets ne se seraient manifestés qu'au bout de quinze jours au plus ; à la place où avaient été faites les piqûres, se seraient produites de petites vésicules qui n'auraient point tardé à se rompre, laissant à leur place de petites ulcérations suppuratives. Celles-ci se seraient étendues peu à peu, les unes en superficie, les autres en profondeur. Quelques enfants, néanmoins, auraient eu, huit jours après la vaccination, des boutons analogues à ceux de la vaccine ; mais ces boutons, au lieu de suivre leur marche habituelle, se seraient transformés plus tard en petits ulcères qui auraient fini par devenir confluents, et dont la guérison n'aurait eu lieu qu'au bout de plusieurs semaines ou même de plusieurs mois.

Au mois de septembre suivant, par conséquent trois mois après avoir été vaccinés, la plupart des enfants dont il s'agit se présentèrent, dit-on, dans l'état suivant : les ulcères dont nous venons de parler ont disparu, mais des élevures aplaties ou verruqueuses existent aux parties génitales, principalement aux commissures des grandes et des petites lèvres chez les filles, au scrotum et aux plis des cuisses chez les garçons. On prétend même que chez quelques enfants les premières ulcérations, cicatrisées depuis l'apparition des élevures des organes génitaux, se seraient reproduites dès que les dernières se furent flétries pour disparaître. Plus tard, des manifestations semblables se montrèrent au pourtour de l'anus, dans le pli interfessier, à la partie postérieure des cuisses, au bas-ventre. A la même époque, des éruptions suspectes apparurent chez les mères et chez les bonnes des enfants vaccinés ; c'étaient des rhagades, des condylomes à l'anus et aux parties génitales.

Jusqu'au 10 février 1853, tous les malades ne reçurent la visite d'aucun médecin. Les premières ordonnances, suivant les principes homœopathiques, furent faites par le docteur Hübner le 10, le 13 et le 17 février 1853.

Le 18 février, douze des malades (enfants et adultes), et, quelques jours plus tard, quatre autres, furent examinés par un autre médecin, le docteur W., qui, dans son rapport, daté du 21 février 1853, exprime la conviction que tous les malades sont affectés de syphilis, manifestée par des angines, des ulcères, des chancres phagédéniques, des rhagades au cou, aux bras, au voile du palais, aux commissures de la bouche, à la langue, aux parties génitales, à l'anus ; par des condylomes à l'anus et des formations pustuleuses variant depuis des papules très-petites jusqu'à des tubercules, par des ophthalmies et des ozènes. Il ajoute que deux parentes adultes desdits enfants ont eu des ulcère schancreux sur l'avant-bras gauche, aux points habituellement en contact immédiat avec le siége de l'enfant qu'elles avaient la coutume de porter sur leurs bras ; il parle aussi de boutons sur les seins des nourrices, de boutons et d'ulcères sur la moitié inférieure de la face d'une vieille domestique, et d'un commencement d'affection locale à la bouche et à la langue d'une femme enceinte de plusieurs mois, et dont les parties génitales n'offraient rien de suspect.

Un second médecin, désigné par la justice d'Oberfranken, confirma les faits dans son rapport du 7 mars ; il mentionna, en outre des syphilides muqueuses chez plusieurs enfants, des condylomes à l'anus et aux parties génitales chez la fille J... ; des condylomes, une angine et une ophthalmie, chez la femme W.... Ajoutons que trois autres enfants de la même localité et deux d'une commune voisine furent inoculés avec le même virus vaccin que les huit dont nous venons de parler, et qu'ils eurent des pustules vaccinales très-normales, sans aucun accident pouvant faire soupçonner la syphilis.

Voici maintenant ce que nous savons de l'enfant de Marguerite Keller :

Il était né le 4 mars 1852 et avait donc 3 mois le jour de la vaccination. Le docteur H... assure qu'il l'a examiné avec soin ce jour-là, et qu'il l'a trouvé bien portant ; mais il est contredit par la mère, qui soutient qu'à cette époque déjà son enfant portait aux jambes trois ou quatre pustules, bien que jouissant en apparence d'une santé parfaite. Cette éruption pustuleuse se serait étendue plus tard aux pieds et au fondement ; le reste du corps, spécialement la partie antérieure, serait demeuré intact. Huit jours avant la mort, l'enfant aurait été pris d'ophthalmie et de suppuration de l'ombilic ; les pustules des extrémités inférieures et du fondement étaient alors guéries. Il couchait habituellement dans le même lit que la mère et un autre enfant, auxquels il n'a point communiqué de maladie. Enfin il mourut le 6 août 1852, dans un état d'émaciation extrême, bien qu'il eût conservé un appétit vorace. L'autopsie n'a pas été faite.

Le jour de la vaccination, l'enfant était frais et dispos, entouré de ses langes, et n'avait de découvert que les bras et les épaules.

Quant à la mère, le témoignage de la sage-femme qui l'a assistée établit qu'elle était bien portante (ainsi que l'enfant) *au moment de l'accouchement et pendant les dix jours qui l'ont suivi*. Mais elle reconnaît, d'accord avec un médecin qui l'a soignée il y a deux ans, avoir eu à cette époque des ulcérations déclarées *suspectes*, et siégeant dans la bouche et aux parties génitales, ulcérations qui se cicatrisèrent sous l'influence d'un traitement antisyphilitique. A la même époque, cinq personnes de la famille qui l'employait comme domestique présentaient des ulcérations semblables. Un examen, pratiqué le 10 et le 14 mars 1853, ne fit découvrir aucune trace de syphilis sur Marguerite Keller.

Sur les plaintes des parents des malades, une instruction fut commencée contre le docteur H...., accusé d'avoir porté, par imprudence, un dommage grave à la santé d'un grand nombre de personnes.

Un premier jugement intervint, qui condamnait l'accusé à un emprisonnement de longue durée; mais il fut cassé par la cour suprême, qui renvoya l'affaire devant une cour d'appel. A la requête du défenseur, le docteur Heyfelder fut appelé devant le tribunal, pour donner son appréciation écrite des diverses circonstances du procès, et pour répondre spécialement sur les deux questions suivantes :

1° Est-il certain ou probable que l'enfant de Marguerite Keller, qui a servi à vacciner plusieurs enfants, fut affecté de syphilis le 16 juin 1852 (jour de la vaccination)?

2° Est-il certain ou probable que la maladie syphilitique des huit enfants de Freienfels fut déterminée par le transport de la matière syphilitique dans l'inoculation du 16 juin 1852?

A ces deux questions, le professeur Heyfelder répondit négativement; mais un autre expert, appelé à la requête du ministère public, fut d'un avis complétement opposé.

Le tribunal prononça une condamnation à six semaines de prison.

Je compléterai cet excellent résumé, que j'emprunte à M. Sée (1), par l'exposé de quelques faits importants que je trouve consignés à la fin de la brochure du docteur Friedenger, dans un chapitre intitulé *Remarques sur le sujet précédent*, tirées des écrits du docteur Heine, médecin au rapport dans le procès Hübner.

Il est dit (2) : Une revaccination amena également parmi six enfants, chez quatre d'entre eux, des pustules complétement développées, entre autres chez l'enfant Eberlin; chez deux enfants les pustules s'étiolèrent et ressemblèrent plutôt à

(1) *Gazette hebdomadaire*. 9 mars 1855.

(2) Heine, *loc. cit.*, p. 18.

celles de la varioloïde : de ce nombre, l'enfant Bloser (1), autant que les mères peuvent s'en souvenir. Les enfants qui devinrent syphilitiques furent vaccinés les derniers.

Le premier enfant vacciné avec le vaccin de l'enfant Kelle fut l'enfant Geiger. L'enfant Geiger, ainsi que sa mère, es toujours resté sain : c'est ce qui résulte d'un examen fait dix mois après la vaccination. L'enfant Geiger fournit du vaccin à vingt-cinq enfants, dont l'un, l'enfant Frankenberg, devint syphilitique.

Le second enfant qui servit à vacciner les autres fut l'enfant Bloser, avec lequel on put inoculer toute une paroisse. L'enfant Bloser devint syphilitique après cinq mois, sans qu'aucun des vaccinés, de vingt-cinq à trente, ait rien présenté, excepté un enfant de meunier à Kainach.

Je ne viens, dans cet appendice, que de rapporter les faits bruts en les dégageant des appréciations de l'auteur. Nous y reviendrons dans l'appréciation générale que nous allons exposer.

Appréciation. — Grâce aux travaux et à l'enseignement de M. Rollet (de Lyon), la syphilographie a fait assez de progrès depuis 1855, époque où la presse médicale s'occupa du procès Hübner, pour qu'il soit facile aujourd'hui d'y apporter une solution.

Je suivrai dans cette appréciation l'ordre adopté par M. Sée (2).

J'examinerai dans ma première partie l'infection de l'enfant Keller ; dans la deuxième, celles des huit enfants contaminés ; dans la troisième, celles des parents qui allaitaient ou soignaient ces derniers.

1° En ce qui touche l'infection de l'enfant Keller, je suis disposé à croire qu'il était syphilitique : il y a même, d'après le seul exposé des faits, beaucoup de probabilités pour que cette syphilis ait été héréditaire ; je n'ai pas à me préoccuper de cette question. La preuve pour moi que cet enfant était syphilitique, c'est le fait suivant :

(1) L'enfant Bloser est un des huit qui devinrent syphilitiques.

(2) *Gazette hebdomadaire*, 9 mars 1855.

Huit enfants, qui se portaient bien, ont été rendus syphilitiques après la vaccination.

Mais, dira-t-on, ils avaient peut-être une syphilis latente. C'est ce que nous allons voir dans la deuxième partie.

2° *Infection des huit enfants contaminés.* Si les huit enfants qui sont devenus syphilitiques avaient eu une syphilis latente, cette syphilis latente se serait manifestée à l'occasion de la fièvre vaccinale ou peu après ; elle se serait traduite d'emblée par des accidents généraux : par exemple, une éruption générale, des plaques muqueuses. Qu'a-t-on vu au contraire ? Des ulcérations au lieu des piqûres vaccinales. Mais, si les huit enfants avaient eu une syphilis latente, le virus syphilitique, inoculé au bras, n'eût pas plus reproduit des chancres en cet endroit qu'on n'en reproduit expérimentalement sur les adultes en pareille circonstance. Donc les huit enfants contaminés n'avaient pas de syphilis latente. M. Sée s'étonne qu'on n'ait vu une vésicule sur les bras qu'au bout de quinze jours, prétendant que le chancre apparaît tout de suite. Oui, le chancre simple, le chancroïde. Mais le chancre induré inoculé a toujours une incubation longue ; elle est d'un certain nombre de jours, quelquefois même d'un mois ; et puis, voyez comme la syphilis se déroule classiquement. Trois mois après ces chancres apparaissent les accidents constitutionnels. Quoi de moins embarrassant, de plus clair, de plus saisissant ?

Comment s'est produite cette infection ? Bien simplement.

Ceux qui ont été contaminés ont été vaccinés les derniers. Pourquoi les premiers n'ont-ils rien eu ? Parce que le vaccinateur n'était pas embarrassé pour trouver aisément le liquide vaccinal. Quand le liquide est devenu plus rare, au sixième enfant, l'opérateur, en cherchant à profiter de tout le liquide vaccinal, aura amené du sang au bout de sa lancette ; et, comme le sang est contagieux, la contagion se sera effectuée ; et, comme la syphilis commence toujours par un chancre, c'est un chancre infectant qui a été produit. Il n'est nullement besoin d'accuser la pustule vaccinale ; que les Allemands et M. Broca se rassurent, la meilleure preuve que cette pustule est innocente, qu'elle n'était pas chancreuse, c'est que les cinq premiers ont échappé. Dire encore, avec M. Diday, que, si les cinq enfants ont échappé dans la vaccination Hübner, c'est parce que ces enfants avaient déjà payé leur tribut à la vérole, sinon par eux, du moins par leurs parents, c'est avancer une hypothèse, non une démonstration. Comment M. Diday ne s'est-il plus rappelé la remarque faite par M. Levrat aîné à la Société de médecine de Lyon (séance du 17 juillet 1848)? Il en avait cependant pris acte.

Que le liquide vaccinal soit clair ou trouble, du moment que le mélange avec le sang n'a pas lieu, rien n'est à craindre; comment pourrait-on le confondre avec une pustule d'accident secondaire? Mais, si les accidents existaient, ils seraient généraux, et non limités à trois ou quatre piqûres vaccinales. Dès lors le vaccinateur ne prendrait pas un enfant avec éruption générale pustuleuse pour vacciner. La syphilis n'imprime aucune espèce de modification au liquide vaccinal; il serait fastidieux de revenir sur les preuves que j'en ai données, je renvoie à l'étiologie.

M. Pauli (de Landau), qui a mis à m'être utile une promptitude et une bonne volonté dont je ne saurais être assez reconnaissant, nous dit que le virus vaccin ne prend pas sur les syphilitiques, que toutes les tentatives faites par ses collègues MM. Bopp et Dascheck n'ont pu réussir à faire développer le vaccin sur des vérolés adultes : il n'y a pas d'erreur plus complète. Il est plus facile, d'une manière générale, de faire prendre le vaccin sur des enfants sains que sur des adultes sains, cela est vrai : quand les sujets sont syphilitiques, la relation est la même. L'exemple de Henri Pardon, que j'ai cité plus haut, et celui de trois adultes syphilitiques que j'ai vaccinés dernièrement, m'ont démontré que le vaccin est aussi beau chez les syphilitiques, aussi régulier, que sur les sujets sains.

N'est-il pas puéril d'accuser la lame de la lancette?

M. Broca paraît douter de la transmission de la syphilis par la vaccination, et nous dit : « Il suffit de réfléchir à la quantité innombrable d'individus atteints de syphilis latente, et à la quantité, bien plus innombrable, de vaccinations et de revaccinations qui se pratiquent dans tout le monde civilisé. L'inoculation vaccinale a peut-être été répétée un milliard de fois depuis le commencement de ce siècle, et si la vérole se propageait par cette voie, c'est par dizaines de mille qu'on compterait les cas d'infection vaccino-syphilitique. » J'accepte tout cela, et je réponds à M. Broca que du moment que le liquide vaccinal *seul* d'un syphilitique ne transmet que le liquide vaccinal et jamais de syphilis, il n'y a rien d'étonnant à ce que les cas d'infection soient rares. M. Taupin a vacciné plus de 2000 individus en prenant le vaccin à toutes les sources, entre autres sur les individus syphilitiques, et jamais il n'a transmis de syphilis: il est impossible de comprendre autrement le fait de Hübner et tous les faits analogues.

Ce n'est pas tout.

Sur les huit enfants contaminés, six ont été revaccinés; quatre d'entre eux eurent des pustules complétement développées, entre autres l'enfant Eberlin.

Ceci prouve que l'inoculation de Hübner avait donné du sang, et pas de vaccin : il ne faut pas oublier que les contaminés ont été vaccinés les derniers.

Mais, chez deux enfants, les pustules s'étiolèrent et ressemblèrent plutôt à celles de la varioloïde. L'un d'eux était l'enfant Bloser, qui devint syphilitique.

Quoique les pustules aient pu se montrer à la revaccination sur l'enfant Bloser, comme ces pustules s'étiolèrent, elles ont eu le caractère que présentent les pustules vaccinales après une première inoculation. Donc l'enfant Bloser avait reçu le vaccin, et, comme il devint plus tard syphilitique à la suite de l'ulcération qu'il avait contractée au bras, il en résulte que deux virus ont été transmis à l'enfant Bloser, par la même piqûre vaccinale ; ce qui vient confirmer l'idée de Monteggia, de Marcolini et de M. Rollet.

L'enfant Geiger fut le premier vacciné avec le vaccin de Keller; il resta toujours sain et servit à vacciner vingt-cinq enfants, dont un, l'enfant Frankenberg, devint syphilitique. Friedenger pense que l'enfant Geiger a aussi servi de terrain de transplantation.

L'enfant Geiger était sain et resta sain ; donc il n'a rien pu donner à l'enfant Frankenberg. Ce que nous avons dit à l'étiologie, de l'inoculation du liquide vaccinal pur, réfute péremptoirement l'idée de transplantation ; et quoique aucun détail ne soit donné sur l'accident de Frankenberg, je suis fondé à conclure qu'il eut la syphilis par une autre voie, probablement la syphilis héréditaire.

Le second enfant, Bloser, qui servit à vaccciner toute une paroisse, devint syphilitique après cinq mois, sans qu'aucun des revaccinés de vingt-cinq à trente ait rien présenté, excepté un. Pour comprendre le fait, il n'y a qu'à se rappeler que le liquide vaccinal pur d'un syphilitique ne peut donner que le liquide vaccinal. L'enfant du meunier de Kainach était peut-être syphilitique? Peut-être aussi ne l'était-il pas et a-t-il reçu le mal? L'absence de détails sur les accidents locaux et généraux que présenta l'enfant précité, le silence sur les intervalles qui ont pu séparer les accidents primitifs des secondaires, m'obligent à rester dans le doute, mais n'infirment nullement mon explication.

3° J'aborde enfin l'explication des accidents survenus aux parents qui allaitaient ou soignaient les enfants contaminés.

Ce ne fut que fort tard, comme on l'a vu, qu'un premier médecin, délégué par la justice, le docteur W....., vint visiter les enfants et les adultes qui avaient porté plainte.

Ce fut le 18 février 1853 (n'oublions pas que la vaccination des contaminés date du 16 juin 1852) ; il y avait donc huit mois. Les malades n'avaient pas fait de traitement, on le commença le 10 février. Les accidents que le premier médecin, envoyé par la justice, constata, furent divers ; ils avaient été observés en septembre, trois mois après la vaccination. Les malades, enfants et adultes, avaient des symptômes qu'on est dans l'habitude de regarder comme secondaires.

Mais ces ulcères, observés le 21 février, sur les avant-bras des deux parents, qu'étaient-ils? Des chancres infectants, produits par la contagion des plaques muqueuses anales des enfants. Ces boutons sur les seins des nourrices, ce bouton ulcéreux sur la lèvre inférieure de la vieille servante, qu'étaient-ils? Toujours des chancres, des chancres infectants, produits par la contagion de l'accident secondaire. La peau de l'avant-bras est fine, elle a pu être excoriée par le contact presque permanent du siége de l'enfant; une excoriation a eu lieu, et la contagion s'est accomplie. L'ulcère au sein des nourrices s'explique de la même façon; ici l'inoculation est favorisée par la facilité avec laquelle la peau fine du sein peut être excoriée par la succion. Enfin l'ulcère de la vieille servante a la même origine; même explication (1).

On a fait tant de théories singulières sur ce malheureux procès Hübner, que je puis bien, dans cette revue rétrospective, avoir oublié quelque chose. Je suis prêt à répondre à toutes les objections.

Telle est la seule manière dont les faits soient susceptibles d'être envisagés. Après l'accident primitif des bras et des seins, survinrent les accidents généraux constatés par un second médecin, délégué par la justice d'Oberfranken (7 mars 1853) : c'étaient, par exemple, des plaques muqueuses à l'anus et aux parties génitales chez la fille J... ; plaques muqueuses, angine et ophthalmie, chez la femme H... Quoi de plus régulier? C'est la vérole se déroulant avec ses accidents et ses périodes classiques.

Après cela, on comprend que le professeur Heyfelder, médecin au rapport, eût dû répondre autrement qu'il ne l'a fait aux deux questions qui lui furent posées par le tribunal où fut traduit le docteur Hübner; mais l'incertitude qui régnait dans la science à cette époque, au sujet de cette question médico-légale, bien plus que le désir de sauver un confrère malheureux, explique suffisamment la conduite du rapporteur.

En résumé, le docteur Hübner a vacciné, avec l'enfant Keller, treize enfants, le même jour (16 juin 1852); les cinq premiers n'ont pas eu de syphilis, les huit derniers sont devenus syphilitiques. La transmission de la syphilis a eu

(1) Voyez le mémoire de M. Rollet, *Archives générales de médecine*, février, mars 1859.

lieu chez ces derniers par l'inoculation du sang. Chez l'enfant Bloser, deux virus, vaccinal et syphilitique, ont été inoculés par la même piqûre. La lésion produite chez les huit enfants a été un chancre infectant du bras. Les accidents constitutionnels se sont développés trois mois après, c'est-à-dire à l'époque ordinaire. Ces accidents constitutionnels, plaques muqueuses, ont été contagieux et ont produit, sur les parents ou domestiques appelés à soigner les enfants, des chancres, partout où l'application répétée de la plaque muqueuse a pu excorier l'épiderme, avant-bras, sein, lèvre inférieure. Le chancre ainsi communiqué aux parents et domestiques a été suivi d'accidents constitutionnels.

VII. — Conclusions.

De tout ce qui précède, nous sommes donc en droit de tirer les conclusions suivantes :

1° La syphilis a été observée un grand nombre de fois à la suite de l'opération vaccinale, et cela, presque dès l'origine de la vaccine, par des auteurs très-dignes de foi, français, anglais, allemands, italiens, etc.

2° Lorsqu'on vaccine un sujet syphilitique n'ayant la maladie qu'à l'état latent, des accidents syphilitiques peuvent éclater sous l'influence de la vaccine ; ces accidents, observés un certain nombre de fois, consistent en *éruptions constitutionnelles*, papuleuses, vésiculeuses, pustuleuses, etc. ; ce n'est jamais un *chancre primitif*, développé au lieu de la piqûre vaccinale.

3° Lorsqu'on recueille du vaccin sur un sujet syphilitique, et qu'on inocule à un sujet sain ce même vaccin, pur et sans mélange de sang, on n'obtient pour résultat que la pustule vaccinale, sans aucune complication syphilitique prochaine ou éloignée.

4° Au contraire si, avec le vaccin d'un syphilitique porteur ou non d'accidents constitutionnels, on vaccine un sujet sain, et que la pointe de la lancette ait été chargée d'un peu de sang, en même temps que du liquide vaccinal, on peut transmettre par la même piqûre les deux maladies : la vaccine avec l'humeur vaccinale, et la syphilis avec le sang syphilitique.

5° *Dans ces cas, dont il existe de nombreux exemples*, la vaccine se développe la première, parce qu'elle a une incubation moins longue et une évolution plus rapide que la syphilis ; cette dernière apparaît ensuite et se manifeste tout d'abord par une lésion caractéristique au point inoculé.

6° La lésion initiale par laquelle se manifeste alors la syphilis succède à la pustule vaccinale et se présente sous la forme d'une ulcération indurée, avec adénite multiple, en un mot, avec tous les caractères du *chancre syphilitique primitif*. La grande et féconde loi posée par M. Rollet, à savoir : que la syphilis commence toujours par le chancre, alors même qu'elle procède d'un accident secondaire ou même du sang syphilitique, est donc ici pleinement confirmée.

7° Après ce chancre primitif, développé au point inoculé et dans les délais ordinaires, la syphilis secondaire éclate et se déroule normalement, sans différer des cas de syphilis transmise par une autre voie.

8° Lorsque le mélange des virus, au lieu de se faire accidentellement, est opéré volontairement (comme MM. Sperino et Baumès l'ont pratiqué à l'égard de l'humeur vaccinale et du pus chancroïde), le résultat est le même, en ce sens qu'un virus ne détruit pas l'autre (contrairement au dire de quelques inoculateurs, Sigmund et Friedenger), et que chaque virus accomplit son évolution distincte, ainsi que j'ai eu soin de le faire remarquer en son lieu.

9° L'humeur vaccinale n'est donc, pour le virus syphilitique contenu dans le sang (comme elle serait pour le même virus sous une autre forme, ou même pour tout autre virus), qu'un simple véhicule qui le divise et l'étend, ainsi que le ferait une goutte d'eau par exemple, sans modifier en rien ses propriétés ni ses effets.

10° Il importe donc infiniment de ne jamais emprunter du vaccin à un individu suspect, et, s'il s'agit d'un nouveau-né, de ne pas lui emprunter le vaccin avant l'âge où la syphilis héréditaire a l'habitude de se manifester par des signes apparents.

11° Si des circonstances spéciales rendaient cet emprunt nécessaire, il faudrait avoir le plus grand soin de ne recueillir que du vaccin, du vaccin pur, sans aucun mélange de sang ou d'autre humeur syphilitique.

12° En aucun cas, on ne doit vacciner des sujets sains avec du vaccin recueilli sur un sujet syphilitique; car, malgré toutes les précautions, et fût-on sûr de la pureté du liquide vaccinal, il sera toujours préférable d'en employer un autre.

13° Ces précautions sont d'autant plus importantes, qu'avec un seul sujet syphilitique on peut vacciner une foule d'individus à la fois, et leur transmettre, à tous ou presque tous, la syphilis. Exemple : les observations du professeur Cerioli (de Crémone), où l'on compte les victimes par quarantaines et soixantaines. (Obs. Martha et obs. P. C.)

14° Il suffit d'indiquer ces précautions pour éviter de nouveaux malheurs, et enlever tout prétexte aux adversaires de la vaccine, car, dans ces cas, la syphilis n'est pas le fait de la vaccine, mais du vaccinateur. Et pour en finir d'un mot, que l'on continue à vacciner, et même à revacciner, mais en choisissant mieux les sujets porteurs du vaccin.

DEUXIÈME PARTIE (1).

Après les deux mémoires que MM. Diday et Rollet vous ont fait entendre, je devrais me désespérer de vous intéresser à mon tour. Sans doute, si je ne comptais que sur mes faibles forces, mais je compte aussi sur l'intérêt qui résultera pour vous de l'étude d'une des plus hautes questions de l'hygiène publique, je veux parler de la syphilis dans ses rapports avec la vaccine, de cette question à laquelle les praticiens ont

(1) Communication orale faite au congrès médical de Lyon le 30 septembre 1864.

donné le nom de *syphilis vaccinale*, non pas qu'on veuille dire par là que lorsque la syphilis est transmise dans l'acte de la vaccination, il faille accuser la vaccine, mais bien le vaccinateur.

Et tout d'abord, messieurs, je devrais commencer par l'historique de la question ; mais s'il me fallait vous raconter, un à un, chacun des faits nombreux que la vaccine a enregistrés depuis le commencement de ce siècle, ce serait véritablement abuser et de votre propre bienveillance et de la latitude que veut bien m'accorder M. le président. Je me contenterai de vous signaler les cas dans lesquels la maladie, par le nombre des victimes, s'est présentée aux observateurs comme sous forme d'épidémie. Tels sont les cas de Marcolini en 1814 ; Cerioli en 1821 et 1841 ; du vétérinaire B..., 1849 ; d'Hübner en 1852, et tout dernièrement les faits italiens dont le plus connu est celui qui a eu pour théâtre un petit village du nom de Rivalta (1).

Depuis que nous nous sommes occupés de ces faits, les praticiens ont appris à les reconnaître. C'est ainsi que nous avons vu signaler successivement à Paris ceux de MM. Trousseau, Devergie, Chassaignac, Hérard, Demeaux (du faubourg Saint-Antoine). Des faits pareils ont été aussi observés dans les départements, la Société de médecine d'Amiens en a consigné deux cas (2), et M. le docteur Laugier, de Vienne (Isère), a pu voir dernièrement un chancre induré du bras au point inoculé par la lancette d'un vaccinateur. Tout récemment, l'Italie, qui a été le théâtre des faits les plus malheureux, a vu se produire dans les environs de Bergame, deux nouveaux cas de syphilis vaccinale. Permettez-moi de vous les faire connaître, en vous présentant le résumé du rapport de M. le docteur Adelasio au conseil de santé de Bergame, en mars 1863.

M. Quarenghi, médecin à Torre de Busi, vaccinait en automne 1861, le nommé Pierre Ferrari avec du vaccin conservé du semestre précédent. Les pustules se développèrent très-bien, avec leurs caractères normaux, c'est pourquoi il s'en servit pour la vac-

(1) *Gazetta medica italiana*, 1861.

(2) *Bulletins de la Société de médecine d'Amiens.*

cination de la saison suivante. La vaccination fut très-heureuse chez tous, et sans complications morbides.

Je note cependant que Ferrari le vaccinifère mourut un an après de toux férine, mais les parents examinés le 12 avril 1863 sont parfaitement sains, la municipalité certifie de leur moralité (1).

Première séance de vaccination du 15 mai 1862.

Le 8 mai, avec le vaccin des tubes, M. Quarenghi vaccina la nommée Girolama Carenini, née de parents jeunes et d'une santé parfaite. L'inoculation réussit.

Le 15 mai, cette enfant servit de vaccinifère pour :

a. Lozza (Catherine), âgée de cinq mois.
b. Meoli (Dominique), âgé de onze mois.
c. Mazzoleni (Matthieu), âgé de huit mois.
d. Lozza (Rose), âgée de deux mois.
e. Valsechi (Joseph), âgé de six mois.
f. Molteni (Marianne), âgée de quatre mois.

L'évolution des pustules fut régulière. Chez cinq de ces six enfants, à la chute des croûtes qui fut tardive, les pustules s'ulcérèrent. La cicatrisation se fit à des époques diverses, il se manifesta divers symptômes qui ne laissent aucun doute sur leur caractère syphilitique.

a. Lozza (Catherine), cinq mois.

1° Fille saine, de parents sains, à la chute des croûtes, ulcère primitif, quatre semaines après accidents secondaires, marasme progressif, morte en février 1863.

2° Judith Lozza, quarante-deux ans, mère et nourrice de la précédente, éprouve en octobre 1862 de la douleur et de la tuméfaction aux mamelles, puis une éruption pourprée qui fit tomber l'épiderme et se changea en ulcération au bord du mamelon. Symptômes secondaires à la bouche, sur les amygdales, adénite cervicale, éruption aux parties génitales. Elle entre à l'hôpital de Bergame le 6 mars 1863, où elle guérit en vingt-deux jours par les frictions mercurielles.

3° Marie Lozza, vingt ans, fille de la précédente, gardait sa petite sœur et lui donnait à onze mois, à manger avec sa propre cueiller. En décembre 1862, aphthes aux bords de la bouche à l'intérieur des joues. Quelques semaines après, plaques muqueuses aux parties génitales. Guérie par le traitement mercuriel à l'hôpital.

(1) La visite des parents n'a aucune valeur, un traitement ayant pu faire justice de manifestations apparentes. Un certificat municipal est du reste dépourvu de tout caractère scientifique.

4° Catherine Lozza, femme de Bartolo Lozza, vingt-quatre ans, robuste et saine, accouche, en octobre 1862, d'Angèle. Ayant trop de lait, elle donne le sein à l'enfant Catherine Lozza. Un mois après, infection primitive sous forme de rhagade. Elle eut ensuite des accidents aux parties génitales. Entrée le 27 février 1863 à l'hôpital, elle était guérie le 22 mars par un traitement mercuriel.

5° Angèle Lozza, fille de la précédente, non vaccinée, contracte au sein de sa mère de petits ulcères violacés de la bouche. Quelque temps après, exanthème pustuleux confluent aux fesses, organes génitaux, etc.; diarrhées, marasme, mort.

6° Antoine Lozza, non vacciné, fils de Charles et de Jeanne Lozza, prit également le sein de Catherine Lozza; au bout de peu de temps, ulcères grisâtres aux bords de la langue et à la bouche, puis accidents secondaires.

7° Jeanne Lozza, trente-sept ans, mère de la précédente, infectée vers le milieu de février; chancres indurés du sein. Guérie par le traitement mercuriel à l'hôpital.

b. Méoli (Dominique), vacciné de cinq mois.

8° Vingt-cinq jours après la vaccination, chute des croûtes et ulcères. Vers la mi-juillet accidents secondaires.

9° Lucie Lozza, femme Meoli, vingt-sept ans, mère du précédent. En octobre 1862, ulcération du mamelon, le pus qu'elle sécrète cause des papules plates dans le voisinage, plus tard plaques muqueuses aux parties génitales (1).

10° Méoli (André), trente-deux ans, mari de la précédente, le 12 avril un bubon inguinal de la grosseur d'un œuf de pigeon et un herpès croûteux du pénis (2).

c. Mazzoleni (Matthieu), vacciné de huit mois.

11° Les pustules vaccinales s'ulcèrent, deux ou trois mois après, plaques muqueuses. Diarrhée, marasme, mort le 2 décembre 1862.

12° Rossi Gracieuse, sa mère, chancre du sein, pléiade axillaire, ulcérations consécutives au vagin et aux grandes lèvres.

13° Mazzoleni (Bartolo), mari de la dernière, en janvier 1863. Chancre du pénis, adénite indolente, plaques muqueuses à la bouche.

d. Lozza Rose, vaccinée de deux mois.

14° Les pustules vaccinales s'ulcèrent, plus tard surviennent

(1) Ces papules plates, contemporaines des ulcérations primitives, sont probablement des chancres primitifs transformés *in situ*, les plaques muqueuses qui n'arrivent que consécutivement autorisent cette explication.

(2) Qui ne reconnaît là le chancre primitif et le bubon concomitant?

les phénomènes généraux, le marasme, la diarrhée, et la mort le 1er mars 1863.

15° Marie Catherine Lozza, sa mère, vingt-neuf ans, a vers la mi-octobre 1862, ulcération aux parties génitales et à la bouche.

16° Charles Lozza, quatre ans, frère du n° 14, prend la maladie en se servant de la même cuiller avec laquelle il donnait quelquefois à manger à sa sœur. Au commencement de mars, les angles de la bouche se couvrirent de croûtes, pustules herpétiques au menton. — Traitement mercuriel.

17° Lozza Jean, père de ces deux enfants. — Vers la mi-février, ulcères plats au pénis, plus tard plaques muqueuses à l'anus.

e. Valsecchi Joseph, vacciné de cinq mois.

18° Cet enfant, fils de Joseph et de Catherine Papini, est mis en nourrice à Torre de Busi chez Caroline Carenini. Comme chez les autres vaccinés, infection primitive aux bras ; puis accidents à la bouche, aux organes génitaux, à la peau. — Guéri après trente-trois jours de traitement à l'hôpital.

19° Caroline Carenini sa nourrice, vers octobre, roséole, plaques humides et rhagades aux seins (1); plus tard ulcérations à la bouche et aux parties génitales. — Le mari n'eut rien.

20° Santo Carenini, son fils, se servait, en commun avec l'enfant du n° 18, de quelques objets de cuisine; vers novembre, taches herpétiques au dos, condylomes à l'anus.

21° Catherine Papini, femme Valsecchi, réclame en octobre 1862, le fils qu'elle avait mis en nourrice à Torre de Busi n° 18. — Peu après, elle accouche d'une fille; pour favoriser la sécrétion du lait, elle donne le sein à son premier enfant, n° 18, qui avait près d'un an. Bientôt, chancre des seins, pléiade axillaire, ulcères aux parties génitales et à la gorge.

22° La fille, nouvellement née, Letizia, prit un accident primitif à la bouche, le traitement empêche l'apparition des accidents secondaires.

23° Le père de cet enfant, Valsecchi, fut contagionné par sa femme vers la fin de 1862 ; il eut un bubon inguinal unilatéral induré (2).

f. Molteni Marianne, vaccinée à quatre mois. Cette enfant resta

(1) En octobre, la rhagade au sein, qui existe simultanément avec la roséole, c'est le chancre infectant; le temps écoulé depuis la vaccination explique suffisamment que la roséole avait eu la possibilité de se produire à ce moment.

(2) Et probablement aussi un chancre du canal, car le bubon d'emblée, comme accident primitif, demande encore à être démontré.

indemne, on n'a pu savoir si elle avait été vaccinée la première ou la dernière (1).

Deuxième séance de vaccination (23 *mai* 1862).

L'enfant choisi pour vaccinifère fut Valsecchi Joseph, n° 18 : au huitième jour, au dire de la nourrice, les pustules vaccinales étaient perlées, comme à l'ordinaire, déprimées au centre avec une aréole rouge. Ce vaccin servit pour cinq enfants. L'inoculation prit chez tous.

Chez quatre d'entre eux la guérison des pustules fut un peu tardive, il y eut quelque altération dans la forme des cicatrices et chez deux il y eut une éruption cutanée, qui guérit d'elle-même, et fut sans conséquence pour la santé. L'un de ces cinq enfants, Perrucchini Charles, servit de vaccinifère dans une troisième séance.

Troisième séance de vaccination (31 *mai* 1862).

Les vaccinés, au nombre de trois, sont parfaitement sains, chez un seul les cicatrices vaccinales sont un peu élevées dans le centre.

Les mères qui firent vacciner leurs enfants le 15 mai, affirment que la vaccinifère Geroloma, quoique potelée et d'une bonne carnation, présentait çà et là une éruption se rapprochant par sa forme de la varicelle. Les pustules étaient belles, l'opération faite régulièrement avec l'aiguille accoutumée, sans que le sang sortît à la rupture des croûtes. Ayant examiné les cicatrices de l'enfant, je les trouvai belles, son corps ne présentait rien d'anormal. Les parents sont sains; examinés avec le plus grand soin, rien ne peut faire soupçonner chez eux une affection syphilitique. Ils admettent cependant que leur enfant avait un peu de chaleur à la peau par suite de son exposition au soleil. D'après mes renseignements, il s'agirait d'une éruption papulo-vésiculeuse sans gravité et guérie sans traitement.

D'après les dépositions unanimes des mères, les pustules vaccinales étaient normales au huitième jour. Le premier symptôme de l'infection fut l'apparition, vers le trentième jour, chez 5 des vaccinés d'autant d'ulcères indurés qu'il y avait eu de piqûres faites par la lancette du vaccinateur. C'est seulement alors que les mères s'aperçurent qu'il y avait quelque chose d'anormal qui retardait la cicatrisation des pustules. La guérison abandonnée à elle-même n'arriva que deux, trois et quatre mois après, et fut suivie de symptômes d'infection générale. Les éruptions n'ont presque jamais

(1) Si le vaccinateur ne se souvient pas de ce fait, pourquoi se souviendrait-il si sa lancette était ou non teinte d'un peu de sang?

été types, mais ont laissé des taches cuivrées qui disparaissaient après deux ou trois mois.

Presque en même temps que l'éruption cutanée se présentaient des plaques muqueuses, et c'est à ce moment que les mères et les nourrices étaient contagionnées. Un peu plus tard celles-ci transmettent la maladie aux maris.

D'où vient la syphilis ? Elle ne vient pas des tubes. Ma conviction morale est que Geroloma Carenini avait une syphilis secondaire légère et que son éruption varicelleuse était syphilitique. Ici comme dans le cas d'Almé, dont je parlerai plus loin, les vaccinifères avaient une éruption secondaire légère que l'on crut sans importance, les pustules vaccinales étaient belles et régulières, et les cicatrices vaccinales n'indiquaient pas le mélange de la syphilis et du vaccin.

Un caractère du virus syphilitique, c'est que son incubation n'est jamais moindre de neuf à dix jours et ordinairement de vingt-cinq à quarante-deux pour l'apparition de l'ulcère primitif et de trois à quatre semaines au moins pour les accidents secondaires.

Je crois que le pus pris d'une pustule vaccinale d'un individu syphilitique apportera avec lui les deux contagions sur un sujet sain, témoin les faits de la première vaccination de Torre de Busi; mais celui-ci ne pourra propager la syphilis avec le vaccin que s'il s'est écoulé au moins neuf à dix jours, ce qui explique l'innocuité des secondes séries de vaccination. Le docteur Quarenghi fut appelé, trois mois environ après la première vaccination de mai, à soigner les diverses manifestations morbides qu'il ne reconnut pour syphilitiques que plus tard.

Résumé du fait d'Almé, province de Bergame.

Le 14 septembre 1863, dans la commune L..., l'enfant Arrigoni (Charles) servait de vaccinifère à toute une série d'enfants. La marche des vaccinations fut heureuse et régulière chez tous. Parmi les vaccinés se trouvait la fille du docteur X...., médecin du pays. Celle-ci fut donnée en nourrice au mois d'avril à la femme A. E..., ayant les apparences d'une bonne santé, mais présentant une crevasse au sein, qu'elle dit causée par les dents incisives de son premier enfant, mais qui avait fait naître des soupçons dans l'esprit de l'accoucheuse de l'hôpital. Trois mois après, l'enfant avait sur les cuisses et les aines, des taches rosées, arrondies les unes ras la peau, les autres saillantes.

En septembre, le père la vaccina avec le vaccin pris sur Arrigoni, et le 21 septembre il vaccina avec son vaccin à elle les enfants Cornago et Corelli. Quelques jours après les taches éruptives furent plus prononcées et plus confluentes, il survint une rhagade à l'anus, engorgement des glandes du cou, et le père diagnostiqua enfin une syphilis ainsi qu'un de ses collègues. La nourrice avait alors des ulcérations aux organes génitaux et des indurations aux aines.

Les mères disent que les pustules vaccinales de la fille du docteur X... étaient belles et qu'il ne coula pas de sang pendant la vaccination. L'incubation vaccinale fut un peu longue chez Cornago et Corelli. Les croûtes tombèrent le trente-cinquième jour et firent place à des ulcérations. Vers la mi-novembre, les deux enfants eurent des plaques muqueuses aux fesses, au pourtour de l'anus et aux cuisses, puis leur confluence amena des rhagades (1).

L'exposé sommaire des faits de Torre de Busi et d'Almé que vous venez d'entendre, vous montre que la syphilis a pu être transmise d'abord par la vaccination, puis successivement par l'allaitement, par le coït, par l'usage d'ustensiles de ménage, comme les cuillers, enfin par toute cause qui met en rapport fréquent le pus d'un accident secondaire, quel que soit son siége, avec une surface saine. Dans le premier cas, comme dans le deuxième, les enfants infectés ont eu d'abord un chancre primitif aux bras, donc tous étaient indemnes de syphilis héréditaire. Car s'ils avaient été entachés d'un vice constitutionnel héréditaire, l'inoculation du virus syphilitique, l'inoculation du sang, par exemple, n'aurait pu leur donner la moindre lésion. Maintenant, à quelque point de vue que l'on se place, on reconnaît que les faits de Torre de Busi et d'Almé ressemblent exactement aux faits antérieurs, il n'y a qu'à se reporter, pour s'en convaincre, aux faits anciens de Cérioli, ou à celui plus récent de Rivalta.

Vaccinifères. — Ils eurent une éruption générale, les pustules vaccinales sont nécessairement normales, c'est également ce qui s'est passé partout, sur Martha, première observation de Cerioli; sur l'enfant P. C., deuxième observation de Cerioli. Ici, et c'est le cas le plus général, les vaccinifères de Torre de Busi et d'Almé ont eu la syphilis héréditaire.

Vaccinés. — Nous les voyons tous sains au moment de la vaccination. En effet, si les 5 vaccinés infectés, du fait de

(1) Extrait de *Relazione sopra casi di sifilide letta al consiglio provinciale di sanita il 5 marzo* 1864, dal dott. Giovanni Innocente Adelasio, vice conservatore del vaccino. Bergamo, 1864.

Torre de Busi et les 2 d'Almé, eussent été syphilitiques, le chancre syphilitique n'aurait pas pu être inoculé au bras. Cet ulcère du bras apparaît avec l'incubation que l'on remarque dans les faits de Cerioli et comme ceux qui se sont passés à Rivalta, trente jours dans un cas, trente-cinq dans l'autre. C'est environ quatre semaines, en effet, après l'inoculation, vers l'époque où les croûtes vaccinales tombent spontanément, que l'accident primitif a aussi été observé dans les faits antérieurs. Les accidents consécutifs sont les mêmes, des éruptions suivies de plaques muqueuses à la bouche et des parties génitales, plus tard suivies de taches cuivrées. Pendant ce temps, la maladie est méconnue, et les enfants meurent, il en meurt 4 dans le fait de Torre de Busi, il en était mort 19 dans le premier fait de Cerioli ; 8 dans le deuxième ; 7 dans celui de Rivalta.

Mères et nourrices. — Elles ont toutes le même accident, l'accident que les nourrissons syphilitiques transmettent à leurs nourrices, le chancre du mamelon ; mais ce fait paraît quelquefois obscurci, car le chancre du mamelon peut n'être pas cicatrisé, quand apparaissent les accidents généraux de telle sorte, que le praticien qui voit les malades à ce moment pour la première fois peut croire toutes les lésions contemporaines. Non-seulement les mères ou nourrices sont atteintes, mais les nourrices étrangères qui donnent accidentellement le sein, comme on vient de le voir pour l'enfant Catherine Lozza, la première de la liste des 5 vaccinés infectés. Dans les faits de Ceroli, il est dit expressément que la maladie commençait chez les nourrices par des ulcères produits par l'allaitement. Dans le fait de Rivalta, il y en a une vingtaine qui contractent le chancre induré du mamelon et son adénite concomitante.

De même que les nourrissons qui avaient les chancres des bras ne transmettent rien au mamelon des nourrices, tant que les accidents buccaux ne se sont pas déclarés, de même les maris des nourrices ne contractent pas de chancre au pénis, tant que les plaques muqueuses n'ont pas envahi la vulve. C'est la même marche toujours, autrefois comme aujourd'hui, et la loi qui veut que la vérole commence toujours par le chancre, alors même qu'elle est le produit de la contagion de la syphilis secondaire, n'a jamais offert de preuves plus multipliées, que les sortes d'épidémies qui ont eu pour origine une vaccination malheureuse.

Vous voyez, messieurs, que la ressemblance est grande entre les faits dont je vous entretiens aujourd'hui et ceux d'autrefois; mais comme si aucune analogie ne devait leur manquer, nous voyons plusieurs enfants atteints de plaques muqueuses buccales transmettre la maladie, le chancre infectant, à l'aide d'ustensiles de ménage, comme cela s'est passé dans le fait de Rivalta. Enfin, nous voyons le traitement spécifique venir corroborer tous ces témoignages par son action sur les malades infectés, en même temps qu'on voit périr misérablement ceux qui n'ont pu être traités à l'époque où l'on ignorait encore la nature de la maladie.

Ainsi donc, pas de doute, la syphilis a été transmise à Torre de Busi et à Almé tout d'abord, par la pratique de la vaccination. Mais comment s'est effectué la contagion? Tel est le problème qui nous est posé.

Vous avez entendu, messieurs, quelle est l'explication du docteur Adelasio, c'est que le vaccin non mélangé de sang a donné la maladie, et que le vaccin du syphilitique peut donner à la fois et le vaccin et la syphilis. Cette opinion n'est pas nouvelle, c'était celle de Monteggia et de quelques-uns de ses contemporains. Cette opinion du médecin de Bergame sur quoi repose-t-elle? Sur le souvenir rétrospectif du vaccinateur M. Quarenghi. En effet, M. Quarenghi, appelé trois mois après la vaccination, ne reconnaît pas tout d'abord la maladie pour laquelle il est appelé ; ce ne fut que plus tard, comme vous l'avez vu, qu'il s'en fit une idée juste, et qu'il dut se demander: N'ai-je pris que du vaccin? C'est qu'en effet, messieurs, il faut pour ainsi dire être prévenu pour faire cette dernière remarque d'une façon sérieuse. Le témoignage de M. Adelasio reposant sur un souvenir aussi complexe, souvenir qui n'est pas même le sien, je vous laisse le soin de l'apprécier.

Si M. Adelasio, à l'exemple de quelques médecins italiens du commencement de ce siècle, de Monteggia par exemple, a pensé que le vaccin d'un syphilitique pouvait transmettre les deux virus, vaccine et syphilis, il s'est trouvé, même en Italie, et vers la même époque, des médecins qui avaient une opinion différente. C'est ainsi que Marcoloni et Annibal Omodei pensaient que le vaccin des syphilitiques ne donnait que la vaccine et lorsque la syphilis était transmise en outre, dans l'acte de la vaccination, qu'il fallait accuser le sang péri-vaccinal recueilli par l'instrument du vaccinateur. C'est à cette dernière opinion que s'est rangé mon maître M. Rollet, à qui l'hygiène publique et la médecine légale devaient déjà tant. C'est à défendre cette opinion que j'ai voué mes faibles efforts depuis 1860. Aujourd'hui comme alors, je viens prouver que le vaccin non mélangé de sang d'un syphilitique est inoffensif, qu'il donne la vaccine, rien que la vaccine, et point de syphilis ; que lorsque la syphilis est transmise avec la vaccine, c'est le sang, le sang tout seul qu'il faut accuser. Nous avons montré autrefois que l'analogie et l'expérimentation venaient appuyer cette manière de voir. Il suffira de vous rappeler l'exemple de M. le docteur Passot (de Lyon), qui, ayant vu la vaccine se développer en même temps sur un varioleux, inocula cette vaccine à un enfant et lui transmit la vaccine et point de variole. Cependant le sang dans la variole est contagieux, comme il l'est dans les autres maladies virulentes, j'en ai cité des exemples nombreux. Mais il s'est trouvé aussi des vaccinateurs qui ont inoculé, en France le vaccin des syphilitiques à des sujets sains, comme Bidart, 1831 ; Schreier en Allemagne, 1856 ; et qui n'ont obtenu que la vaccine et point de syphilis. Et en effet, s'il en était autrement, c'est-à-dire si le vaccin des syphilitiques pouvait donner la syphilis, ce n'est pas quelques individus d'une série de vaccinés qui seraient infectés, c'est toute la série, et c'est précisément à cause de ce fait que les accidents paraissent rares comparés au nombre prodigieux des vaccinés.

L'expérimentation ayant démontré l'innocuité du vaccin des

syphilitiques, vaccin non mélangé de sang, il était utile de voir si l'expérimentation directe viendrait continuer ce que faisait prévoir l'analogie. Ici tous les doutes disparaissent. Les expériences de Waller en 1850, de l'anonyme du Palatinat en 1856, celle de M. Gibert en 1859, et enfin celle de mon savant ami le professeur Pellizzari en 1861, démontrent clairement que l'inoculation du sang des syphilitiques, peut produire sur un sujet sain le premier phénomène de la vérole, à savoir : un chancre syphilitique, ayant tous les caractères du chancre, résultat de l'inoculation du pus de chancre syphilitique ou du pus d'accidents secondaires.

L'expérience du professeur Pellizzari (1), pratiqué publiquement sur le docteur Bargioni, devant toute l'École de médecine de Florence, a mis fin à toutes les discussions qui étaient nées de la possibilité ou de la non possibilité de transmettre la syphilis par le sang. Mais déjà, depuis Waller, il n'était pas permis de douter de la réalité de ce mode de contagion, quoiqu'il ait été contesté avec plus d'esprit que de bonnes preuves, par un homme dont j'honore le talent autant que le caractère, quoi qu'on en ait dit. Je n'aurai probablement jamais l'honneur d'argumenter M. Ricord dans le cénacle de la rue des Saints-Pères; je profite donc de l'occasion qui se présente pour réhabiliter l'importante observation de Waller, d'autant plus que sa valeur vient d'être contestée de nouveau, tout dernièrement par M. Diday (2).

Permettez donc, messieurs, que je vous redise ici l'argumentation que j'ai produite (3) en discutant à l'École de médecine les deux leçons que fit M. Ricord à l'Hôtel-Dieu de Paris lorsque la malade de M. Trousseau lui fut présentée.

« Quant à l'observation de Waller, si souvent citée, doit-elle, dit M. Ricord, être prise en grande considération, lorsqu'on remarque d'une part la cicatrisation rapide des

(1) Voyez plus loin l'expérience rapportée *in extenso*, p. 360.

(2) *Histoire naturelle de la syphilis.* Paris, 1863.

(3) *Gazette des hôpitaux*, 1862, p. 150.

scarifications pansées avec de la charpie imbibée de sang syphilitique; d'autre part, l'apparition de plaques muqueuses *in situ inoculationis* vingt jours après l'expérience, et de plus lorsqu'en même temps se développe sur l'une des épaules un tubercule plat de nature syphilitique? Il faut, dit M. Ricord, rejeter cette observation parce qu'elle est en opposition avec ce que l'expérience apprend de l'incubation de la syphilis et de l'époque d'apparition des accidents secondaires (1). »

Et d'abord, permettez-moi, messieurs, de vous rappeler en peu de mots cette importante observation de Waller, dont on s'est trop vite et surtout trop légèrement moqué il y a une dizaine d'années.

Le 27 juillet 1850, Waller (de Prague) fit publiquement, en présence d'un certain nombre de médecins, l'expérience suivante. Il plongea les lames d'un scarificateur dans la cuisse d'une femme atteinte de syphilis secondaire, et l'instrument ainsi teint de sang fut plongé dans la cuisse gauche d'un garçon indemne de vérole et âgé de quinze ans.

Il ne survint sur les plaies formées par le scarificateur sur l'enfant ni inflammation, ni suppuration. Au bout de trois jours les plaies étaient complétement fermées.

Le 31 août 1850, trente-quatre jours après l'inoculation, Waller remarqua à la cuisse gauche, là où l'inoculation avait été faite, deux tubercules distincts, ayant la largeur d'un pois, d'une teinte rougeâtre, pâles, secs à leur surface, sans démangeaison ni douleur. Les jours suivants, ils s'agrandirent, se réunirent par leur base, se couvrirent d'écailles, et une auréole d'un rouge obscur les entoura tous deux.

La base des tubercules, c'est-à-dire la peau sous-jacente et la trame cellulaire sous-cutanée, devint ferme, résistante, et à la surface des tubercules une ulcération se forma, qui donna lieu à la production d'une croûte mince et brune.

C'est de cette façon que se forma, vers le 15 septembre, un ulcère dont la base avait les dimensions d'un œuf de pigeon, dont une auréole cuivrée entourait les bords, et qui était recouvert par la croûte en question.

(1) *Gazette hebdomadaire*, 24 janvier 1862, p. 54.

Cette croûte étant enlevée, le fond de l'ulcération devint visible.

Depuis quelques jours il s'était formé aussi à l'épaule droite un tubercule isolé, gros comme un pois, rougeâtre et couvert de rares écailles, sans que le malade pût préciser le jour de la première apparition de cet accident.

La santé générale se maintient. Le 26 septembre et les jours suivants, le jeune garçon se plaint d'inappétence et d'insomnie. Le 1er octobre, soixante-cinq jours après l'inoculation et trente-deux jours après l'apparition des premiers tubercules, roséole syphilitique générale des mieux caractérisées. Bientôt l'éruption est tellement confluente que la peau de l'enfant a un aspect tigré. Il n'y a pas de démangeaison ni de fièvre. Le 6 octobre, quelques-unes des taches de la partie interne des cuisses et du ventre se soulèvent en papules et en tubercules. Cette observation est relatée dans Cazenave (1).

Voici mon appréciation :

M. Ricord s'étonne d'abord de la cicatrisation rapide des plaies produites par le scarificateur pansées avec de la charpie imbibée de sang syphilitique. Mais pourquoi s'en étonner? Le scarificateur n'était pas chargé du pus de chancre simple, de chancre mou, pour produire un résultat immédiat, le plus ordinairement au bout de vingt-quatre heures. Vous savez parfaitement que le sang inoculé ne pouvait donner un résultat qu'après une incubation toujours longue, analogue à l'incubation qui précède l'accident transmis par des plaques muqueuses, et qui, pour les cas d'inoculation artificielle connus, authentiques, a été évaluée par M. Rollet à vingt-quatre jours en moyenne. Le sang virulent introduit sur la cuisse de l'enfant ne pouvait donc rien donner immédiatement. Les plaies formées par le scarificateur n'auraient pu suppurer que par une cause mécanique, irritante, mais nullement par la cause que M. Ricord invoque.

Mais M. Ricord va plus loin. Il déclare que l'observation

(1) *Annales de la syphilis et des maladies de la peau*, octobre et novembre 1851.

de Waller ne doit pas être prise en grande considération, à cause de l'apparition des plaques muqueuses *in situ inoculationis* vingt jours après l'expérience, et de plus lorsqu'en même temps se développe sur une des épaules *un tubercule plat de nature syphilitique.*

Il y a là, messieurs, une triple erreur. Et d'abord, ce n'est pas vingt jours après qu'un résultat a été obtenu; c'est trente-quatre jours après, du 27 juillet au 31 août. Il suffit, pour en convaincre M. Ricord, de le renvoyer aux sources. En second lieu, après trente-quatre jours d'incubation, ce ne sont pas des accidents secondaires qui ont été produits, mais bien un véritable chancre syphilitique, accident primitif. Je le prouve.

En effet, qu'est-ce qui caractérise un accident primitif? C'est d'abord l'ulcération au point inoculé naturellement ou artificiellement. Cette ulcération est quelquefois précédée de la papulation; c'est justement le cas ici, et si le nom de tubercule dont se sert l'expérimentateur, qui a parlé ainsi parce qu'il ne se doutait pas de la nature de l'accident qui avait produit, peut un instant être invoqué au profit de M. Ricord, on voit tout de suite que ce petit artifice ne peut tenir devant ce double fait : 1° la longue incubation qui a précédé l'accident primitif, trente-quatre jours; 2° l'induration de l'accident primitif.

Sans doute, l'induration n'est pas appelée ici par son nom; mais qui ne la reconnaît dans le mot tubercule d'abord, et surtout dans les expressions mêmes de l'observation, expressions que je souligne :

« La base des tubercules, c'est-à-dire la peau sous-jacente et la trame cellulaire sous-cutanée, devint *ferme*, *résistante*, et à la surface du *tubercule* une ulcération se forma, etc. »

Ainsi donc, l'accident primitif produit par Waller (de Prague) a tous les caractères essentiels du chancre infectant : 1° incubation, et incubation longue; 2° ulcération, ici précédée de la papulation; 3° induration, puis les accidents généraux, roséole sur le ventre, le dos, la poitrine, les cuisses, un mois après, c'est-à-dire dans le délai classique, délai d'un à six mois fixé par l'enseignement même de M. Ricord.

Ainsi nous voyons que déjà le prétendu accident secondaire de M. Ricord *in situ inoculationis* a tous les caractères essentiels du chancre infectant. Mais ce n'est pas tout : M. Ricord, pour soutenir son opinion, déclare que, vers la même époque où l'on vit apparaître l'accident de la cuisse, on vit un autre accident secondaire sur l'épaule de l'inoculé ; M. Ricord a dit que cet accident secondaire était *un tubercule plat syphilitique*. Je rappelle une seconde fois à M. Ricord qu'il a mal relu l'observation ; les mots tubercule plat syphilitique n'ont pas été imprimés. Voici la phrase entière qui parle de l'accident de l'épaule :

« Depuis quelques jours il s'était formé à l'épaule droite un tubercule isolé, gros comme un pois, rougeâtre et couvert de rares écailles, sans que le malade pût préciser le jour de la première apparition de cet accident. »

Où voit-on dans cette phrase les mots tubercule plat syphilitique ? Mais je ne me contente pas de ces explications gratuites.

Vous dites que l'accident de l'épaule est un accident syphilitique. Eh bien, moi, je prétends qu'il ne l'est pas. En effet, si l'accident de l'épaule était syphilitique, il ne pouvait être, vu l'état récent de la maladie, qu'un accident secondaire ou un accident primitif.

Était-ce un accident secondaire ? Mais non, car si cela était on aurait vu venir vers le même temps un accident primitif à la cuisse, dont l'existence est déjà démontrée, et à l'épaule un accident secondaire, ce qui est à la fois contraire à l'obvation journalière, à l'expérimentation et à l'enseignement de M. Ricord.

L'accident de l'épaule était-il un chancre primitif ? Non encore, car ce qui caractérise l'accident primitif, c'est-à-dire un chancre, c'est l'ulcération, et il n'y a qu'à lire l'observation de Waller pour s'assurer que le mot ulcération n'est pas prononcé.

Donc l'accident de l'épaule ne pouvait être ni un accident

primitif ni un accident secondaire ; donc je suis en droit d'affirmer que l'accident de l'épaule n'appartenait à la syphilis à aucun titre.

Il faut, ajoute M. Ricord, rejeter l'observation de Waller, parce qu'elle est en opposition avec ce que l'expérience apprend de l'incubation de la syphilis et de l'époque d'apparition des accidents secondaires.

De quelle expérience M. Ricord veut-il parler ? Car il y en a deux : l'expérience clinique et l'expérimentation.

La première est sujette à l'erreur pour des causes que M. Ricord et son élève distingué M. Alfred Fournier ont suffisamment fait connaître.

Quant à la seconde, elle a toujours été univoque ; elle est infaillible ; elle ne trompe pas ; on en peut lire les résultats dans la thèse de l'un de M. Guyenot (1) :

Il existe dans la science trois faits incontestables d'inoculation pratiquée avec le pus de chancre primitif, et douze où le pus provenait d'accidents secondaires ; en tout quinze observations où le temps d'incubation a été noté à un jour près. Dans ces quinze observations, l'incubation a été de 18, 24, 25, 29, 27, 35, 9, 33, 27, 15, 42, 28, 17, 25 et 34 jours.

Dans les douze inoculations syphilitiques pratiquées avec le pus des accidents secondaires, la maladie étant abandonnée à elle-même, la syphilis secondaire a éclaté au bout de 37, 26, 92, 42, 31, 128, 26, 107, 48, 37, 12 et 33 jours.

Dans l'inoculation de Waller (de Prague), que s'est-il passé ?

Incubation du chancre infectant de la cuisse, 34 jours ; incubation des accidents secondaires, 31 jours.

Comparez les chiffres, et voyez si M. Ricord pouvait se permettre le jugement qu'il a porté !

Ainsi donc, du sang d'une femme syphilitique ayant au moment de l'expérience des accidents secondaires a été inoculé à un sujet de quinze ans, indemne de vérole, et a produit la vérole à son commencement, à savoir : le chancre induré.

(1) *De l'inoculabilité de la syphilis constitutionnelle.* Thèse, Paris, 1859.

Mais comment M. Ricord ne s'est-il pas rappelé, à propos de l'expérience de Waller, le principe qu'il a formulé depuis si longtemps, pour lequel il a tant lutté, à savoir : que la vérole commence toujours par le chancre? Et l'observation de Waller viendrait juste faire une exception? M. Ricord veut que l'accident produit soit un accident secondaire, *in situ inoculationis*, et l'enseignement de trente ans est oublié pour proclamer une pareille proposition ! Ce n'est pas soutenable. C'est la première fois, messieurs, que l'observation de Waller, de Prague (27 juillet 1850), est ainsi commentée.

Incomprise par son auteur, qui nous a raconté ce qu'il avait vu en 1850 ; incomprise de M. Ricord, dont elle a tant excercé la verve en 1851, je la crois désormais inattaquable. Vous êtes maintenant édifiés sur la valeur de l'observation de Waller et sur les conséquences qu'on en peut tirer.

Depuis que nous nous sommes expliqué sur ces faits de syphilis transmise dans l'acte de la vaccination, non par la vaccine, mais par le sang, nous avons été heureux de voir notre opinion partagée à Vienne, en Autriche, par le professeur Sigmund, à Londres, par M. Henry Lee, qui a publié de si intéressantes études sur la syphilis (1), à Florence, par M. le professeur Pellizzari et M. Galligo, à Turin, par M. Pacchiotti. En France, la possibilité de la contagion est bien admise; mais dans les sociétés savantes où les malades ont été présentés, ceux qui ont pris part à la discussion ont cru qu'il était indispensable de s'assurer de la santé des parents de l'enfant vacciné et infecté. C'est ainsi qu'à l'occasion du fait de M. Chassaignac, M. Guérin et Boinet l'ont entendu à la Société de chirurgie.

Quant au fait de M. Devergie (2), MM. Ricord, Depaul, Devergie regrettent l'absence de l'extrait de naissance, à savoir aussi l'état de santé des parents de l'enfant infecté. C'est toujours le même argument. Eh bien, messieurs, cette constatation est complétement inutile. En effet, si le vacciné vous arrive avec un chancre du bras, un chancre syphilitique,

(1) Lee, *Leçons sur la syphilis: De l'inoculation syphilitique*. Paris, 1863.

(2) *Bulletin de l'Académie de médecine*, 1862-63, t. XXVIII.

c'est que cet enfant n'avait pas la vérole avant l'opération vaccinale, donc cet enfant était sain; à quoi bon, dès lors, rechercher la santé des parents? Mais je fais plus, supposons que le père, par exemple, ait contracté la vérole depuis la naissance de son enfant. Ceci vous porterait, en suivant les *desiderata* formulés dans les sociétés savantes, à imputer au père ce qui n'est imputable qu'à la lancette du vaccinateur. Voyez où nous conduirait ce système au point de vue médico-légal? Non, messieurs, telle n'est pas la marche à suivre. Et c'est le cas d'appliquer ici les préceptes formulés dans une étude remarquable sur les maladies provoquées, due à M. le professeur Tardieu (1). On y voit, en effet, le savant doyen de la Faculté de médecine de Paris, recommander de dégager ces sortes de problèmes des faits incidents qui ne tendent qu'à les embrouiller au lieu de les éclaircir, et à ne mettre en présence que l'individu ayant causé le dommage et l'individu l'ayant subi. C'est ainsi que pour le cas particulier qui nous occupe, il ne faut mettre en présence que le vaccinifère et le vacciné. La présence du vaccinifère n'est même pas nécessaire, il nous suffit de la présence d'un chancre syphilitique inoculé au bras du vacciné par la lancette du vaccinateur pour nous prononcer, en supposant que l'instrument de l'inoculation fût propre au moment de l'inoculation. Je ne dirai rien des critiques de la presse française et étrangère qui se sont produites contre notre théorie, à l'occasion du fait si triste de Rivalta. Vous êtes trop au courant des questions spéciales pour ne pas comprendre que nous ne pouvions nous rencontrer avec les unicistes, tels que M. Gamberini à Bologne ou M. Albertetti à Turin, ou encore avec des écrivains français d'un grand talent, mais qui ne s'étaient pas suffisamment pénétrés des lois qui président à la genèse de la syphilis et de leurs conséquences.

De quelque part que soient venues les objections contre notre manière de voir, des sociétés savantes ou de la presse, aucune ne nous a paru sérieuse.

(1) *Annales d'hygiène publique et de médecine légale*, 1864, 2e série, t. XXI, p. 357.

J'en excepte toutefois celles qui ont été produites par M. Laroyenne (1). Mon ami et ancien condisciple a exposé ses doutes avec un talent auquel j'applaudis, sans qu'il ait pu me convaincre.

M. Laroyenne ne veut pas qu'on regarde comme exempt de danger le vaccin limpide d'un syphilitique, ce que j'appelle le vaccin pur des syphilitiques.

Pour arriver à sa démonstration, mon distingué contradicteur s'appuie sur des ordres de preuves divers : 1° sur un fait anatomique, à savoir qu'il n'existe pas de communication vasculaire entre les vaisseaux utérins de la mère et les vaisseaux placentaires du fœtus; que, par conséquent, les globules sanguins de la mère ne peuvent pénétrer dans les vaisseaux du fœtus, et réciproquement; 2° sur un fait pathologique, que le fœtus infecté par le père peut donner la syphilis à la mère, qui était saine au moment du coït fécondant. Mon distingué confrère fait remarquer que, dans cette dernière circonstance, l'infection n'a pas lieu par les globules sanguins, puisque ces globules ne peuvent passer des vaisseaux de la mère dans ceux du fœtus et réciproquement, mais bien par le plasma du sang. M. Laroyenne dit alors : Le liquide vaccinal est mélangé au plasma du sang qui transude au travers des parois des vaisseaux capillaires; or le plasma seul peut être contagieux comme le sang, donc la sécurité de votre vaccin pur est illusoire. Telle est l'objection.

A cette argumentation, je ne répondrai que par un mot : Oui, c'est le plasma du sang qui se mêle au vaccin dans la pustule vaccinale, mais c'est le plasma ÉLABORÉ, ce plasma subit une action catalytique en traversant les parois des capillaires pour arriver dans la poche vaccinale, action catalytique qui lui enlève ses propriétés contagieuses. Hypothèse, dites-vous. Soit, et vous aussi vous faites une hypothèse; l'expérience seule doit décider entre nous; elle a du reste été faite mainte fois et a toujours témoigné en faveur de la thèse que nous soutenons. Qu'on la refasse! Mais même à ce point de vue, si M. Laroyenne avait raison, ce n'est pas quel-

(1) *Gazette médicale de Lyon*, 16 juin 1864.

ques vaccinés d'une série qui contracteraient le chancre du bras, ce serait toute la série ; ce n'est pas 19 sur 24 qui eussent été contagionnés dans le fait du vétérinaire B..., mais bien 24 sur 24 ; 8 sur 13 dans l'affaire Hubner, mais 13 sur 13 et ainsi des autres cas. J'en excepte, bien entendu, les vaccinés ayant une syphilis latente, et dont l'éruption vaccinale ne fait que provoquer l'éclosion.

Tel est le grand fait pratique derrière lequel je m'abrite. Je note pour mémoire que deux virus, la vaccine et la syphilis, peuvent être donnés par la piqûre faite avec le mélange de vaccin et de sang, comme cela s'est vu notamment sur plusieurs des enfants infectés à Rivalta.

Je suis tellement convaincu de l'inocuité du liquide vaccinal d'un syphilitique, si ce liquide était pur, c'est-à-dire limpide et non mélangé de sang, que je n'hésiterais pas à me l'inoculer, à la condition de trouver un partenaire qui consentirait à se laisser inoculer le mélange, sang et vaccin, pris sur le même sujet et dans la même séance, car ce n'est que par ces deux termes de comparaison que l'expérience peut être concluante.

M. Laroyenne a fait remarquer avec beaucoup de sens, que la syphilis transmise dans l'acte de la vaccination pourrait bien ne pas venir du vaccinifère, et que, dans certaines circonstances, le vaccinifère pourrait être accusé d'avoir donné la maladie, quand au contraire il l'aurait reçue. Un exemple fera mieux comprendre sa pensée. Voilà dix enfants qui vont être vaccinés, supposons que le sixième ait une syphilis latente. Au moment où on le vaccine, du sang va mouiller l'extrémité de la lancette du vaccinateur ; puis si cette lancette n'est pas essuyée, elle est reportée sur le vaccinifère, à qui elle peut transmettre la syphilis, s'il ne l'a pas, ainsi qu'au septième, au huitième, au neuvième et au dixième enfant de la série. Cette remarque est extrêmement juste et montre combien le problème de l'étiologie peut être complexe à un moment donné, de là la nécessité d'essuyer sa lancette à chaque nouvelle vaccination.

De tout ceci il faut conclure que puisque la possibilité de

transmettre la syphilis par la vaccination est admise, il y a lieu de rechercher des moyens prophylactiques efficaces.

Le premier consistera à éviter de prendre du sang sur sa lancette, puisque nous savons que le sang peut être contagieux ; on cessera de vacciner de bras à bras. Pour cela, j'ai conseillé depuis quatre ans de recueillir le vaccin dans des tubes capillaires dont le contenu sera soufflé sur un réceptacle quelconque, une plaque de verre, par exemple, où la lancette ira le puiser. La transparence du vaccin sera aussi facilement que promptement constatée par ce procédé. Cette précaution est essentielle, mais elle ne dispensera pas d'en prendre d'autres pour augmenter les garanties de l'opération. On évitera de prendre des sujets douteux par l'apparence, l'âge et d'autres conditions que chacun comprend, sans que j'aie même à y insister. En vaccinant ces sujets douteux, on aura soin de les signaler à l'attention du vaccinateur, en leur faisant une tache inoffensive de nitrate d'argent près des piqûres vaccinales, suivant l'excellent conseil qu'en a donné M. Laroyenne.

Enfin, puisqu'une discussion récente à l'Académie de médecine (1) nous a appris que les animaux de la race équine pouvaient être ajoutés à ceux de la race bovine pour produire la matière vaccinogène, je fais des vœux pour que ces animaux soient élevés et conservés dans le but de fournir toute l'année du cowpox ou du horsepox au vaccinateur qui en ferait la demande. Il n'est pas douteux qu'une compagnie qui prendrait en main cette affaire réaliserait des bénéfices d'autant plus certains que l'approbation de l'Académie ne saurait manquer à cet établissement d'utilité publique.

Je termine, messieurs, en vous faisant remarquer que les études qui nous ont permis de signaler un danger possible là où tout le monde était, il y a quatre ans, en pleine sécurité, ne sont point faites pour amoindrir la gloire de Jenner ; tout au contraire, n'est-ce pas rendre un nouvel hommage à la découverte du médecin anglais que de rechercher dès à présent des moyens prophylactiques efficaces pour éviter de nouveaux malheurs.

(1) *Bulletin de l'Académie de médecine*, Paris, 1864, t. XXVIII.

TROISIÈME PARTIE.

LA SYPHILIS VACCINALE A L'ACADÉMIE DE MÉDECINE (1).

I. — La question de la syphilis vaccinale fait son entrée officielle à l'Académie par le rapport de M. Depaul (page 1), qui accepte sur ce sujet les principales conclusions auxquelles l'auteur du présent travail était arrivé dans son mémoire de 1860 (2). M. Ricord (page 26), ainsi qu'on s'y attendait, a protesté contre les principes nouveaux dans un un discours soigneusement élaboré; et M. Blot (page 45) lui a prêté l'appui d'un talent qui se montrait à l'Académie pour la première fois avec un vrai succès.

Quelque pénétré que nous soyons de la gravité des intérêts mis en cause par la question en litige, nous sommes de ceux qui ne regrettent pas de la voir soumise à une discussion publique. Il n'est plus temps de se taire à l'Académie quand les journaux et les livres de tous les pays ont parlé, et le plus prudent, puisqu'on parle de prudence, est de regarder les faits en face pour essayer d'en tirer, n'importe à quel prix, la vérité. Ce que nous regrettons, c'est que M. Ricord ne voie dans un pareil débat que l'effet de ce qu'il appelle « *une antipathie doctrinale et peut-être antidoctrinale* » ; c'est qu'il le dise, non dans l'entraînement de l'improvisation, mais dans un discours écrit, qu'on a lieu de croire médité, et dont le ton général d'ailleurs sort tout à fait, nous ne savons pourquoi, des habitudes de l'honorable orateur. Le caractère et l'autorité de M. Ricord devraient le garder de pareilles récriminations, surtout dans les circonstances présentes ; car jamais question ne fut moins personnelle, jamais les intérêts généraux de la société n'ont été plus complétement en jeu.

La possibilité de transmettre la syphilis par la vaccination a été niée par quelques médecins recommandables :

(1) *Gazette hebdomadaire de médecine et de chirurgie*, 1865, 20 janvier, p. 33 ; 3 février, p. 65 ; 17 mars, p. 161.

(2) *Archives générales de médecine*, 1860, et dans le présent volume, p. 220.

Husson(1), en 1803, Bousquet, en 1833 et 1848, Steinbrenner, en 1846. M. Ricord cite encore MM. Taupin, Devèze, Lecœur, qui n'ont jamais eu d'accidents syphilitiques à déplorer sur des milliers d'inoculations. A tous ces témoignages, il ajoute ceux d'hommes tels que Chomel, Moreau, Rayer, Rostan, Sédillot, Stoltz, Velpeau; témoignages extraits des documents présentés par le comité général d'hygiène, sur l'histoire et la pratique de la vaccine, aux deux chambres du parlement, par ordre de S. M. la reine d'Angleterre en 1857. Enfin, il fait observer qu'à l'époque où ces documents furent recueillis, on connaissait les faits qui ont été rappelés, mais encore une deuxième observation de Cerioli et les observations du vétérinaire B..., d'Hubner, de Monell, de Whitehead.

Et qu'importe qu'il y ait eu des médecins, même très-considérables, qui aient nié la possibilité de transmettre la syphilis par la vaccination ! Si c'était une idée généralement acceptée, il n'y aurait pas à discuter aujourd'hui. Pourquoi tous ces auteurs ont-ils nié cette transmission ?

1° Parce qu'ils ne connaissaient pas tous les faits de transmission de la syphilis par la vaccination, tels que je les ai réunis et groupés dans mon mémoire de 1860, de manière à les faire valoir les uns par les autres, et à leur donner au moins, quoi qu'on en ait dit, l'autorité du nombre.

2° Et surtout parce que les principes syphilographiques qui ont éclairé d'une lumière si inattendue et si éclatante toutes les questions de contagion vénérienne, n'avaient pas encore été posés par M. Rollet, et qu'il était impossible de se reconnaître dans ces questions sans avoir résolu tout ce qui se rattache à la contagion de la syphilis secondaire, dont la contagion vaccino-syphilitique n'est qu'un corollaire. Comment les observateurs auraient-ils reconnu le chancre primitif du bras des vaccinés lorsqu'on leur enseignait que le chancre infectant paraissait au bout de vingt-quatre heures? Dans les idées régnantes alors, qui donc aurait supposé qu'il fallait rapporter à la lancette du vaccinateur une contagion

(1) *Recherches historiques et médicales sur la vaccine*, 3e édition. Paris, 1803.

survenant trois semaines ou un mois après l'opération vaccinale? Les noms qu'on met en avant, quelque illustres ou recommandables qu'ils soient, n'ont donc pas lieu de nous préoccuper dans un débat contradictoire, où les raisons doivent toujours peser plus que les hommes. Quand on rappelle les faits de Bidart, de Shreir, de Montain, c'est tout différent. Ce sont là des expériences faites en vue d'éclairer la question de contagion ou de non-contagion du vaccin; ce n'est plus une simple affirmation.

Cependant il ne faudrait pas croire que M. Ricord nie absolument la transmission de la syphilis par la vaccination. Il ne répugne pas au principe, seulement il ne trouve pas concluants les faits observés; il les tient pour controversables et cherche surtout à déprécier ceux auxquels M. le rapporteur attache le plus de valeur. Examinons de près les arguments invoqués par M. Ricord, et voyons lequel, de M. le rapporteur ou de lui, est le plus dans la vérité?

L'observation de la malade de M. Trousseau ouvre la scène, et c'est l'étiologie de la syphilis de la malade infectée qui laisse quelques doutes dans l'esprit de M. Ricord.

L'honorable académicien montre d'abord qu'on n'a pas eu de nouvelles du vaccinifère; qu'on s'était contenté des pustules régulières des bras pour le déclarer syphilitique héréditairement; que le chancre du bras avait un siége insolite. On n'a pas eu de nouvelles de cet enfant: c'est vrai, j'ai su cependant qu'il avait été malade peu de temps après sa sortie de l'Hôtel-Dieu, et que sa mère était venue consulter à cette occasion un médecin de la rue Montmartre. Je ne sais rien de plus... Maintenant, de deux choses l'une: ou c'est le vaccinifère qui est l'auteur de la contagion, ou bien celle-ci procède d'une inoculation accidentelle au point des piqûres des bras. Nous n'ignorons pas que le chancre peut se montrer dans toutes les régions du corps; néanmoins, voyez par quelle série d'hypothèses gratuites M. Ricord est obligé de passer pour arriver à l'opinion qu'il professe!

Les piqûres des bras étaient peut-être prurigineuses, dit l'orateur. Première hypothèse, qui en suppose nécessairement d'autres dans son esprit. Si les croûtes n'étaient pas prurigineuses et que la malade n'y portât pas la main, l'argument n'aurait pas de valeur. Il faut donc que la malade se gratte : deuxième hypothèse. Mais la malade aurait beau se gratter, le chancre ne viendrait pas ; il faut que les doigts soient chargés d'une matière syphilitique inoculable ; troisième hypothèse. Mais ce virus, où le prendre? quatrième hypothèse.... Passons. La lancette de M. Dumontpallier a épargné les autres vaccinés, et cela ne signifierait rien, s'écrie M. Ricord ! Pourquoi voulez-vous que cela signifie plus que chez les vaccinés indemnes d'Hubner, de Lecoq, et dans tous les faits analogues, anciens et modernes? La malade est sortie le 9 novembre... un grand mois après l'inoculation. N'y a-t-il pas dans cette longue incubation quelque chose de caractéristique pour accuser le vaccinifère ou, si l'on veut, la lancette de M. Dumontpallier; car remarquez que, pour le grattage complet que donne à entendre M. Ricord, il faut que la malade de M. Trousseau n'ait pas perdu de temps, et le jour de sa sortie de l'Hôtel-Dieu se soit mise dans les conditions hypothétiques exposées plus haut. En effet, dès les premiers jours de décembre, on constata deux chancres primitifs au bras qui n'auraient eu que *vingt et un* jours d'incubation, c'est-à-dire l'incubation ordinaire pour l'éclosion d'un chancre syphilitique. Et puis la roséole est là, quinze jours après (le 15 décembre) ; c'est une incubation courte, pour des accidents secondaires, que quinze jours ; cela se voit cependant, mais pas souvent. Ceux qui ont constaté les deux chancres du bras bien développés dans les premiers jours de décembre, sont-ils parfaitement sûrs que les chancres ne dataient que des premiers jours de décembre, et qu'il ne se soit rien produit au lieu de la piqûre vaccinale depuis le 9 novembre, un grand mois après l'inoculation, jusqu'au 1er décembre, ce qui suppose pour le chancre primitif une incubation de cinquante-deux jours? Nous livrons ces réflexions au lecteur impartial.

Quant au fait de M. Devergie, qui avait suffi, il n'y avait pas longtemps, pour rallier M. Ricord à l'idée de la contagion vaccino-syphilitique (1), il nous paraît loin d'être le plus concluant de tous. Mais précisément à cause de cela, on peut se demander comment M. Ricord, qui recherche la vérité avec tant d'empressement, qui chaque année nous réserve la surprise agréable de quelque loyale concession, n'ait pas parlé du cas de Béziers, qui à lui seul vaut une expérience directe.

M. Ricord aborde ensuite les faits de Rivalta et cherche à montrer que M. le rapporteur ne peut sortir du cercle de contradictions où il s'est enfermé ; c'est peut-être aller un peu loin et oublier sur quelques points les deux leçons de l'Hôtel-Dieu. Voyons donc les contradictions qu'on reproche à M. le rapporteur.

Pour nous, nous ne les voyons guère. M. Depaul a supposé, d'après les documents de Rivalta, que le vaccinifère Chiabrera devait être syphilitique, quoique sain en apparence ; c'était très-logique d'après l'étude des faits antérieurs (2). M. le rapporteur aurait pu, sans doute, traduire comme M. Ricord le passage du rapport de M. Pacchiotti où l'étiologie de la syphilis de Chiabrera est indiquée ; mais cette indication était publiée bien avant le rapport italien, dans la *Gazette des hôpitaux*, qui a reproduit nos leçons, et où M. Ricord, qui en a profité depuis, ce dont nous nous félicitons, aurait pu l'y trouver (3).

L'objection adressée aux faits de M. Lecoq n'est pas plus solide. On leur reproche la brièveté de l'incubation du chancre développé au bras des vaccinés. Cette incubation n'a été, en effet, que d'une huitaine de jours (4). Or on sait que la

(1) *Gazette hebdomadaire*, 1863, p. 338.

(2) Les faits connus depuis l'introduction de la vaccine jusqu'à nous. On trouvera aussi dans la *Gazette hebdomadaire* de 1861 et 1862, tous les détails relatifs aux vaccinations de Rivalta et les leçons professées par M. Ricord à l'Hôtel-Dieu, sur l'invitation de M. Trousseau (voyez aussi les mêmes leçons dans la *Gazette des hôpitaux*, 1862).

(3) Voyez aussi les lettres de M. Pacchiotti, *Gazetta dell' Associazione medica sarda*, 20 octobre 1861 et *Gazette hebdomadaire*, 1862, p. 132 et 241.

(4) Le lecteur pourra consulter l'article de M. Lecoq (*Gazette des hôpi-*

moyenne obtenue dans les incubations connues est de 25 jours. Mais qu'importe? il ne s'agit pas d'avoir ici un résultat conforme à la moyenne. Avec la moyenne, il y a un maximum et un minimum, et M. Ricord n'a qu'à revoir le tableau des inoculations syphilitiques connues pour s'assurer que, si la moyenne de l'incubation est de 25 jours, le minimum est de neuf (chiffre singulièrement rapproché de huit indiqué par M. Ricord). L'observation de M. Lecoq rentre donc dans la règle générale, sans qu'il soit nécessaire de donner à celle-ci l'élasticité qu'on lui reproche. Dire à M. le rapporteur que ces chiffres, 8 et 42, qu'on trouve dans notre mémoire, comme représentant des incubations de chancres vaccino-syphilitiques sont élastiques, c'est donc oublier qu'il n'y a, au contraire, rien de plus rigoureux en physiologie expérimentale.

Qu'il me soit permis de citer à l'appui de cette manière de voir un passage du dernier ouvrage de M. Rollet, relatif à l'incubation dans la syphilis inoculée.

« *Incubation.* — L'incubation n'a manqué dans aucune expérience. La plus longue est celle de 42 jours, notée par l'anonyme du Palatinat, et la plus courte celle de 10 jours, observée sur M. Lindmann. Si on laisse de côté quelques observations où elle n'a été évaluée qu'approximativement, on voit que, dans celles où on l'a exactement notée, elle a été de 39, 17, 24, 27, 15, 19, 24, 18, 35, 15, 42, 25, 34, 28, 35, 27, 17, 25, 16, 25, 28, 30, 21, 29, 28, 35, 28 et 10 jours. Ce qui donne, pour moyenne, un peu plus de 25 jours, et un peu moins de 26.

» On peut aussi établir des moyennes partielles en réunissant les cas où une lésion syphilitique de même ordre a été inoculée.

» Après les inoculations du chancre primitif, l'incubation a été de 39, 17, 24, 27, 15, 19, 24, 18 et 35 jours. Ce qui fait

taux, 1859). L'incubation d'un peu plus de 8 jours me paraît analogue à l'incubation qui fut observée chez Lindmann, et qui fut exactement de 10 jours (voyez le tableau de M. Rollet).

un maximum de 39, un minimum de 15, et une moyenne de 24.

» Après les inoculations du sang, l'incubation a été de 25, 34, 28 et 35 jours. Maximum 35, minimum 25, et moyenne 30.

» Après les inoculations de plaques muqueuses, en y comprenant l'expérience faite sur M. Lindmann, où c'est probablement une plaque muqueuse ulcérée du gosier qu'on a inoculée, l'incubation a été de 27, 17, 25, 16, 25, 28, 30, 21 et 10 jours. Ici, le maximum est de 30 ; le minimum est de 10, c'est le plus faible ; la moyenne est aussi la plus courte, elle est de 22 jours seulement.

» Les inoculations de syphilides pustuleuses ont eu pour incubation 29, 28, 35 et 28 jours. Maximum 35, minimum 28, et moyenne 30, comme avec les inoculations du sang (1). »

La surprise de M. Ricord ne s'arrête pas là. En ce qui touche le fait de Rivalta, il s'étonne que Louise Manzone, qui avait été vaccinée avec les pustules de Chiabrera, ait pu communiquer de deuxième main, comme il le dit, la maladie à 7 sur 17, qu'elle aurait servi à vacciner. Mais cette explication est toute gratuite, et j'ai beau la chercher dans le rapport, je ne l'y trouve point.

Louise Manzone, qui est morte le 2 août 1861 de la syphilis acquise de Chiabrera le 2 juin 1861, sert dix jours après à revacciner 17 enfants, dont plusieurs sont infectés. On en serait alors réduit à admettre, d'après cette manière de voir, que Chiabrera aurait infecté des enfants qui n'auraient jamais été en rapport avec lui et qui ont eu seulement entre eux et lui Manzone pour intermédiaire. En vérité, M. Ricord élève là une difficulté bien peu sérieuse, car Manzone était vaccinée depuis dix jours ; elle a bien eu le temps de devenir syphilitique (2), et par conséquent de fournir, en même temps que son vaccin, du virus syphilitique de son propre cru.

(1) Rollet, *Traité des maladies vénériennes*, Paris, 1865, p. 537.

(2) Il serait intéressant de décider par une expérience si l'on peut regarder comme déjà syphilitique le sang d'un sujet qui voit éclore sur lui la papulation, premier indice du chancre infectant.

A quoi bon supposer une contagion médiate dans un cas où la contagion directe est si régulière, si normale ?

Il est vrai que pour ceux qui reconnaissent à la syphilis un temps d'incubation, il y aurait à se demander si Manzone en était encore à cette période de la maladie, ou bien si le chancre était déjà éclos chez elle sous la pustule vaccinale (1). Ce serait surtout un sujet intéressant d'études comparées, si d'autres faits analogues existaient dans la science. Mais pour M. Ricord, qui professe que le chancre se développe d'emblée sans incubation, et qu'au cinquième jour l'infection syphilitique est un fait accompli, nous le demandons, qu'y a-t-il de surprenant dans une observation où la syphilis n'est présumée exister qu'au dixième jour ?

Quant aux deux *incidents* relatifs au procès Hubner, il est à remarquer que M. Ricord n'était pas autorisé à les envisager comme il l'a fait, puisque la nature des accidents des contagionnés n'a jamais été signalée, et qu'on ne sait pas au juste s'ils ont eu des chancres aux bras, syphilis acquise, ou seulement les symptômes de la syphilis héréditaire ; par conséquent, M. Ricord n'avait pas tant lieu d'être surpris que de chercher à être bien renseigné (2).

En dissidence à tant d'égards, M. Ricord et M. Depaul s'accordent pour mettre un point d'interrogation devant la cause qui produit le chancre des bras.

M. le docteur Adelasio croit pouvoir accuser le vaccin, et non le sang. M. Ricord fait valoir ce témoignage, qui ne repose lui-même que sur des souvenirs rétrospectifs du vaccinateur Quaringhi. Voyons comment ceux qui admettent la contagion du sang et de ses dérivés, qui veulent la contagion possible de tous les accidents syphilitiques, peuvent prétendre à l'inocuité de la pustule vaccinale d'un syphilitique, qui dérive du sang.

(1) Il est probable, pour ne pas dire certain, que la poche vaccinale reste constamment intacte, *tant que du liquide vaccinal limpide peut y être puisé*, et que jusqu'à ce moment la base de la poche vaccinale ne peut être un chancre. L'expérience peut en être tentée.

(2) Voyez notre appréciation du procès Hubner, p. 289.

La théorie et le fait pratique se chargent de répondre.

En théorie, il faut bien distinguer dans un syphilitique les produits physiologiques des produits morbides diathésiques. Les uns, comme le lait, la salive, les larmes, etc., ont été inoculés sans résultats, et ne sont pas contagieux; les autres, comme les sécrétions des plaques muqueuses, le sont, et c'est surtout en un certain point, au lieu de manifestation, que le virus s'élabore. Quant au liquide vaccinal des syphilitiques, il peut être assimilé à une fonction physiologique; les éléments viennent bien du sang, mais d'un sang élaboré en traversant les parois des capillaires.

Il y a des faits qui tendent à démontrer que les parois des vaisseaux peuvent avoir sur les humeurs une action assez grande pour en modifier les propriétés, tout en respectant la composition chimique, c'est ce que l'on a désigné sous le nom d'*action* ou d'*acte catalytique*.

Ainsi, les peptones, ou principes albuminoïdes digérés, qui sont incoagulables avant leur absorption, deviennent coagulables après avoir pénétré dans le torrent circulatoire. Ils changent de propriétés par le fait seul de leur passage à travers les membranes osmotiques; il ne répugne donc nullement d'admettre que la lymphe vaccinale d'un vérolé puisse ne pas partager les propriétés du plasma sanguin dont elle provient, par suite d'une action catalytique exercée par les parois des capillaires sur le plasma au moment de sa transsudation dans la paroi vaccinale.

Quant au fait pratique, il est immense; si l'humeur vaccinale d'un syphilitique était contagieuse, tous ceux chez qui le vaccin prendrait devraient avoir un chancre au bras à la chute des croûtes vaccinales ou peu de temps après. Les observations que la science renferme témoignent que le vaccin limpide d'un syphilitique, ce que j'appelle le vaccin pur, n'est pas contagieux. Les quelques expériences directes qui ont été tentées sont univoques en ce sens.

M. Ch. Robin a trouvé des globules sanguins dans du vaccin de l'Académie conservé sur plaques. On n'a pas de détails sur la façon dont ce vaccin a été recueilli, mais il n'est pas rare que les tubes de vaccin présentent quelques globules sanguins; autrefois nous pensions que la qualité dans les virus était tout, que peu importait la quantité. Aujourd'hui nous avons de la tendance à croire que si les globules sanguins sont en assez faible quantité pour être invisibles à l'œil nu, le danger n'est pas à craindre. Car s'il en était autrement, dans les épidémies vaccino-syphilitiques, personne n'eût échappé. Depuis 1860 nous en appelons à l'expérimentation qui, *seule*, doit décider en dernier ressort.

En ce qui touche cette question, nous sommes loin de blâmer les deux académiciens de leur réserve; mais s'ils sont difficiles, ils peuvent sortir de cette situation par une expérimentation directe qui mettrait fin à ce débat. Pourquoi ne pas la tenter, quand on ne peut compter ni sur l'âge des vaccinifères ni sur leur état apparent de santé?

On croit qu'il n'y a pas opportunité à s'occuper de ces questions, lorsque dans deux mois au plus on peut savoir à quoi s'en tenir sur le vaccin limpide d'un syphilitique, et s'il peut ou non contagionner en prenant des précautions. Mais jamais expérience ne fut plus nécessaire et plus impérieusement commandée. On dit que les faits sont une rare exception; pas déjà tant. On les compte par centaines, et depuis que l'éveil est donné ne sont-ils pas plus fréquents? Aujourd'hui encore voilà un cas signalé par un ancien chirurgien de l'Antiquaille, M. Rodet (1).

Le public médical veut savoir la vérité; il ne perdra pas la foi en la vaccine pour être mieux éclairé. M. Ricord parle des accusations que le public ne manquera pas de porter bientôt contre les vaccinateurs, si la question dépasse le sein de l'Académie. Mais le meilleur moyen d'y couper court, n'est-il pas de s'assurer d'une manière directe si oui ou non le vaccin limpide d'un syphilitique est dangereux? Notre conviction est faite à cet égard comme ont été faites les expériences qui l'ont dictée. Mais ceux qui ne croient pas aux expériences des autres croiront peut-être aux leurs? Alors

(1) *Gazette médicale de Lyon*, 1865.

pourra être fait, sans précipitation et avec la mesure qu'il convient, le parallèle du cowpox et de la vaccine (1).

En attendant, les précautions indiquées dans le rapport sont sages; il est clair que ceux qui les rempliront se mettront dans de meilleures conditions que ceux qui les négligeront. Un verre d'eau et une serviette suffiront pour garantir la lancette de la promiscuité des sangs dont on nous a menacés.

En attendant que la lumière se fasse pour tout le monde et que les grandes questions se décident, la vaccine animale nous est offerte.

M. Ricord craint le charbon. Si cette maladie se voit quelquefois dans les environs de Paris, il est des contrées où elle est inconnue : les environs de Lyon, par exemple. On tirera les animaux à cowpox des pays sains; MM. les vétérinaires nous donneront à cet égard des renseignements utiles. C'est probablement par suite d'un avantage de ce genre que les Napolitains de la classe aisée usent du cowpox depuis cinquante ans sans inconvénient. La race bovine n'est sujette au chancre simple que si on l'inocule : encore se hâte-t-il de disparaître rapidement; elle n'est pas sujette du tout à la syphilis. Que M. le rapporteur soit là-dessus sans inquiétude. L'organisation d'un service de cowpox est facile; c'est une question d'argent devant laquelle les municipalités éclairées ne reculeront pas (2).

(1) Ce n'est pas seulement au point de vue du danger possible de la syphilis que l'inoculation du cowpox pourrait être préférée à la vaccination ordinaire de bras à bras. Il y a encore à se demander si le cowpox ne préserve pas de la variole plus sûrement et pour plus longtemps. Je n'insiste pas sur ce dernier point, qui entraînerait des développements étrangers à à notre sujet; je dirai seulement qu'on observe à l'hôpital de la Charité de Lyon, où il existe une salle d'enfants varioleux, des enfants âgés de quatre ans qui ont été vaccinés dans les premiers mois de leur naissance et qui contractent cependant la varioloïde, et j'ai vu souvent la varioloïde tuer des malades.

(2) Les municipalités de tous les grands centres ou les grands hôpitaux. Ce serait même pour ces derniers une source de revenus. Les hôpitaux vendraient le cowpox sous la surveillance d'un conservateur du vaccin,

Nous ne terminerons pas sans renouveler le vœu que des expériences bien comprises soient immédiatement commencées, et que les questions pendantes soient résolues expérimentalement, puisqu'on le peut, avant de s'adresser au ministre.

II.—S'il est une discussion de laquelle il importe d'écarter les questions de personne, c'est assurément celle qui est actuellement engagée à l'Académie de médecine; car l'arme de la passion n'est jamais plus inopportune ni plus dangereuse que lorsqu'à l'objet de la polémique se lie un puissant intérêt d'humanité. Or la question d'inoculabilité, en ce qui concerne la syphilis, met en jeu, avec la santé des populations, l'honneur et la tranquillité des familles; elle est aussi, pour la justice, un grave sujet de préoccupations. Laissons donc, suivant le conseil de M. Depaul, laissons toute suspicion de côté. Tout le monde est convaincu qu'aucun orateur ne cherche dans des antipathies personnelles le mobile des convictions qu'il vient exprimer à la tribune. M. Ricord, en particulier, nous l'avons dit, a déjà fait, plus ou moins tardivement, de très-louables concessions à l'autorité des observations et des expériences modernes; il n'en doit que mieux comprendre qu'on cherche à lui en arracher d'autres, et ne voir dans ces efforts qu'un témoignage du prix qu'on attache à ses opinions.

suffisamment salarié par l'administration pour qu'il pût en faire une occupation exclusive. Le public n'hésiterait pas à préférer à la vaccination de bras à bras l'inoculation d'une matière vaccinogène qui offrirait la garantie de l'administration.

Le cowpox étant excellent à recueillir du troisième au quatrième jour pour être inoculé, il faudrait deux bêtes par semaine, ou 104 par an. Ne pourrait-on pas faire servir à conserver le cowpox les animaux de la race bovine que les adjudicataires de l'administration des hôpitaux font abattre dans la semaine pour la nourriture des malades.

On peut cependant se procurer du cowpox et en avoir pour ainsi dire à volonté, sans que cela soit dispendieux. On sait que le vaccin humain se transmet à la vache. Des expériences, qui seront publiées ultérieurement, nous ont appris que l'éruption de la vache qui se produit alors, ressemble à du cowpox amoindri, on obtient alors une belle éruption qui a tous les caractères du cowpox que nous avons reçu de Naples.

Cela dit, reprenons le débat où nous l'avons laissé.

Nous avons peu de chose à dire du discours de M. Blot, quelque méritant qu'il soit. L'honorable académicien s'en est rapporté, sur des points essentiels, aux appréciations de M. Ricord, que nous avons déjà combattues. Quant à ce qu'il a dit de la possibilité d'erreurs de diagnostic dans la détermination des exemples de syphilis vaccinale, nous ne pouvons y voir un argument de grande importance. Les éruptions de vaccine généralisée ont pu en imposer aux médecins pour des éruptions syphilitiques! Peut-être; mais précisément les cas de ce genre ne sont pas en cause dans le débat tel que les faits l'ont posé, et M. Depaul avait eu soin de les en écarter. Le phagédénisme vaccinal, qui ressemblerait à s'y méprendre à l'accident primitif, mais qu'un cataplasme suffit à guérir, a pu donner le change aux vaccinateurs! Mais, MM. Trousseau et Depaul l'ont prouvé pièces en mains; dans les faits allégués, on ne s'est pas contenté de signaler l'accident local des bras; celui-ci n'a été regardé comme étant de nature syphilitique qu'après l'apparition de phénomènes ultérieurs non douteux, phénomènes ultérieurs qui ont servi à donner à la lésion du bras sa véritable signification. Assimiler le phagédénisme vaccinal au chancre induré véritable, c'est donc faire un rapprochement inadmissible. Nous le répétons, une répudiation des faits en termes généraux, au lieu d'un examen attentif de chacun d'eux, nous paraît plus commode qu'efficace.

Heureusement, toutes ces réserves de M. Blot, qui auraient pu le conduire jusqu'à une négation de la syphilis vaccinale, n'ont abouti qu'à nier la transmission de la syphilis par le vaccin pur, c'est-à-dire à nier ce que nous contestons nous-même, et ce nous est une satisfaction légitime d'être d'accord, sur ce point, avec l'honorable académicien.

A plus forte raison, nous félicitons-nous de l'argumentation de M. Trousseau (page 66) et de celle de M. Depaul (page 84) dans ce qu'elles ont de fondamental.

Donnons, d'abord, toute l'attention qu'il mérite au discours de M. Trousseau.

Pour l'éloquent orateur, pas d'incertitude sur le caractère des faits produits, ou tout au moins sur un certain nombre des faits, ce qui suffit parfaitement. Il montre notamment à combien d'hypothèses il faudrait se livrer pour ne pas voir la syphilis vaccinale dans l'observation recueillie à l'Hôtel-Dieu. Nous ne renonçons pas, pour notre part, à l'espoir de donner des indications plus précises sur le vaccinifère; quant à la malade, l'orateur ne nous paraît pas avoir réduit à néant et d'un mot, comme on le pouvait, une objection qu'il s'est faite. Il s'agit de l'existence possible d'un chancre infectant intra-cervical, qui aurait échappé aux examens multipliés dont la malade a été l'objet, et qui aurait pu être inoculé au bras! M. Trousseau s'est donné à ce sujet une peine bien inutile. Il est vrai qu'autrefois M. Ricord supposait que le chancre syphilitique des parties génitales était susceptible de se réinoculer sur d'autres points; que chez les nourrices notamment il pouvait être transporté au sein par le grattage ou autrement; mais depuis que l'irréinoculabilité du chancre induré a été si bien démontrée à l'hôpital du Midi et ailleurs, c'est une supposition dont M. Ricord est sans doute le premier à reconnaître le peu de fondement, d'autant plus qu'elle serait en contradiction flagrante avec ce qu'on appelait naguère l'*unicité* de la syphilis, unicité qui est probablement toujours une des croyances de l'école du Midi. La malade de M. Trousseau n'a donc pas pu, en vertu même de ces principes, reconnus et professés par M. Ricord, avoir au bras des chancres résultant de la réinoculation d'un chancre utérin larvé. Il suffit donc que le chancre du bras ait existé en décembre 1861, pour qu'il soit impossible qu'il en ait existé ailleurs au moment de la vaccination (octobre). Ainsi tombe de lui-même l'argument que l'on pourrait tirer de l'intervention supposée du tisanier, ou d'autres personnes, ou de la conduite ultérieure de la malade à la *Closerie des lilas?*

M. Trousseau est plus heureux lorsqu'il fait remarquer une circonstance sur laquelle nous avons autrefois insisté pour expliquer le mécanisme de la contagion. La malade a été vaccinée la cinquième, c'est-à-dire la dernière; la pustule vaccinale du vaccinifère syphilitique était au sixième jour, et l'on a pu gratter avec la lancette, de telle sorte qu'on s'est mis dans les meilleures conditions pour que l'instrument fût teint de sang. Il est bon de rappeler que ce que M. Trousseau regarde ici comme probable s'est précisément passé dans les deux faits de Lecoq (de Cherbourg) : les deux marins infectés ont été vaccinés les deux derniers d'une série, et le vaccinateur dit expressément que sa lancette, à ce moment, était teinte du sang du vaccinifère. Ce fait s'est également reproduit à Rivalta. M. Trousseau regarde donc ces cas comme probants ; mais, avec ses collègues de l'Académie, il se réfugie derrière leur rareté. Ces faits sont rares, dit-il, très-rares, prodigieusement rares. Prenez garde pourtant ! Vous connaissez bien ceux qu'une science imparfaite a enregistrés ; mais combien sont passés inaperçus, faute de moyens de les reconnaître ! Combien, après avoir été reconnus, n'ont pas été publiés ! M. Depaul, pour le dire en passant, en a fait, lui aussi, la remarque dans la dernière séance. Mais nous allons plus loin, et ce n'est pas seulement la rareté de la contagion vaccino-syphilitique que nous regardons comme ayant été exagérée par M. Trousseau, c'est aussi la rareté de la contagion de la syphilis secondaire, considérée d'une manière générale.

Quand un malade se présente avec la syphilis, il est assez difficile de savoir d'où procède sa maladie ; si c'est d'un accident primitif ou d'une lésion secondaire ; d'autant plus que, dans les deux cas, ainsi que l'a surabondamment démontré M. Rollet, les symptômes présentés sont les mêmes. Cependant, chez les nourrices qui contractent la syphilis en allaitant des enfants syphilitiques, on sait qu'en général c'est par l'accident secondaire que se fait la transmission de la maladie. M. Trousseau reconnaît lui-même que ces cas de transmission de la syphilis entre nourrissons et nourrices sont très-fréquents ; et, quant à nous, sans rien vouloir retrancher des excellentes considérations que M. Trousseau a fait valoir pour expliquer l'intimité des rapports de la nourrice avec le nourrisson, nous ferons seulement remarquer que cette intimité ne donne pas au principe contagieux plus de puissance, mais qu'elle ouvre seulement plus grande la porte à la contagion.

Il en est de même des verriers, qui, mis en communication entre eux au moyen de la *canne* qu'ils se repassent les uns aux autres, après l'avoir roulée dans leur bouche (ce qui manque rarement de déterminer des excoriations aux lèvres), sont dans des conditions tout particulièrement favorables pour se transmettre mutuellement la syphilis secondaire. J'ai fait connaître au congrès médical de Rouen, en 1863 (1), l'histoire d'un ouvrier verrier, Philippe R..., qui en 1862 fut à la verrerie de M. Lanoir, de Givors (Rhône), l'occasion d'une sorte d'épidémie syphilitique. Depuis cette époque, la maladie apportée par Philippe R... n'a pas disparu et s'est perpétuée dans les ateliers par l'usage de la *canne* : car les ouvriers n'emploient aucun des moyens prophylactiques qu'on leur a recommandés dans l'exercice de leur profession. Les mêmes conditions favorables à la contagion se retrouvent dans la circoncision, quand on la pratique suivant le procédé qui consiste à exercer la *succion* sur le prépuce après que celui-ci a été excisé. Si alors le circonciseur a une syphilis secondaire buccale, quoi d'étonnant de la voir se transmettre après que le bistouri a ainsi préparé les voies à l'inoculation? Le fait de Galantus, dont M. Trousseau admire le caractère exceptionnel, est, au contraire, parfaitement régulier, normal. Galantus avait une syphilis buccale, et autant d'enfants il a circoncis, en exerçant sur eux la *succion*, autant il a dû en contagionner, et autant il en a, en effet, contagionnés.

Et qu'on ne dise pas que l'expérimentation est ici en contradiction avec la clinique; car si l'on a pu croire que la rareté de la contagion de la syphilis secondaire résultait de la rareté du succès des inoculations, c'est seulement à la faveur d'une équivoque; équivoque aujourd'hui bien connue, et dont M. Trousseau aurait pu aisément se garantir en y prêtant un peu d'attention.

Ce qui ne réussit pas, ce n'est pas l'inoculation, mais seu-

(1) *Congrès médico-chirurgical de France*, 1re session (Rouen). Rouen, 1863, p. 75.

lement la réinoculation de la syphilis secondaire. Tant qu'on s'est borné, à l'exemple de Hunter, à inoculer les accidents secondaires aux malades eux-mêmes, on a si souvent échoué qu'on avait raison d'en conclure que la maladie était peu ou point contagieuse ; mais les choses ont bien changé quand on a fait des inoculations sur des individus sains. Autant on a pratiqué de celles-là, autant de fois on a réussi, ou peu s'en faut. De telle sorte que l'accident dont le pouvoir contagieux est le mieux établi par l'expérimentation, c'est l'accident secondaire plutôt que l'accident primitif. M. Trousseau a beau invoquer l'analogie, et prétendre qu'il y a dans la contagion un *quid ignotum* qui fait qu'elle s'opère ou ne s'opère pas sans qu'on sache au juste pourquoi ; il a beau dire qu'en faisant avec M. Leblanc des expériences sur des chevaux morveux, il lui est arrivé maintes fois de se piquer sans rien contracter, et sans savoir à quoi attribuer cette immunité ; nous ne partageons pas sa foi dans un mystère qui ne nous paraît rien moins qu'impénétrable. Quand le principe contagieux est placé dans des conditions favorables à l'inoculation, il s'inocule ; lorsqu'il est mis avec soin sur une plaie vive, comme cela se pratique dans les inoculations artificielles, il faut une de ces immunités comme on n'en rencontre qu'exceptionnellement, pour que l'inoculation échoue ; et lorsqu'une plaie vive en contact en apparence avec le principe contagieux ne s'est pas inoculée, c'est que le contact n'avait été en effet qu'apparent et n'avait pas eu lieu en réalité. C'est seulement ainsi que nous comprenons et que nous interprétons ce qu'on est convenu d'appeler les hasards de la contagion, hasards beaucoup moins inexplicables qu'on ne l'a prétendu, au moins pour ce qui concerne la syphilis et la morve. Quant à cette dernière, nous ajouterons un détail qui n'est pas indifférent. M. Trousseau a entendu parler de la morve chronique, dont la contagiosité est beaucoup moindre que celle de la morve aiguë (1).

(1) J'ai inoculé sans succès à un âne parfaitement sain le sang d'un cheval atteint de morve chronique. (Voy. *Gazette médicale de Lyon*, 1860, p. 538.)

On sait, par exemple, que, dans celle-ci, le sang et toutes les humeurs sont contagieux, tandis que dans la morve chronique c'est la matière seule des ulcérations spécifiques qui l'est. Finalement, M. Trousseau ne trouve pas suffisante l'explication que nous avons donnée de la contagion vaccino-syphilitique, explication qui consiste à regarder le liquide vaccinal d'un syphilitique comme innocent et le sang péri-vaccinal comme seul coupable. Et cependant l'orateur admet lui-même chez un syphilitique l'autonomie du vaccin, c'est-à-dire sa pureté; tandis que MM. Depaul, Ricord, Blot, et beaucoup d'autres qui ne disent rien, doutent encore. En admettant l'autonomie du vaccin sur un sujet atteint de maladie virulente, vous êtes mal venu à dire que mon explication est insuffisante.

L'autonomie du vaccin! mais nous ne demandons pas autre chose. Le moyen prophylactique est trouvé; le praticien sait dès lors à quoi s'en tenir, et quelle précaution il a à prendre. L'explication dès lors devient secondaire et pour ainsi dire de pure curiosité. Mais, même à ce point de vue, la pathologie comparée et l'expérimentation s'unissent pour vous éclairer. Vous, vous étonnez que les vaccinateurs qui font saigner si souvent les vaccinifères, ne transmettent pas plus souvent la syphilis. Pour apprécier la valeur de cet argument, il serait indispensable de connaître quelle est, comme on l'a dit, la proportion des vaccinifères syphilitiques, et parmi ceux-là ceux qui ont fourni du sang. Nous n'avons pas soutenu que ce liquide fût forcément contagieux dans tous les cas; nous avons seulement prétendu et nous prétendons encore que lorsque la contagion se produit, c'est par le mécanisme que nous avons indiqué. Comment reconnaîtrez-vous que nous nous sommes trompé? Évidemment par les moyens qui sont à votre disposition: la pathologie comparée et surtout l'expérimentaiion. La première répond par les faits de M. Fremy et par celui du docteur Passot (de Lyon). Le vaccin pris sur un varioleux, le vaccin non teint de sang, donne la vaccine, rien que la vaccine, et non la variole. Pour la syphilis, c'est la même chose. Il serait intéressant au point de vue de l'analogie de faire l'expérience suivante. On inoculerait le cowpox aux animaux susceptibles de le recevoir et atteints de maladies virulentes. Exemple, on inoculerait le cowpox à un cheval morveux, puis à une certaine période on inciserait la pustule sur l'animal même, sans l'enlever préalablement, on recueillerait le horsepox dans des tubes à vaccin, horsepox limpide, comme nous l'avons fait souvent avec M. Chauveau. On inoculerait ce liquide limpide à un cheval sain, et l'on verrait si en même temps qu'on lui donne le horsepox sans mélange de sang, on lui donne aussi la morve. Depuis 1831, il s'est trouvé quelques médecins qui ont inoculé avec intention le liquide vaccinal des syphilitiques, liquide recueilli avec ses *propriétés physiques* ordinaires (Bidart). Qu'a-t-on obtenu? La vaccine, rien que la vaccine. D'un autre côté, Waller, Pellizzari et d'autres ont inoculé le sang des syphilitiques à la période secondaire. Qu'ont-ils obtenu? le symptôme primitif de la vérole, le chancre induré, avec sa longue incubation. Tout récemment, M. le docteur Sebastian (de Béziers) fait ces deux expériences, involontairement dans un cas, mais enfin il les fait toutes deux. Qu'obtient-il? D'un côté la vaccine, de l'autre la vérole, se manifestant par le premier symptôme qui la caractérise, le chancre induré. Ce chancre est bien syphilitique puisque, outre les autres caractères, il n'apparaît qu'après l'incubation caractéristique de vingt-deux jours. Vous convenez de tout cela, vous ajoutez même que la lancette de l'Hôtel-Dieu a pu amener du sang comme l'a fait celle de Lecoq et du vaccinateur de Rivalta, et quand il s'agit de conclure, vous ne trouvez pas que notre explication soit suffisante! Expérimentez donc. Expérimentez avec du vaccin de syphilitique, mais du vaccin sans mélange. — Je puis inoculer la syphilis, dites-vous? Mais c'est si rare, si prodigieusement rare! — Dans les épidémies de variole, ajoutez-vous, je vaccine bien les nouveau-nés malgré les érysipèles qui les tuent et dont la vaccine est l'occasion. Cette analogie vous suffit. En d'autres termes, de deux maux vous voulez choisir le moindre. Très-bien; mais s'il y a moyen de faire mieux, de faire disparaître l'un des deux maux que vous redoutez, pourquoi ne pas l'entreprendre ? Pourquoi les praticiens qui prendraient désormais, pour le vaccin des syphilitiques, les précautions prises par Bidart, Schreier, Sebastian (de Béziers), etc., obtiendraient-ils autre chose que la vaccine? Pourquoi ne pas expérimenter quand l'intérêt public le veut ? On saurait ainsi, qu'au point de vue scientifique, on peut continuer à vacciner en suivant les sages précautions recommandées par le rapport. Il n'y aurait plus qu'à rechercher le moyen le plus simple de recueillir le liquide vaccinal dans de bonnes conditions physiques. J'ai conseillé les tubes, il y a plus de quatre ans ; M. Diday, dans une lettre récente à l'Académie, veut bien aussi les préconiser ; on pourrait d'ailleurs les perfectionner, au point de vue de l'action de la lumière, du milieu ambiant, etc.

Espérons que M. Depaul ne s'en tiendra pas là ; après avoir eu le mérite de soulever à l'Académie une question de cette importance, il sentira qu'il est de son devoir de ne pas l'abandonner avant d'avoir une solution. Il choisira, parmi les expériences que nous réclamons, celles qui sont inoffensives ; il inoculera au moins le vaccin pur des syphilitiques, c'est-à-dire le liquide vaccinal où l'œil nu ne découvrira pas de sang. Il fera cela sur des cas isolés d'abord, pour se faire une opinion, puis sur une large échelle ; et, fort des résultats obtenus, il pourra bientôt, afin que M. Blot ne le lui reproche plus, effacer une phrase qui n'est pas en harmonie avec le reste de son sage rapport : « *Il ne nous paraît pas permis de se croire dans une sécurité complète, parce qu'on aura évité de faire couler le sang.* » Alors M. Depaul pourra écrire au ministre et lui dire : « Oui, il est vrai, la syphilis peut être transmise dans l'acte de la vaccination, mais la vaccine elle-même n'est pas en cause, c'est seulement le *procédé opératoire;* nous avons du reste dans nos mains un moyen efficace de prévenir ces accidents, et même deux : car nous avons aussi la vaccine animale, digne de tous vos encouragements. »

La difficulté prétendue de la vaccination humaine à

l'avenir entraîne M. Blot à renoncer à la vaccination de bras à bras. « Il ne faut pas reculer devant les conséquences des prémisses qu'on a posées », dit M. Blot. Sans doute, renoncez à la vaccination de bras à bras, vous ferez bien ; mais il nous semble que si le vaccin pur des syphilitiques est inoffensif et qu'on puisse le conserver efficace dans des tubes ou autrement, il n'y a pas à renoncer pour cela à la vaccine elle-même, du soir au lendemain. Je crois seulement que la vaccine ne supportera pas le parallèle avec le cowpox, le jour où l'Académie examinera avec impartialité les avantages et les inconvénients des deux méthodes.

Nous aurons peut-être quelque jour l'occasion de revenir sur cette importante question de la vaccine animale, que le congrès médical de Lyon a vu naître, qui devait y trouver un défenseur distingué dans M. Palasciano, de Naples (1), et à laquelle l'heureuse initiative de M. Lanoix devait donner un si grand intérêt d'actualité (2).

III. — Après M. Trousseau, MM. Depaul, Ricord, Devergie, Briquet, Gibert, Bouvier et Bousquet ont successivement occupé la tribune. Notre intention n'est pas de suivre un à un chacun de ces honorables orateurs, mais d'examiner les principales assertions qui se sont produites sur le fait de la contagion, le mode de la contagion, la prophylaxie, et de voir ce qui a produit le débat sur ces différents points.

Et d'abord, quant au fait de la contagion en lui-même, il est généralement admis ; il y a dans les faits, tant anciens que récents, une relation si évidente entre les vaccinations et les accidents syphilitiques qui leur ont succédé, que cette relation ne saurait désormais être mise en doute. M. Ricord a bien cherché à faire ressortir les points qui laissaient à désirer dans certains faits, mais de ce côté encore il y a plus d'apparence que de réalité. C'est ainsi qu'il a habilement mis en opposition la courte incubation du chancre primitif

(1) Voyez plus loin, p. 369.

(2) Voyez *Bulletin de l'Académie de médecine*, t. XXX.

dans les faits de M. Lecoq (quatre jours) avec l'incubation longue (cinquante-deux jours) du fait de M. Trousseau. Il n'est pas inutile de revenir sur ces détails, afin de montrer les faits sous leur véritable jour. M. Lecoq, dans une lettre privée que j'ai imprimée, dit : « A partir du quatrième jour, la marche de l'éruption a été essentiellement irrégulière ; au lieu d'une pustule normale, nous avons vu paraître une pustule non ombiliquée, se recouvrant promptement d'une croûte épaisse au-dessous de laquelle existait une ulcération, etc. »

D'un autre côté, je me suis demandé si les souvenirs de l'observateur étaient bien exacts, en voyant (1) bien avant l'envoi de la lettre, des détails différents relatifs à cette même observation. On y dit que le 4 mai 1859, X... est vacciné par trois piqûres à chaque bras... Examiné *huit jours après*, on trouve les pustules avortées ; l'une d'elles s'enflamme *un peu plus tard* et devient le siége d'une ulcération qui *peu à peu* revêt tous les caractères du chancre induré. Ainsi, par les détails, on voit que l'incubation est supérieure à huit jours, puisque au huitième jour il n'y a rien que des pustules avortées ; donc aucune ne présente l'aspect décrit plus haut. Ce n'est que quelques jours après que le travail s'établit, encore ne se fait-il que peu à peu. — Quant à la très-longue incubation du fait de M. Trousseau, elle ne me gêne pas, parce que je sais que les incubations sont variables, que celle de cinquante-deux jours n'est pas en opposition avec la règle ; dans une observation de l'anonyme du Palatinat, on compte quarante-deux jours. Mais même cette longue incubation de cinquante-deux jours n'a pas existé. En effet, lorsque la malade s'est représentée dans le service de M. Trousseau, les deux chancres du bras étaient dans leur complet développement ? Combien de temps ces deux chancres avaient-ils mis à se développer, depuis la simple rougeur qui les a précédés jusqu'au moment où M. Trousseau les a vus dans leur complet développement ? Qu'on évalue cela en

(1) *Gazette des hôpitaux.*

jours, qu'on le retranche du nombre cinquante-deux, et l'on aura la véritable incubation des deux chancres en question.

Puisque nous en sommes à parler d'incubation, nous avons été surpris de voir M. Devergie avancer que l'accident primitif n'avait qu'une incubation de dix à douze jours. La clientèle de l'hôpital et la clientèle privée permettent difficilement le contrôle sérieux de ces sortes d'incubations ; on ne peut se fier qu'aux expériences directes que l'on suit jour par jour. C'est ainsi qu'on a pu s'assurer que le chancre syphilitique, de quelque source qu'il procède, a une incubation, en général, double de celle que lui assigne M. Devergie, comme cet honorable académicien peut s'en convaincre en jetant les yeux sur le tableau suivant que j'emprunte à M. Rollet (1). Ces détails étaient nécessaires pour dissiper l'erreur de ceux qui croient encore aux courtes incubations des chancres syphilitiques.

(1) Rollet, *Traité des maladies vénériennes*. Paris, 1865, p. 535.

TABLEAU CHRONOLOGIQUE DES INOCULATIONS DE LA SYPHILIS A SES DIFFÉRENTES PÉRIODES.

NUMÉRO de l'observation.	NOM de l'observateur.	LÉSION INOCULÉE.	JOUR de l'inoculation.	JOUR de l'apparition de l'accident primitif.	DURÉE de l'incubation.	JOUR de l'apparition des accidents secondaires.	INTERVALLE entre l'accident primitif et les accidents secondaires, ou 2e incubation.
I.	Puche.	Accident primitif.	29 janv. et 19 fév. 1862	8 mars.	39 jours, 17 jours.	10 avril.	33 jours.
II.	Rinecker.	Id.	13 février 1852.	9 mars.	24 jours.	Commenc. de mai.	54 à 60 jours.
III.	Bærensprung.	Id.	28 mai 1859.	25 juin.	27 jours.	29 août.	64 jours.
IV.	Lindwurm.	Id.	5 juin 1861.	20 juin.	15 jours.	8 juillet.	18 jours.
V.	Lindwurm.	Id.	10 et 12 juillet 1861.	29 juillet, 5 août.	19 jours, 24 jours.	Milieu de sept.	1 mois et demi environ.
VI.	Gibert.	Id.	28 février 1859.		Moy. des observations XIII, XVII et XVIII.		
VII.	Rollet.	Id.			18 jours.		
VIII.	Belhomme.	Id.	5 octobre 1859.	10 novembre.	35 jours.		
IX.	Anonyme du Palatinat.	Accid. primitif, sang, plaques muqueuses.			15 à 42 jours.		26 à 107 jours.
X.	Pellizzari	Sang.	6 février 1862.	3 mars.	25 jours.	4 avril.	32 jours.
XI.	Waller.	Id.	27 juillet 1850.	31 août.	34 jours.	1er octobre.	31 jours.
XII	Lindwurm.	Id.	27 mai 1861.		28 jours.		
XIII.	Gibert.	Id.	9 février 1859.		35 jours.		
XIV.	Wallace.	Plaques muqueuses.	10 août 1835.	7 septembre.	27 jours.	24 octobre.	47 jours.
XV.	Wallace.	Id.	19 et 28 août 1835.		1 mois environ.	26 octobre.	5 semaines environ.
XVI.	Wallace.	Id.	21 août 1835.		Un peu moins d'un mois	6 novembre.	6 semaines environ.
XVII.	Gibert.	Id.	25 janvier 1859.	12 février.	17 jours.	21 mars.	28 jours.
XVIII.	Gibert.	Id.			25 jours.	5 mars.	12 jours.
	Galligo.	Id.			10 jours.		
XIX.	Waller.	Id.	6 août 1850.	30 août.	25 jours.	27 septembre.	27 jours.
XX.	Guyenot.	Id.	7 janvier 1859.	4 février.	28 jours.	30 mars.	54 jours.
XXI.	Bærensprung.	Id.	20 mai 1859.	17-21 juin.	30 jours.		
XXII.	Lindwurm.	Id.	8 décembre 1860.		21 jours.		
XXIII.	Wallace.	Syphilide pustuleuse.	15 novembre 1835.	14 décembre.	29 jours.	21 janvier.	37 jours.
XXIV.	Wallace.	Id.	1er juin 1835.	28 juin.	28 jours.	24 juillet.	27 jours.
XXV.	Vidal.	Id.	28 octobre 1849.	5 décembre.	35 jours.	25 avril environ.	4 mois et demi environ.
XXVI.	Rinecker.	Syphilide pustuleuse congénitale.	5 janvier 1852.	2 février.	28 jours.	12 juin.	130 jours.
XXVII.	Lindmann.	Ulcères amygdaliens.	8 juillet 1851.	18 juillet.	10 jours.	1er octobre	72 jours.

Mais revenons aux *desiderata* formulés par M. Ricord. L'orateur réclame la constatation de la maladie du vaccinifère de M. Trousseau par le médecin de la rue Montmartre. J'y reviendrai ; je demande quelque latitude, autant qu'on en laisse à M. Devergie pour retrouver son vaccinifère. Quant aux faits de Rivalta et de Hollfeld, M. Ricord a essayé d'atténuer leur valeur en les regardant pour le moins comme extraordinaires, lorsqu'au contraire rien n'a été plus régulier.

Dans le fait de Rivalta, une femme ayant contracté un chancre du mamelon donne le sein accidentellement à Chiabrera, enfant sain, et lui communique sa maladie. Qu'y a-t-il là d'anormal ? M. Ricord s'étonne de la mortalité des enfants ; mais lorsque les petits enfants ont la vérole et qu'ils ne sont pas traités, leur maladie s'aggrave et finit, dans bon nombre de cas, par les tuer, car des enfants à la mamelle résistent moins que des adultes. C'est comme cela que les choses se sont passées dans les faits de Cerioli ; c'est aussi ce qui s'est passé à Rivalta : ceux qui sont morts sont ceux qui n'ont pas été traités ; ceux qui ont survécu sont ceux à qui on a pu donner d'assez bonne heure le spécifique : exemple, Chiabrera. Qu'y a-t-il donc là de si surprenant ? Et ces endémies syphilitiques ne s'expliquent-elles pas suffisamment par la contagiosité d'une maladie dont les gens pauvres et ignorants ne soupçonnent pas la nature avant plusieurs mois, et contre laquelle aucune précaution hygiénique ne pouvait, par conséquent, être prise? M. Ricord met habilement en opposition la gravité des accidents avec l'opinion de quelques syphilographes, qui prétendent que la syphilis inoculée est plus bénigne que la syphilis ordinaire ; mais comment a-t-on pu juger de cette bénignité? C'est dans les inoculations artificielles d'accidents syphilitiques ; mais dans ces cas on s'est empressé de traiter les accidents secondaires aussitôt que leur diagnostic a été possible, c'est-à-dire que n'ayant pas laissé marcher la maladie, l'observateur ne peut savoir ce qui serait arrivé. Tout au plus pourrait-on apprécier l'intensité et les dimensions de l'accident primitif : dans un cas, par exemple, appartenant à Waller, l'ulcération primitive égalait les dimensions énormes d'un œuf de pigeon.

Quant au fait de Hollfeld, pourquoi serait-il gênant, comme on l'a avancé? Ce n'est pas probablement ce que M. Ricord appelle, après M. Friedenger, les contagions de deuxième main qui sont embarrassantes. L'honorable académicien a cru apercevoir là quelque chose qui avait échappé à ses confrères; c'est une erreur dont le lecteur pourra s'assurer s'il veut bien se reporter à l'appréciation que nous avons faite à propos du procès Hubner (1).

Du reste, on dirait que c'est plaisir pour M. Ricord de faire planer le doute sur tous les faits, même sur les siens. Aucun témoignage n'a presque de valeur pour lui quand sa doctrine ne s'y adapte pas, et, chose singulière, il va jusqu'à récuser lui-même sa propre compétence. Ne l'a-t-on pas vu, au sujet de l'observation de Galantus, dire qu'il n'est pas certain que les malades vus par lui fussent syphilitiques, et qu'ils étaient peut-être morveux? Comme si l'on pouvait supposer M. Ricord, le praticien consommé, le syphilographe hors ligne, capable de confondre la syphilis avec la morve!

M. Briquet trouve dans le rapport minime qui existe entre les faits malheureux et le nombre des vaccinations quelque chose de contraire à toutes les lois de la pathologie; il ne vient pas à l'idée de l'honorable académicien qu'il y a peut-être une raison pour que les faits malheureux aient été aussi nombreux en quatre ans que dans les soixante années qui les ont précédés. De là des calculs qu'on a qualifiés de fantastiques. M. Briquet ne croit pas que le sang de la variole puisse donner la variole. Cependant Luigi Sacco, dans une inoculation préméditée, a réussi.

M. Gibert croit que les faits proclamés sont tellement rares, qu'il lui est permis de rester dans le doute. M. Gibert, qui a déjà inoculé la syphilis à quelques sujets, l'inoculera une fois de plus, et ses doutes disparaîtront. Mais il ne faut pas qu'après avoir fait son expérience, M. Gibert laisse les malades quitter l'hôpital, comme cela lui est arrivé; il faut

(1) Voyez plus haut, p. 290.

qu'il puisse assister à la naissance de la lésion qu'il aura provoquée. Il est indispensable aussi d'inoculer comparativement le vaccin limpide d'un syphilitique sur un sujet sain et le mélange sur un second sujet sain, dans la même séance.

M. Bouvier, qui a prononcé sur la question en litige un discours si substantiel et si conforme à nos propres opinions, en ajoutant aux faits déjà connus, a eu le tort, comme le lui a parfaitement fait remarquer M. Gibert, de faire rentrer sous le nom de syphilis transmise par la vaccination ceux qui sont étrangers à ce mode de contagion : par exemple, les faits de transmission de la maladie de nourrissons à nourrices. On irait loin dans cette voie. Aussi n'avons-nous pas été étonné d'entendre dire à l'honorable orateur que les faits doivent être doublés. Ce serait bien davantage à ce compte-là.

Le discours de M. Bousquet peut se résumer dans l'optimisme le plus complet. Ce vénérable académicien ne croit guère aux faits avancés dans la discussion, et il le dit en si bons termes, que nous ne voulons pas troubler cette quiétude. Toutefois on nous permettera quelques remarques. Nous sommes parfaitement de l'avis de M. Bousquet en ce qui touche la dénomination vicieuse de *syphilis vaccinale* que l'usage a fait prévaloir, et qui tend à faire croire à ceux qui ne sont pas au courant de la question que la vaccine peut être accusée, tandis que ce n'est que le tour de main du vaccinateur (Bousquet), c'est-à-dire la *vaccination*. Nous ferons observer, en ce qui touche l'apparition des premiers faits de syphilis observés à la suite de la vaccination, que ce n'est pas en 1824, mais en 1814 qu'ils furent observés sur une quarantaine d'enfants à la fois, à l'époque de la revaccination annuelle d'Udine (Italie), par Marcolini.

Si les hommes que M. Bousquet cite comme ayant été les mieux placés pour voir des faits pareils n'ont rien aperçu, j'en ai donné ailleurs la raison, je me dispense d'y revenir. Je crois que l'honorable académicien s'est beaucoup risqué dans sa prédiction à M. Depaul. Si la syphilis que l'on gagne par la vaccination est inconnue dans l'armée, comme il le dit, cette prérogative s'explique dans une certaine mesure.

Si M. Bousquet était bien sûr que les règlements qui sont prescrits aux médecins militaires fussent exécutés à la lettre, je lui demanderais de vouloir bien m'expliquer la mortalité alors inexpliquée que cause chaque année la variole dans l'armée. L'orateur nous dit encore qu'il faut se défier de l'expérience, c'est-à-dire de l'observation de la nature : il a raison ; mais si la nature a des finesses qui nous échappent, nous avons un moyen de contrôler nos observations par l'expérimentation. M. Bousquet rappelle comme injustes les accusations qu'on lançait autrefois contre l'inoculation, il y a plus d'un siècle. L'inoculation était accusée de transmettre aussi la syphilis ; et cela a dû se passer en effet. Qu'a-t-il manqué probablement pour que cette accusation devînt une réalité ? C'est la connaissance de la genèse du chancre syphilitique qui eût tout expliqué il y a cent ans, tout comme il a tout expliqué dans ces derniers temps, à propos de la syphilis dans ses rapports avec la vaccine. Il existe des cas dans la science où le pus variolique des syphilitiques n'a transmis que la variole et point de syphilis, comme on peut le lire dans Sacco (1). Les virus se perpétuent et ne donnent pas l'un pour l'autre, comme le dit M. Bousquet ; le liquide varioleux d'un syphilitique se comporte exactement vis-à-vis du sang comme le vaccin, il lui sert de véhicule, et rien de plus. Et c'est l'observation superficielle de ces faits qui empêche un certain nombre d'orateurs de croire à la possibilité de transmettre la syphilis par l'opération vaccinale.

On vient de voir que si quelques académiciens ont cru devoir faire des réserves relativement à la valeur de certains faits produits aux débats, ces réserves perdaient singulièrement de leur importance devant les explications qui viennent d'être données.

En résumé, en ce qui touche les faits, la contagion est regardée comme possible. Si tous ceux que l'on a cités n'ont pas une égale valeur, il en est cependant d'incontestables, et la majorité de l'Académie se range à cet avis.

(1) Sacco, *Traité de vaccination*, traduction de Daquin, 1810.

Mais si le fait est admis, le débat a montré que l'assemblée était dans le doute le plus complet relativement au mode suivant lequel se fait la contagion. La discussion n'a amené aucun éclaircissement de ce côté; des expériences nouvelles ont cependant été reconnues nécessaires : c'est quelque chose. En preuve de l'incertitude des esprits, il suffit de montrer M. Depaul partisan, d'un côté, de la contagion du sang, et de l'autre ne croyant pas à l'innocuité du liquide vaccinal pur. Dans l'intention de justifier les doutes qu'il conserve au sujet du liquide vaccinal des syphilitiques, M. Depaul s'est livré à des considérations théoriques qui ne m'ont pas paru avoir un rapport bien direct avec l'état de la question. Par exemple, en admettant, comme le veut l'orateur, que le liquide vaccinal vienne de plus loin que la pustule vaccinale, cela empêche-t-il à ce liquide vaccinal de perdre ses propriétés syphilitiques en traversant les vaisseaux, en supposant qu'il ait cette propriété-là en dehors de la poche? L'avenir verra où est la vérité.

M. Ricord paraît aussi très-incertain sur le mode de la contagion : il admet comme possible la contagion du sang; le fait de Pellizzari l'a convaincu ; mais il nie la validité de celui de Waller, oubliant qu'il n'a été encore rien répliqué à l'argumentation dont elle a été l'objet de notre part lors des leçons de l'Hôtel-Dieu (1). Dire avec M. Ricord que les expériences de M. Diday pèsent d'un grand poids contre celles de Waller, c'est ne point se douter que les expériences du chirurgien de Lyon n'ont rien d'analogue. En effet, M. Diday a inoculé un certain nombre d'individus non syphilitiques, et lui-même, avec le sang d'un sujet tertiaire, c'est-à-dire à la période chronique de la maladie; tandis que Waller a pris le sang inoculable chez une jeune fille atteinte d'accidents secondaires confluents, c'est-à-dire à la période aiguë. Ce n'est pas ici le lieu d'insister. D'ailleurs j'ai déjà surabondamment traité cette question (2). Je suis d'autant plus fondé

(1) Viennois, *Gazette des hôpitaux,* 1862, p. 150.

(2) *Gazette médicale de Lyon* du 1er décembre 1860.

à tenir ce langage, que M. Ricord veut qu'on tienne compte des périodes de la maladie pour expliquer son plus ou moins de contagiosité. Oui, sans doute, les contagions ne s'effectuent pas toutes, soit par l'immunité, comme il le dit ; soit aussi, comme nous l'avons fait dernièrement remarquer, que les éléments nécessaires pour que l'inoculation s'accomplisse n'existent qu'en apparence. Lorsque tous les autres orateurs, sans trop se préoccuper de l'explication que nous avons donnée, se refusent à croire que le liquide vaccinal d'un syphilitique puisse réellement donner la syphilis, M. Ricord, lui, a peine à croire que la pustule vaccinale soit saine avec l'infection du sang. M. Ricord veut que la pustule vaccinale d'un syphilitique soit vaccino-chancreuse. Et pourquoi? Puisque la pustule vaccinale a le temps d'accomplir son évolution complétement avant que le chancre apparaisse, comment la pustule vaccinale d'un syphilitique serait-elle chancreuse, lorsque le temps de son incubation n'est pas encore accompli, et que le chancre n'a pu encore manifester sa présence? L'orateur trouve que c'est un non-sens que d'assimiler la pustule vaccinale à un produit physiologique! mais c'est là un reproche qui aurait besoin d'être justifié : l'incubation que l'on fait valoir, l'action générale, existent, il est vrai, mais dans des proportions si minimes à côté des symptômes des autres maladies virulentes, de la variole par exemple, que la vaccine peut être regardée, sous ce rapport, comme une maladie exceptionnelle, ne pouvant en aucune façon être comparée à une maladie virulente ordinaire, et restant en définitive locale au point de vue de la pratique. M. Ricord, pour s'efforcer de prouver le contraire, avance que le sang chez un sujet syphilitique qui a la vaccine doit être à la fois vaccinal et syphilitique. Et, en effet, cela devrait être, si la vaccine était ce qu'en a dit M. Ricord. Mais loin de là; l'expérience, au contraire, contredit l'honorable orateur : du sang des sujets ayant la vaccine a été inoculé maintes fois et n'a jamais donné la vaccine; tandis que le sang de la variole a donné la variole, comme le sang d'une maladie virulente qui produit cette maladie virulente. M. Ricord dit que le liquide vaccinal pourrait être assimilé au pus des plaies accidentelles des syphilitiques; et oui, le pus des plaies accidentelles, des plaies d'amputation, par exemple, ne peut pas être virulent, aux yeux des dualistes, et c'est commettre une hérésie que d'avancer qu'il peut le devenir quelquefois. J'ai du reste discuté ailleurs cette question sans qu'on ait pu y reprendre quoi que ce soit. En résumé, toutes ces idées théoriques n'ont rien à faire ici : c'est à l'expérimentation à prononcer entre nous.

A propos du mode de la contagion vaccino-syphilitique, M. Bousquet a rappelé un fait intéressant. C'est que de grosses mouches ont pu inoculer le charbon. En effet, ces insectes sucent le sang des animaux morts et font ainsi, en allant piquer l'homme, de véritables inoculations de sang, comme il en est rapporté des exemples dans l'ouvrage de Gilbert : c'est précisément le même rôle que joue quelquefois la lancette du vaccinateur dans les contagions vaccino-syphilitiques; et c'est pour ne pas réfléchir à la possibilité de prendre le sang en même temps que la vaccine, que la raison de certains membres de l'Académie se refuse à croire aux faits malheureux qui ont été signalés.

Le doute régnant à l'Académie à propos du mode de contagion, la prophylaxie qui découle directement de l'idée qu'on se fait du mode de la contagion a paru très-insuffisante. C'est à tort qu'on a fait la guerre aux précautions recommandées dans le rapport. Puisque l'Académie n'avait pas de prophylactique, son devoir était de s'attacher à trouver des palliatifs, des précautions de toute sorte, tout comme nous en employons lorsque nous avons à manier un agent toxique, le chloroforme, par exemple. Ces précautions très-bonnes étaient plus utiles à multiplier que de discourir théoriquement sur une question de fait, que l'expérience seule décidera. Aussi la discussion me paraît-elle s'être égarée.

Les précautions indiquées au rapport sont excellentes au moins en un point : c'est qu'elles spécifient la seule condition qui, selon nous, est indispensable, à savoir, d'éviter le sang. Celle qui consiste à n'inoculer qu'une petite quantité de liquide vaccinal avec la pointe d'une aiguille me paraît illusoire; car, de deux choses l'une, ou cette petite quantité est contagieuse, ou elle ne l'est pas. Dans le premier cas, on peut transmettre la maladie, et alors la précaution est insignifiante; dans le second, on peut sans danger mettre une quantité plus ou moins grande de vaccin pur. L'aiguille a cependant un avantage, c'est qu'en vaccinant de bras à bras, on s'expose moins à faire couler le sang. Mais la vaccination de bras à bras doit être proscrite, à cause de la facilité de porter le sang du vaccinifère aux vaccinés, et réciproquement. Il est vrai que la réciproque pourrait être évitée, en essuyant la lancette à chaque inoculation nouvelle. Mais il nous a paru plus simple de recueillir le liquide vaccinal, d'abord dans des tubes capillaires : on s'assure ainsi, par un simple coup d'œil, de sa transparence; on souffle le tube sur une plaque de verre, où l'instrument à vacciner va le chercher. M. Depaul peut maintenant juger de l'utilité des tubes. M. Ricord a craint que la petite quantité de liquide qui tiendrait sur l'aiguille de M. Depaul ne fût pas suffisante pour donner la vaccine. Qu'il se rassure. J'ai vacciné souvent ainsi; et dans certains pays, à Athènes, par exemple, les femmes, au rapport de Husson, n'employaient pas d'autre procédé que l'aiguille à coudre dans la vaccination de leurs enfants.

M. Ricord regarde comme peu sérieux le conseil que j'ai donné de se contenter du tube vaccinal où le sang ne serait pas apparent à l'œil nu. Ce conseil est bon ou mauvais. Qui a le droit de me le reprocher, avant de s'être assuré par expérience que je suis dans l'erreur?

L'ancien chef de l'école du Midi préférerait que l'on conservât le vaccin dans des tubes, après l'avoir essayé sur quelqu'un. Ainsi on exposerait le premier venu à avoir la vérole chaque fois qu'il y aurait à faire provision de tubes. N'est-il pas plus logique, puisque en définitive il faut en venir là, de donner la syphilis, une fois pour toutes, et de fixer les vaccinateurs sur le mode de la contagion?

L'expérience, pour être concluante, devrait être faite dans

les mêmes conditions où se sont trouvés les vaccinateurs qui ont eu à déplorer les malheurs dont on a parlé! A ce point de vue, le choix des vaccinifères est surtout très-important.

Dans une première expérience, on pourrait prendre pour vaccinifère un enfant de trois mois, né d'une mère syphilitique et non traitée, comme les vaccinifères Martha et P. C... des observations de Cerioli.

On inoculerait le liquide vaccinal sur un certain nombre de sujets sains, puis sur l'un des bras d'un nouveau sujet sain, on inoculerait le mélange de vaccin et de sang, et sur le bras opposé, le vaccin pur.

On pourrait, pour examiner le liquide vaccinal pur au microscope, le recueillir préalablement, à l'aide de tubes capillaires, sur une lame de verre destinée à être placée sous le champ de l'instrument grossissant.

Des précautions seraient prises pour qu'on ne pût pas suspecter les lésions spécifiques qui doivent se produire : par exemple, l'usage de verres de montre sur les points d'inoculation où devraient se développer des chancres, comme cela se pratiquait autrefois à l'hôpital du Midi, dans le service de M. Ricord.

Dans une deuxième expérience faite dans les mêmes conditions, on prendrait un vaccinifère avec phénomènes secondaires apparents, comme dans le cas d'Hubner (phénomènes de la syphilis héréditaire).

Dans une troisième, un adulte qui aurait eu un chancre induré depuis trois mois, qui aurait été traité, puis abandonné à l'époque de la cicatrisation de l'ulcère, comme dans le cas de Lecoq.

Toutes ces expériences auraient d'autant plus de valeur qu'elles seraient faites par un académicien, et qu'elles auraient pour témoins quelques-uns de ses collègues : par exemple, ceux que la question a intéressés suffisamment pour qu'ils prissent part au débat.

Pour leur donner plus de poids, il serait bon que M. Ricord, qui est difficile, fût présent.

Ces tentatives sont donc à faire, car les vaccinateurs

demandent impérieusement à savoir à quoi s'en tenir dans la pratique. A ce point de vue, le plus petit fait bien observé a plus avancé la question que tous les discours de l'Académie. C'est qu'en effet, la théorie exprime, comme le disait, il y a quelques années, M. Cl. Bernard au Collége de France, la théorie exprime simplement l'état de nos connaissances à un moment donné. Voilà pourquoi les théories changent et que les faits restent; qu'ils sont aujourd'hui ce qu'ils étaient il y a quarante ans; que les faits de Cerioli ressemblent à l'épidémie de Rivalta, et que, comme on l'a dit, c'est toujours la même chose.

Ce n'est pas M. Trousseau qui sera partisan du conseil donné par M. Chailly (1), de ne faire désormais en vaccinant qu'une seule piqûre, lui qui a relaté (2) cette épidémie de variole observée aux environs de Bordeaux par M. Gintrac (3), et où les ravages ont été d'autant plus graves, que les piqûres étaient moins nombreuses. Il est évident, du reste, que si la lancette se charge de sang, une seule piqûre n'amènera qu'un seul chancre, ce qui me paraît suffisant.

Dans les cas où les vaccinifères paraîtraient douteux, le plus simple serait de recourir aux tubes de vaccin transparent, ou encore à la vaccine animale. Mais cette dernière est une question indépendante, sur laquelle la communication que nous a annoncée M. Depaul ne manquera pas de jeter un vif intérêt.

En résumé, les faits de contagion sont admis; la théorie de la contagion exclusive du sang n'est pas partagée par l'Académie; les moyens prophylactiques proposés inspirent des défiances à plusieurs membres de l'honorable assemblée. En face de cette situation, je crois que l'envoi du rapport au ministre est illogique. Autant j'en serais partisan si l'Académie de médecine était en mesure d'indiquer au ministre un prophylactique efficace, autant je le trouve préma-

(1) Chailly, *Traité pratique de l'art des accouchements*, 4e édit., p. 1056.

(2) Trousseau, *Clinique médicale de l'Hôtel-Dieu*, 2e édit., Paris, 1865, t. I, p. 73 et suiv.

(3) Gintrac, *Gazette des hôpitaux*, 11 juillet 1857.

turé dans le moment où la discussion n'a fait que constater un danger, sans résoudre une seule des difficultés qui s'y rattachent.

QUATRIÈME PARTIE (1).

PRÉCAUTIONS A PRENDRE POUR ÉVITER D'INOCULER LA SYPHILIS PAR LA VACCINATION.

Monsieur le président, si la possibilité de transmettre la syphilis dans l'acte de la vaccination paraît admise par la plupart des membres de l'Académie, tous sont loin d'être fixés sur le mode de la contagion.

Quelques orateurs ont proposé des expériences nouvelles, c'est en effet la seule manière dont l'Académie puisse sortir de la situation qui lui est faite; dans le cas où ces expériences seraient tentées, je crois qu'il conviendrait de les faire de la manière suivante : Et d'abord, il faut renoncer à toute idée théorique pour élucider une question qui ne peut être vidée que par un fait expérimental. — Le liquide vaccinal limpide d'un syphilitique, c'est-à-dire sans mélange de sang apparent, peut-il, oui ou non, transmettre un chancre induré au point de l'inoculation? Toute la question est là.

J'avais déjà proposé en 1860, lorsque le vaccinateur serait en face d'un vaccinifère douteux, de ne pas vacciner de bras à bras, mais de ne vacciner qu'avec le liquide recueilli dans des tubes capillaires. De cette façon, on pouvait juger à l'instant si le contenu du tube était ou non teint de sang. Aujourd'hui, on pourrait, suivant la pensée de M. Ricord, souffler les tubes à contenu limpide sur une plaque de verre à microscope, l'y recueillir avec un instrument irréprochable et inoculer un certain nombre de sujets sains. Puis on place-

(1) Lettre, en date du 13 mars 1865, adressée par M. Viennois à M. le président de l'Académie de médecine et lue en séance le 14 mars 1865. — Voyez *Bulletin de l'Académie de médecine*, t. XXX, p. 505.

rait la lame du verre sous le champ du microscope et l'on chercherait à découvrir des globules du sang. Si l'on en découvre, ce qui peut arriver, comme je m'en suis assuré, l'expérience n'en sera que plus concluante.

Si les idées que j'ai défendues sont exactes, pas un seul de ces vaccinés ne contractera un chancre syphilitique aux points d'inoculation.

Ce sera bien là une certaine preuve en faveur de la thèse que je soutiens ; beaucoup s'en contenteraient. Mais on peut faire mieux, on peut du même coup obtenir la preuve et la contre-épreuve. Pour cela, on prendra un nouveau sujet sain et avec le même vaccinifère syphilitique qui aura servi pour inoculer la vaccine aux premiers, on lui inoculera sur un bras le vaccin limpide et sur l'autre le vaccin mélangé de sang, et seulement ce qu'une lancette peut en contenir à son extrémité.

On pourrait même, pour rendre l'expérience plus démonstrative, alterner, sur le bras qui doit recevoir le mélange, les piqûres avec vaccin pur et les piqûres avec mélange ; des verres de montre pourraient être placés sur les piqûres qui peuvent devenir le siége des chancres syphilitiques, afin d'éviter toute souillure étrangère.

Ce qui doit arriver est facile à prévoir d'après l'expérience du passé ; les piqûres de vaccin sans mélange de sang ne donneront que la vaccine, la chaste vaccine de M. Bousquet ; les autres donneront la vaccine d'abord, le chancre ensuite, lorsque le temps d'incubation de ce dernier sera accompli.

Telle est, monsieur le président, la manière de procéder qui me paraît la plus convaincante, j'aime à croire qu'elle suffira pour jeter la plus vive lumière sur une question qui ne reste obscure pour la majorité des membres de l'Académie que parce qu'aucune expérience n'a été faite sous leurs yeux.

Vous m'obligerez tout particulièrement, monsieur le président, de vouloir bien faire donner lecture de cette lettre à vos collègues.

Quelle que soit, du reste, à cet égard, votre décision, veuillez agréer mes salutations respectueuses.

DE LA

TRANSMISSION DE LA SYPHILIS

PAR L'INOCULATION DU SANG

Par le docteur Pietro PELLIZZARI, de Florence (1).

La transmission de la syphilis par le moyen de l'inoculation du sang d'un syphilitique à un individu sain, est en ce moment mise en doute par un grand nombre de syphilographes recommandables, parmi lesquels je crois qu'il suffira de nommer M. Ricord. Le doute est justifié par l'impossibilité dans laquelle nous avons été et sommes encore de faire des expériences à profusion pour éclairer un point si important de syphilographie. Moi-même je n'étais pas trop partisan de ce mode particulier de transmission de la syphilis, il me semblait que les fauteurs de la contagiosité du sang s'étaient basés sur un fait d'analogie, c'est-à-dire sur le fait de la communication de la syphilis au produit de la conception par le sang de la mère, plutôt que sur des expériences artificielles.

Tout le monde conviendra que la différence est très-grande entre l'inoculation d'une petite quantité de sang, extrait du corps d'un syphilitique, sur un individu sain, et les éléments de formation et de nutrition que peut fournir le sang d'une mère syphilitique au produit de la conception; il n'est pas

(1) *Gazette médicale de Lyon.* — Traduit de l'italien par M. le docteur Corporandi (de Nice), ex-interne des hôpitaux de Lyon.

moins important de considérer que dans le premier cas nous avons un sang pour ainsi dire mort, puisqu'il est hors de l'organisme vivant, tandis qu'il s'agit, dans le second cas, de sang vivant qui sert longuement aux fonctions que nous venons de rappeler.

Les observations d'inoculation artificielle que la science enregistrait ne me persuadaient pas davantage, parce qu'elles étaient peu nombreuses, et que la méthode suivie dans ces expériences mêmes laissait quelque doute dans mon esprit. En effet, les trois inoculations positives de l'anonyme du Palatinat manquent des détails nécessaires à des faits d'une telle importance. Celle de Gibert n'a pour moi aucune valeur, parce que le sang qui servit à l'inoculation fut extrait de la base d'une papule syphilitique et était *un peu séreux.* Dans ce cas, le sang fut-il inoculé seul, ou bien inocula-t-on avec lui de la matière qui faisait partie intégrante de la papule énoncée? Le fait qui laissait peu à désirer était celui de Waller (de Prague); mais bien que concluant, il était unique et ne suffisait pas à former une véritable conviction scientifique dans mon esprit.

En 1860, dans une leçon sur la contagion syphilitique, je parlai de l'inoculabilité du sang, et après avoir rappelé les faits susmentionnés, je n'oubliai pas d'ajouter que M. Viennois, dans un travail remarquable sur la transmission de la syphilis par la vaccine (1), croyait que cette transmission se faisait parce que, avec le vaccin, l'on inoculait du sang. J'énonçai alors ces observations et m'abstins d'émettre un jugement, disant seulement que j'attendais de nouveaux faits et de nouvelles expériences pour admettre ce mode de contagion. Après la leçon, MM. les docteurs Louis Billi et Sébastien Testi, pratiquants en médecine, se présentèrent à moi, me priant d'expérimenter sur eux l'inoculation du sang d'un syphilitique, eux se trouvant dans les conditions les plus favorables, c'est-à-dire n'ayant jamais eu précédemment

(1) *Archives générales de médecine*, 1860, et dans le présent volume, page 220.

aucune affection syphilitique. Je ne manquai pas de leur faire observer à quels dangers ils s'exposaient, et je leur rappelai de nouveau les faits de contagion par le sang que je venais de raconter. Ils me répondirent qu'ils les connaissaient parfaitement, mais qu'ils voulaient néanmoins se soumettre à cette expérience.

Le 23 janvier 1860, en présence de tous les élèves, je pratiquai l'inoculation du sang chez ces deux messieurs. Je pris, pour cette expérience, le sang de la femme M. P... (de Florence), âgée de vingt-deux ans, femme de chambre, qui n'avait fait antérieurement aucun traitement spécifique. Cette malade était affectée d'ictère (peut-être syphilitique) et d'une syphilis constitutionnelle représentée par les phénomènes suivants : papules muqueuses confluentes et très-suppurantes aux grandes et aux petites lèvres; papules muqueuses ulcérées aux amygdales, et éruption papuleuse aux bras et à la poitrine, de forme et de couleur caractéristiques; croûtes impétigineuses au cuir chevelu ; adénopathies biinguinales et cervicales; et un ulcère en voie de cicatrisation et fortement induré au voisinage de l'orifice anal. Au moyen d'un scarificateur, l'on fit des incisions à la région hypochondriaque droite, qui ne présentait aucune forme éruptive, et l'on retira un peu de sang au moyen d'une ventouse.

En même temps, avec un couteau neuf, on fit l'abrasion de l'épiderme à la partie supérieure des bras de MM. Billi et Testi, sur une étendue d'un pouce de haut sur un demi de large, et l'on pratiqua ensuite, avec le même couteau, trois incisions transversales sur cette surface. Les parties qui devaient être le siége de l'inoculation ainsi disposées, l'on imbiba des fils dans le sang extrait, et on les appliqua sur la surface écorchée, les maintenant en place par un bandage approprié. Il faut noter que quand le sang fut appliqué au docteur Billi, il n'était pas encore coagulé, tandis qu'il l'était quand on l'appliqua au docteur Testi; c'est pourquoi, sur les fils appliqués à celui-ci, outre la portion liquide, il y avait des morceaux de caillot. La bande et le plumasseau furent enlevés quarante-huit heures après, et il ne restait de l'inoculation pratiquée qu'une mince croûte noirâtre due au sang extravasé et desséché ; après quatre ou cinq jours, toute trace avait disparu, et jusqu'à aujourd'hui (quatorze mois sont maintenant écoulés) ils n'ont ressenti aucun effet local ou général de l'inoculation subie.

Étant revenu à mon enseignement, je parlai encore cette année de la contagion du sang, citant les faits de l'année précédente et notant qu'aux cas de transmission de la syphilis par la vaccination recueillis par Viennois il fallait en ajouter de nouveaux et beaucoup. Malgré cela; je fus prié par d'autres élèves de vouloir répéter sur eux l'expérience de l'inoculation du sang d'un syphilitique. Je ne manquai pas cette fois encore de rappeler le danger auquel ils s'exposaient; mais tout fut inutile puisqu'ils voulurent se soumettre à l'expérience avec cette abnégation et ce courage que peuvent seuls inspirer l'amour de la science et la recherche de la vérité. Présumant que les deux inoculations de l'année précédente donnaient plus de courage à ceux qui s'offraient généreusement cette année, je ne manquai pas de leur faire remarquer que deux seuls cas négatifs ne peuvent suffire à infirmer les faits positifs que la science possède. Ils me répondirent unanimement qu'ils ne croyaient pas à ce mode de transmission de la syphilis, et que quel que fût le danger auquel ils s'exposaient, il en assumaient toute la responsabilité, puisqu'ils n'ignoraient pas quels pouvaient être les effets de la syphilis constitutionnelle.

Le 6 février 1862, devant presque tous les praticiens de cette école, je fis l'inoculation du sang extrait d'une femme syphilitique. sur MM. les docteurs Gustave Bargioni, Henri Rosi, praticiens externes, et Henri Passigli, chirurgien interne, tous indemnes d'antécédents syphilitiques.

La femme dont je pris le sang pour l'expérience fut une certaine A. L... (de Pontasieve), âgée de vingt-cinq ans, nubile et enceinte de six mois.

Elle racontait que quarante ou cinquante jours avant de venir à l'hôpital, elle s'était aperçu d'avoir une *bulle* aux parties génitales, qui resta seule et peu douloureuse jusqu'à huit ou dix jours avant notre visite; de ce moment, les *bulles* s'étaient multipliées et lui causaient quelques inquiétudes. Examinée avec soin, elle présentait des papules muqueuses très-confluentes et sécrétant abondamment. aux parties génitales; et une d'elles, située sur la grande lèvre gauche, vers la commissure inférieure, précisément dans le point où la malade nous montrait avoir eu la première forme de maladie, était plus grande et plus élevée que les autres, et avait une base avec une induration franchement syphilitique.

Celle-ci était ou l'ulcère infectant transformé en plaques muqueuses, ou une plaque muqueuse développée sur la cicatrice de l'ulcère primitif. On rencontrait aussi des papules muqueuses au pourtour de l'anus, et des glandes grosses, dures et indolentes aux aines. Il y avait sur le tronc un érythème assez confluent, on distinguait aussi des adénopathies dans la région postérieure du cou et des pustules acnéiformes sur le cuir chevelu. Aucun traitement antérieur n'avait été fait. Chez cette femme, au lieu d'extraire le sang au moyen d'une ventouse scarifiée, comme cela fut pratiqué dans l'expérience précédente, on fit une saignée de la céphalique au pli du bras droit; aucune manifestation éruptive n'existait dans cette région, qui fut d'abord lavée.

Le chirurgien se lava soigneusement les mains, et la bande, la lancette, le vase destiné à recevoir le sang, étaient tout à fait neufs.

Le sang à peine extrait, on en imbiba un plumasseau de charpie que l'on appliqua au docteur Bargioni, à la région supérieure et externe du bras gauche, au niveau de l'insertion du deltoïde, ou l'on avait enlevé l'épiderme et fait trois incisions transversales comme dans les deux expériences racontées plus haut.

La même chose fut pratiquée au docteur Henri Rosi, avec cette différence cependant que l'abrasion de l'épiderme fut faite à la région supérieure et interne de l'avant-bras gauche, et que le sang était déjà refroidi.

Au docteur Henri Passigli, qui fut le troisième, l'inoculation fut faite sur la même région et de la même manière qu'au docteur Bargioni, mais le sang était presque entièrement coagulé. Par conséquent, l'on appliqua sur la surface extérieure, outre la partie liquide, un morceau de caillot.

L'étendue de la surface destinée à l'inoculation fut, chez tous, de deux centimètres de hauteur et un de largeur.

Je crois opportun de répéter que tout ce qui servit à ces expériences était neuf, et que tous ceux qui prirent part, de quelque manière, aux inoculations, se lavèrent soigneusement les mains.

Vingt-quatre heures après, j'ôtai la bande du docteur Bargioni, et je ne trouvai rien de particulier sur la surface qui avait servi à l'inoculation, si l'on en excepte une croûte mince et noirâtre due au sang évasé et desséché. Le même jour, j'enlevai la charpie aux deux autres, et je ne trouvai rien qui méritât une considération spéciale.

Quatre jours après, toute trace de l'inoculation pratiquée avait disparu chez tous. Ayant occasion de voir fréquemment ces messieurs, je n'oubliai jamais de leur demander s'il s'était présenté au point inoculé quelque chose qui méritât d'être vu, et ils me répondaient toujours négativement.

Le 3 mars au matin, pendant ma visite à l'hôpital, le docteur Bargioni vint me trouver et m'annonça qu'au centre de la surface où avait été inoculé le sang, il avait noté une petite élevure qui lui occasionnait un peu de prurit.

Ayant examiné le bras, je vis au point indiqué une petite papule de forme arrondie et d'une couleur rouge, plutôt foncée; l'on n'apercevait aucune induration à la base de la papule ainsi qu'aucun engorgement des glandes axillaires. Je m'abstins de me prononcer sur la nature de ce phénomène, mais il naquit dans mon esprit un fort soupçon qu'il s'agissait d'un effet du sang inoculé.

Je priai alors le docteur Bargioni d'appliquer sur la papule des linges en les maintenant avec un peu de cérat, pour la garantir de tout frottement.

Je revis, avec d'autres personnes et presque tous les jours, cette papule, qui augmenta de façon à atteindre, au bout de huit jours, la dimension d'une pièce de vingt centimes.

Le 11, la papule était couverte d'une squame mince argentée et très-adhérente ; dans les deux jours suivants, cette squame devint plus dense et moins adhérente, et commença à se briser dans la partie centrale.

Le 14, on sentait dans l'aisselle deux glandes grosses comme une noisette, mobiles et indolentes.

La papule était aussi indolente, la sensibilité était seulement un peu augmentée.

Le 19, en pressant sur la squame qui couvrait la papule, on voyait sortir de la périphérie une petite quantité de sérosité purulente, et la pression causait un peu de douleur.

Les glandes axillaires étaient devenues plus grosses et plus dures, mais restaient indolentes. On ne sentait aucune induration à la base de la papule.

Le 21, la squame s'était transformée en vraie croûte qui commençait à se détacher dans quelques points de la périphérie, laissant clairement voir au-dessous une surface ulcérée ; légère induration à la base.

Le 22, ayant enlevé la croûte, on mit à découvert un ulcère d'aspect infundibuliforme : les bords avaient une certaine résistance élastique, représentant très-bien l'induration annulaire. Ils étaient tuméfiés, adhérents et obliques par rapport au fond de l'ulcère qui suintait très-peu et était couvert d'une couche presque diphthéritique, très-peu de douleur.

Il fut traité par de la simple charpie sèche.

Le 26, l'ulcère s'est étendu jusqu'à avoir le diamètre d'une pièce de 50 centimes, et est devenu plus sécrétant ; sa figure est celle d'un petit entonnoir renversé.

L'induration est très-augmentée ; on suit le simple traitement avec la charpie sèche, car le docteur Bargioni veut attendre les manifestations générales avant de commencer un traitement interne.

Rien de nouveau jusqu'au 4 avril. L'ulcère pendant ce temps est restée stationnaire; son fond est plus granuleux, les glandes sont toujours grosses, dures et indolentes, comme aussi l'ulcère reste très-peu douloureux et peu sécrétant.

Le 4 avril, légère céphalée nocturne qui a duré deux ou trois jours. On commence aussi à noter des engorgements glandulaires à la région postérieure du cou.

Le 12 avril, on voit à la surface du corps et spécialement aux côtés du thorax et aux hypochondres, des taches de formes irrégulières et d'une couleur rosée qui ne causent aucun malaise au malade.

Les engorgements glandulaires au cou sont devenus plus marqués. Cet érythème devient plus étendu et plus confluent, les jours suivants, de manière à ne laisser aucun doute sur sa nature syphilttique : pas de fièvre, pas d'état catarrhal, pas de chaleur, aucun prurit à la peau n'accompagne cet érythème maculeux qui dure depuis plus de huit jours, allant toujours en augmentant.

Le 20, les glandes cervicales et susépitrochléennes sont augmentées de volume et de résistance; l'ulcère est toujours à la période d'état spécifique et ne donne aucun signe de marcher vers la cicatrisation.

Le 22, la couleur de l'érythème est franchement cuivrée, et l'on voit mêlées à l'érythème des papules lenticulaires.

L'ulcère primitif est devenu sanguinolent sur les bords et commence à se séparer.

Le traitement mercuriel est commencé.

Il résulte des expériences que je viens de rapporter que le sang d'un syphilitique, avec des accidents secondaires et dans leur période aiguë, inoculé sur cinq individus complétement vierges de toute infection précédente n'a communiqué la syphilis qu'à un seul.

Ceci tendrait à prouver que le sang est contagieux, mais à un moindre degré que le produit de sécrétion des accidents secondaires et beaucoup moins que le virus pris des ulcères infectants. Je sais que l'on pourrait m'objecter que le sang inoculé au docteur Bargioni était dans des conditions différentes de celles dans lesquelles se trouvait le sang inoculé aux autres, puisqu'il était chaud et non en caillot, tandis qu'il était chez les autres froid ou coagulé. Ceci paraîtrait, au premier abord, très-concluant, s'il n'y avait le fait de Waller qui nous démontre que le sang coagulé et extrait, par conséquent, depuis un certain temps du corps peut communiquer la syphilis. Je serais porté à croire que le sang d'un syphilitique est moins contagieux que le produit de sécrétion de formes primitives et secondaires, peut-être parce que le virus est plus dilué dans le liquide sanguin et qu'il ne produit pas des effets ordinaires au point inoculé, je veux dire l'irritation qui est un élément favorisant beaucoup la contagion. Personne ne mettra en doute que les virus, outre leur effet spécifique, ne produisent au point inoculé des effets comme ceux produits par les causes irritantes. Je suis confirmé dans cette présomption en voyant que dans le point qui fut le siége de l'inoculation du sang, il ne se forma pas une pustule (ecthyma primitif) et que la période d'inoculation fut beaucoup plus longue que celle que l'on observe dans les ulcères qui sont le produit de l'inoculation d'un autre ulcère primitif. Je crois, en un mot, que le sang d'un syphilitique, bien que contagieux, manque de la propriété irritante, tandis qu'elle est très-marquée dans le virus de l'ulcère primitif. Je répète cependant que cette manière de considérer la moindre contagiosité du sang est une simple conjecture.

Je pratiquai l'inoculation du sang en le plaçant sur une large surface; non que je partageasse l'opinion de ceux qui croient que c'est une condition essentielle pour que l'inoculation réussisse, mais pour éviter des objections dans le cas où les inoculations que je pratiquais auraient eu un résultat négatif. En effet, si la transmission de la syphilis par la vaccination arrive parce qu'en même temps que le vaccin on inocule du sang, je ne vois dans ces cas ni une vaste surface d'absorption, ni une grande quantité de sang; mais, au contraire, très-peu de sang appliqué sur une surface grande comme sont l'étendue et la profondeur de l'incision faite par l'instrument inoculateur. Que l'on ne m'oppose point que, dans les cas de transmission de syphilis par la vaccination, le vaccinifère étant affecté de syphilis congénitale devait avoir un sang plus virulent et partant plus apte, même en petite quantité, à transmettre la syphilis ; car la science possède des faits, et non en petit nombre, de vaccinifères qui ont pu transmettre une pustule vaccino-syphilitique, bien qu'affectés de syphilis acquise.

En analysant maintenant notre cas d'inoculation positive, l'on voit : 1° que trois ou quatre jours après l'inoculation, toute trace en disparut, et il ne resta qu'une couleur un peu plus rouge, là où l'épiderme avait été enlevé ; 2° que vingt jours s'écoulèrent, sans que l'on notât aucune lésion au point inoculé, et que ce n'est qu'après ce temps que M. le docteur Bargioni aperçut la papule ; 3° que l'apparition tardive de la papule ne pouvait se rapporter à l'inexpérience ou à la négligence, parce que Bargioni connaissait très-bien les caractères de la forme primitive qui se manifestèrent dans le cas raconté par Waller, et cela suffisait à le faire tenir sur ses gardes ; 4° que la manifestation du phénomène primitif arrivée sous forme de papule, celle-ci resta complétement sèche pendant un certain temps, et que ce ne fut qu'après neuf jours qu'elle commença à devenir humide et à s'ulcérer ; 5° que les engorgements des glandes axillaires précédèrent l'ulcération de la papule. Tel n'est pas certainement le mode selon lequel se manifeste un phénomène primitif effet de l'inoculation d'un ulcère infectant ; car celui-ci peut bien quelquefois se transformer en papule, mais il doit avoir été d'abord ulcère : dans notre cas, au contraire, c'est l'inverse qui a eu lieu : d'où l'on doit conclure que le phénomène primitif qui a donné lieu à la syphilis dont est actuellement affecté le docteur Bargioni, a eu les caractères et la marche de ceux qui sont le produit de l'inoculation des accidents constitutionnels. Je dirai enfin qu'il s'est écoulé, de l'inoculation aux premières manifestations générales, soixante-cinq jours ; de l'apparition du phénomène primitif à l'érythème, quarante-trois ; de l'inoculation à la forme primitive, vingt-deux.

J'ai cru devoir publier ces expériences avec des détails assez longs et minutieux, non pas tant pour l'importance du fait en lui-même, que parce qu'il peut servir à éclairer une question agitée en ce moment, celle de déterminer si la transmission de la syphilis par la vaccination arrive parce que en même temps que le *virus vaccin* l'on inocule du sang, ou elle est due à d'autres causes que ce n'est pas à présent le moment de rechercher.

Il me semble avoir pris les plus grandes garanties pour que le fait eût toute l'importance possible, et pour que l'on ne cherchât pas à l'infirmer en trouvant des explications plus ou moins étranges et bizarres.

Je répète que tous les objets qui ont servi à l'inoculation, sans en excepter la charpie et les bandes, étaient neufs, et que ceux qui y prirent part se lavèrent avec soin les mains, cherchant à se mettre dans des conditions capables de ne laisser dans l'esprit de personne pas même le soupçon que l'on pût avoir inoculé autre chose que le sang.

Il reste donc démontré, d'après les cinq expériences que j'ai faites, que chez un individu qui n'avait jamais été affecté de maladie vénérienne, par l'inoculation du sang d'un syphilitique à la période aiguë des manifestations secondaires, l'on détermina au point inoculé une papule, qui s'ulcéra, et qui fut accompagnée et suivie de tous les phénomènes propres à l'ulcère infectant.

En terminant, je sens le devoir de remercier, au nom de la science et en mon nom, ces hommes courageux qui, sans se soucier du danger, ont voulu élucider un point controversé de syphilis, en s'offrant bénévolement à toutes les conséquences d'une expérience si périlleuse.

N. B. — Plusieurs des professeurs de notre école ont constaté la nature syphilitique des formes morbides dont est actuellement atteint le docteur Bargioni.

à inoculer de l'homme à la vache, avait adopté cette pratique non pas pour multiplier les sources du vaccin, mais pour en augmenter l'activité. Il pensait que le vaccin transplanté sur l'homme devait s'affaiblir et dégénérer par ses propagations successives, par la raison bien naturelle que la vaccine n'est pas une maladie de l'espèce humaine. Seulement il est à remarquer en passant que les vaccinations de Troja, faites de l'homme à la vache, réussissaient avec difficulté.

Troja suivit la cour des Bourbons à Palerme dans les premières années du siècle, et Galbiati se fit son successeur en cette manière d'envisager la question de l'activité du virus vaccin. Les médecins les plus illustres du pays ne regardaient pas de mauvais œil cette pratique; mais la médecine officielle ne l'adopta pas, et en 1810 elle la menaça d'une proscription formelle.

Ce fut alors que Galbiati publia un mémoire sur la vaccination animale (1).

Ce qui constitue le mérite principal de l'ouvrage de Galbiati, c'est qu'il a le premier constaté que parmi les vaccinés d'homme à homme, il y en avait quelques-uns qui, après la vaccination, se trouvaient affectés de maladies dont ils n'avaient pas souffert auparavant, et que ces maladies étaient précisément celles qui sont transmissibles d'homme à homme. Et il soutenait en conséquence, que lorsque l'on voulait préserver les vaccinés de cette fâcheuse possibilité, il fallait vacciner de la vache à l'homme.

Galbiati ne méconnaissait pas que la vaccination avec le vaccin de la vache, qu'il appelait vaccination *animale*, développait sur l'homme des effets plus énergiques que celle pratiquée avec le vaccin pris sur l'homme, qu'il appelait vaccination *humaine;* mais il démontra qu'elle n'était ni plus dangereuse, ni moins prophylactique contre la petite vérole. Il soutenait, au contraire, par l'analyse de nombreuses vac-

(1) *Memoria sulla inoculazione vaccina coll'umore ricavata immediatemente della vacca precedentemente inoculata,* di Gennaro Galbiati, chirurgico del Ospedale degli Incurabili. Napoli, 1810.

cinations faites d'homme à homme pendant dix ans, que le vaccin pris sur l'homme est capable d'une diminution d'activité : 1° par les qualités individuelles du sujet qui le fournit; 2° par l'influence d'une température trop élevée; 3° par une longue exposition à l'air atmosphérique; 4° et par le temps qui s'écoule depuis l'apparition de la pustule; — et que le vaccin pris sur la vache n'est pas capable d'affaiblissement parce qu'il avait réussi dans ses mains pendant les saisons les plus chaudes, et sur des enfants qui avaient été réfractaires au vaccin pris sur l'homme. Il avait trouvé efficace le vaccin jusqu'à trois semaines après l'avoir pris sur la vache, et il avait constaté l'observation, déjà faite par Amantra, que les enfants inoculés de la vache fournissent le virus le plus efficace à reproduire la vaccine.

A l'époque où écrivait Galbiati, la médecine officielle soutenait, comme peut-être encore aujourd'hui, le principe que le vaccin, pris même sur un individu affecté d'autres maladies contagieuses, ne pouvait produire que la vaccine, tandis que l'opinion publique et des médecins très-éclairés professaient le principe contraire. Cotugno disait : *chi innesta, innesta tutto* (lorsqu'on inocule, on inocule tout). Galbiati était de cet avis; et il publia dans son mémoire quatre observations, afin de démontrer que la syphilis peut être transmise par la vaccination humaine. Aujourd'hui on trouverait ces observations incomplètes parce qu'elles manquent des détails nécessaires sur le vaccinifère; mais malheureusement on ne pourrait pas en contester la véracité, parce que des faits pareils à ceux du Palatinat et de Rivalta se sont assez souvent répétés pour les rendre incontestables. Et Galbiati avait une idée très-exacte de la syphilis qu'il avait étudiée dans le célèbre traité de Hunter.

Les faits auraient pu suffire à Galbiati; mais il ne s'en contenta pas, et il passa à l'exposition de sa théorie de la transmissibilité d'autres virus avec le vaccin humain, théorie qui, même de nos jours, ne laisse rien à désirer.

Or voici l'idée qu'il se formait de l'influence de la vaccination animale sur cette transmissibilité. « Supposons, dit-il, qu'en voulant inoculer le vaccin à une vache, on emploie le virus vaccin pris sur un homme syphilitique, scrofuleux, herpétique ou affecté d'une autre maladie qui ne puisse pas se développer sur cet animal, ou contre qui l'organisme de cet animal ne réagit point; quel en sera le résultat? Sans doute il arrivera que de la petite quantité de fluide employé pour l'inoculation, les particules vaccinales seules auront un effet complet; elles seules seront capables de se multiplier, parce que l'organisme de cet animal a de l'*idonéité* pour ce seul virus. Quel sera le rôle des autres particules virulentes combinées avec les vaccinales dans le virus inoculé? Elles resteront inutiles; elles ne pourront pas se multiplier; l'organisme ne pourra pas se prêter à leur élaboration; il ne réagira pas contre elles. Ces particules restées inutiles n'étant pas facilement capables de modification, elles subiront le sort de tout ce qui, hétérogène et inassimilable, est appliqué à l'organisme animal. Tout est en mouvement dans l'organisme; tout se renouvelle; tout est continuellement absorbé, tout continuellement dissipé. Les émonctoires ordinaires du corps donneraient donc issue à ce qui y est resté de non assimilé et d'impur.

» La pustule qui dans ce cas se développerait sur la vache, étant uniquement excitée par les particules vaccinales du virus mélangé que l'on a inoculé, serait sans nul doute le seul produit des humeurs propres de l'animal, et par conséquent pur sans aucun autre mélange virulent, et incapable de reproduire par l'inoculation autre chose que la simple et innocente vaccine.

» Je ne puis pas comprendre comment un raisonnement si facile, si conforme à la *raison médicale*, soit si peu intelligible aux adversaires de la méthode de vaccine que nous avons adoptée, parce qu'ils demandent dans la vache des émonctoires hypothétiques pour la dépuration du vaccin. Sans mettre à une sévère contribution les efforts de la pensée, il nous semble qu'il est très-facile de tirer des notions médicales les déductions suivantes :

» Si dans l'homme il y a plusieurs maladies transmissibles

par l'inoculation d'un sujet à l'autre ; si ces maladies ne se confondent pas entre elles et que leurs germes développent les effets propres du virus dont ils émanent, plusieurs maladies pourront donc se communiquer avec la vaccine sans se confondre avec elle. Si plusieurs de ces maladies ne sont pas transmissibles à la vache, leurs germes réunis à ceux de la vaccine dans le virus resteront inutiles sur cet animal. La vaccine qui se développera en lui sera donc pure et libre du mélange de toute contagion, parce qu'elle est le produit unique des particules vaccinales du virus et des humeurs propres de l'animal.

» Ce n'est pas une panique, ce n'est pas une hypothèse que l'homme puisse souvent gagner d'autres maladies avec la vaccine humaine. C'est prouvé par les faits, appuyé par le raisonnement, et c'est constaté par les médecins observateurs.

» Celui qui veut dissiper cette crainte, celui qui prétend inspirer une folle assurance de ne point multiplier avec la vaccine les maladies de l'homme, quoique le vaccin en contienne les germes, n'est pas un philanthrope. Il se rend par avance responsable de toutes les victimes qui pourront être immolées à une si folle croyance. »

Nous avons vu comment l'opinion publique répondit à Naples aux efforts du célèbre chirurgien ; il ne sera pas inutile de voir comment la médecine officielle répondit.

Le livre de Galbiati est ignoré même par les plus minutieux bibliophiles; et Husson (1), en 1813, écrivait :

« L'art peut, à volonté, développer le cowpox en inoculant à la vache la matière de la vaccine prise sur l'homme. Cette expérience a été faite pour la première fois le 23 octobre 1800, au village de Jinqueux, près Reims, par M. Duquenelle, chirurgien distingué de cette ville. La maladie a présenté la succession des phénomènes que j'ai décrits plus haut. On a ensuite reporté la matière de la vache sur plusieurs enfants,

(1) *Dictionnaire des sciences médicales*. Paris, 1813, t. VII, p. 243, art. COWPOX.

et la vaccine a parcouru sur eux son cours accoutumé de la manière la plus régulière. Cette expérience a été ensuite fréquemment répétée par plusieurs médecins et vétérinaires, avec un semblable succès. Je l'ai faite un très-grand nombre de fois, et je ne me suis jamais aperçu que la vaccine fût, dans ces cas, plus active que lorsque la matière avait été prise de bras à bras. Ce transport de la vaccine de l'homme sur la vache, est un moyen que quelques personnes préfèrent pour leurs enfants sous le vain espoir que, si le fluide vaccin est entaché de quelque vice constitutionnel inhérent, soit au sujet qui le fournit, soit à la série de ceux à travers lesquels il a passé jusqu'à ce dernier, il s'épurera par son retour sur la vache, et sortira de cette dernière sans aucun mélange *morbifère*. Ce raisonnement est dénué de toute espèce de fondement. »

Et dernièrement M. le professeur Tardieu (1) écrivait que l'*inoculation de la vaccine ne peut se faire de la vache à l'homme* que dans des circonstances très-rares.

A Lyon, on fut surpris d'entendre dire que le roi Ferdinand II faisait vacciner ses enfants avec le vaccin de la vache, tandis que son gouvernement obligeait ses sujets à être vaccinés d'homme à homme; mais il y a quelque chose de bien plus surprenant : c'est qu'à Naples en 1810, tandis que le Comité menaçait de proscrire par une loi la vaccination animale, ses membres les plus distingués, Cotugno, Villari, Sementini se servaient, pour vacciner les enfants de leurs parents et amis, du vaccin de la vache (2).

Partout donc la médecine officielle resta inébranlable pendant un demi-siècle devant la logique et le bon sens.

Ses émules firent payer bien cher à Galbiati le mérite d'avoir reconnu le vrai dans cette question. Ils étaient fidèles à la tradition du pays depuis Marc-Aurèle Sévérin. Mais la postérité doit être inflexible entre lui et ses opposants si l'on veut chercher la véritable cause de la mort de toutes les vic-

(1) *Manuel de pathologie et clinique médicales*. Paris, 1857.

(2) Galbiati, *Oper, cit.*, p. 12.

times faites par la syphilis inoculée avec le vaccin pendant le demi-siècle qui vient de s'écouler.

Nous ne croyons pas être trop sévères en flétrissant le manque de logique et de bon sens des adversaires de Galbiati, et nous croyons au contraire rendre un véritable service à la science en appelant l'attention des médecins sur la gravité des conséquences d'un principe de thérapeutique mal posé ou mal interprêté.

Nous insistons sur cette sévérité de jugement, parce que nous voyons avec le plus grand regret la même faute de logique se répéter un demi-siècle après la découverte de Jenner, en appliquant la découverte de Morton et Jackson. En se tenant rigoureusement à l'observation de Jenner, on aurait dû inoculer toujours à l'homme le cowpox afin de le préserver de la petite vérole, et on aurait épargné sûrement la vie à tous les enfants à qui on a inoculé la syphilis avec le vaccin. Sans s'éloigner de la découverte de Jackson et Morton et en se contentant du premier succès obtenu par M. Hayward avec l'éther sulfurique, on aurait conservé sûrement la vie à tous les hommes que le chloroforme a tués et que probablement il tuera encore pendant longtemps!

Néanmoins il ne faut pas méconnaître que parmi les opposants à la vaccination animale il y a des hommes d'un mérite éminent et qui se trompent de bonne foi. Un examen et une revue de leurs oppositions ne sera donc pas sans profit pour le principe que nous soutenons.

La première des oppositions et peut-être la plus répandue est, que les effets du cowpox inoculé à l'homme sont très-énergiques, c'est-à-dire que le vaccin de l'homme est moins fort que le vaccin de la vache. Cette raison, qu'on pourrait appeler *du plus fort*, était si généralement acceptée que Galbiati même, comme nous venons de voir, l'avait subie, mais Husson la niait formellement.

Nous répétons qu'ayant vacciné toujours de la vache à l'homme nous n'avons jamais observé rien de pareil, soit en revaccinant des adultes, soit en vaccinant des enfants. Mais comme nous pouvions être tombés sur des exceptions, nous voulûmes essayer sur nous-même la force du cowpox. Le 16 décembre 1817, je me fis inoculer par M. Negri, le vaccin d'une génisse. J'avais été vacciné dans mon enfance avec le vaccin de l'homme. A dix heures du soir du même jour, eut lieu à Naples un tremblement de terre si terrible qu'une bonne partie de la population passa la nuit à la belle étoile, et moi aussi. Les jours suivants, rien ne m'empêcha de sortir comme à l'ordinaire, et de continuer mes occupations, quoique je portasse quatre pustules de vaccin bien caractéristiques à mes deux bras; et j'en fis plusieurs démonstrations à mes confrères à l'hôpital, de manière que je fus convaincu que, au moins pour le vaccin, la raison du plus fort n'est pas la meilleure.

Le 17 août 1862, à l'Académie pontanienne (1) de Naples, après avoir entendu la statistique de la vaccine, faite par mon honorable confrère M. Minervini, conservateur actuel du vaccin, je fis la proposition d'abolir la vaccination humaine et de la remplacer par la vaccination animale. On m'objecta que les animaux mêmes ont des maladies dont les germes pourraient être inoculés à l'homme, en faisant allusion précisément à la tuberculose. Mais il est facile de reconnaître que la tuberculose dans les vaches se développe à un âge très-avancé, que cette maladie n'est pas aussi fréquente sur la vache que sur l'homme; et si par conséquent ses germes sont transmissibles à l'état simple de prédisposition, il serait toujours plus dangereux d'inoculer le vaccin de l'homme que celui de la vache. Nous n'insistons pas sur ce raisonnement de la transmissibilité des prédispositions, parce que même en l'acceptant il serait plus favorable à faire préconiser la vaccination animale que la vaccination humaine.

On a aussi opposé la difficulté d'avoir des animaux en nombre suffisant aux besoins de notre espèce. Mais lorsque l'on considère que chaque veau et chaque vèle que l'on tue pour notre alimentation peut fournir une centaine de pustules sans subir aucune détérioration permanente dans les condi-

(1) *Rendicontò dellè tormate dell'academia pontaniana*, 1862, p. 159.

tions d'embonpoint et de santé, et qu'un inoculé peut être facilement transporté à de grandes distances, on ne mettra pas en doute qu'une opposition pareille n'est pas sérieuse.

On croit plus généralement qu'il n'est pas facile de vacciner les vaches, et qu'il est encore moins facile de vacciner de la vache à l'homme. Nous avons déjà remarqué que Troja, dans son temps, ne réussissait pas facilement; et Galbiati aussi dans le commencement de ces vaccinations trouvait des difficultés qu'il crut avoir vaincues en maintenant le pus à l'état fluide sur les scarifications pour quelques instants, en le dérobant au contact de l'air atmosphérique au moyen d'un corps imperméable. Il assure que, grâce à ce moyen, il réussissait mieux avec le cowpox qu'avec le vaccin de l'homme.

Husson choisissait les vaches qui sont moins fortes laitières et il conseillait d'avoir soin de bien laver et sécher leurs pis ou trayons avant de les vacciner ; de ne pratiquer l'opération que sur deux trayons afin que les deux autres pussent être réservés pour être traits ; d'enfoncer la lancette plus profondément que dans l'homme ; d'avoir l'attention de n'exercer aucune espèce de pression sur les trayons vaccinés pendant tout le cours de la maladie, et d'attendre pour puiser le fluide contenu dans les pustules que la maladie soit à la fin de la troisième période.

Or voici la pratique suivie à Naples par M. Negri, qui selon nous ne laisse rien à désirer. M. Negri inocule de la vache à la vache. Il se sert de vèles ou de veaux, suivant la facilité de l'acquisition. Sur la vèle il inocule les trayons, et sur les veaux la peau de la région hypogastrique ordinairement d'un seul côté. Après avoir bien rasé le poil, il fait des scarifications de la longueur de 8 à 10 millimètres, et à la distance de 10 à 15 millimètres l'une de l'autre, et il y applique le vaccin, en le couvrant avec de la baudruche (1). Sur chaque animal il ne fait pas moins de cent scarifications pour avoir cent pustules.

Dès le quatrième jour, pour se servir de la pustule, il en fait l'excision au moyen d'une lancette en dédolant et sans

(1) Voyez, plus loin, p. 380, le mode opératoire.

dépasser le derme. Il prend la pustule dans ses doigts, il la râcle avec le tranchant de la lancette, il en exprime le vaccin et il s'en sert, soit pour inoculer, soit pour conserver dans des tubes, ou dans le verre. Il continue cette fonction pendant toute une semaine en conduisant l'animal dans tous les endroits de la ville où on le demande.

M. Bima, médecin chef du sixième département militaire de l'armée italienne, est le premier membre de la médecine officielle qui se soit rendu à nos raisonnements et à l'évidence des faits observés à Naples. Depuis un an il fait vacciner dans les régiments et les colléges militaires avec le cowpox de Naples.

Nous ne croyons pas qu'aujourd'hui la vaccination animale puisse trouver en France des opposants sérieux, précisément lorsque au récit de ce qui se passe à Naples depuis si longtemps nous avons joint les aveux si probants de Husson.

Mais si par hasard il y avait quelque opposant, ou si nous n'avions pas bien exposé la méthode napolitaine, nous nous mettons dès aujourd'hui à la disposition de tous les confrères qui voudront faire une excursion dans notre pays, et nous serons charmé de montrer par les faits notre reconnaissance pour l'accueil cordial et sympathique dont on nous a honoré à Lyon.

INOCULATIONS

DU

VACCIN ANIMAL A LYON

Par M. le docteur PHILIPEAUX.

Nous sommes heureux de pouvoir publier, comme supplément pratique au mémoire de M. Palasciano, le récit des premières applications faites de la méthode napolitaine, à Lyon, récit que nous devons à l'obligeance de M. le docteur Philipeaux.

M. le docteur Lanoix, qui avait été à Naples étudier la vaccination animale, emmenait avec lui à Paris une génisse de neuf mois, vaccinée avec le vaccin animal le 2 décembre, et qui était, par conséquent, le 6, au quatrième jour de l'éruption. Invité, par la bienveillante prière de M. Palasciano à s'arrêter à Lyon, il se rendit avec une obligeance extrême à ce désir, et permit à MM. Chauveau et Philipeaux d'inoculer le vaccin de sa génisse à une génisse achetée et conduite, dans ce but, à la gare de Perrache. Voici la description détaillée de cette opération et de ses résultats :

L'animal ayant été couché sur le côté gauche, solidement garrotté et maintenu par des aides, nous avons pu, dit M. Philipeaux, constater un très-grand nombre de pustules sur la peau de la région iliaque droite située immédiatement à côté des trayons.

Ces pustules étaient très-peu apparentes, à peine perceptibles à l'œil ; et nous aurions pu facilement croire de prime-abord qu'elles n'étaient pas suffisamment développées, si M. Lanoix ne nous avait montré, en nous les faisant toucher, leur suffisant développement. Il nous a même appris que M. Negri vaccinait avec du vaccin pris sur des pustules bien moins avancées, ne datant que de 72 heures.

M. Lanoix a bien voulu procéder lui-même sous nos yeux à l'inoculation, en mettant en pratique le procédé qu'il a vu exécuter et réussir à Naples, par M. Negri.

Pour enlever les pustules, M. Negri se sert, à ce qu'il paraît, d'une forte lancette ronde à son extrémité et bien tranchante sur ses côtés.

N'ayant pas pour le moment cet instrument à sa disposition, M. Lanoix s'est servi d'un bistouri. Après avoir soulevé avec la main gauche une portion de la peau couverte de pustules, il a opéré une légère traction, afin de les faire bien saillir; puis, s'armant d'un bistouri tenu avec la main droite, il a coupé, en dédolant et vite, la surface du derme sur laquelle reposait la pustule à enlever de manière à ce qu'elle se trouvât tout entière comprise dans le morceau de derme enlevé; il a ainsi coupé cinq pustules.

Il est expressément recommandé par M. Negri, pour avoir du bon vaccin, de ne pas ouvrir la pustule par sa face externe en y plongeant l'extrémité d'une lancette, selon l'usage des vaccinateurs ordinaires, mais bien d'enlever la pustule en entier, et même la portion du derme située au-dessus d'elle. Nous dirons bientôt le motif de ce détail pratique, auquel M. Negri attache une extrême importance.

Cela fait, notre génisse à expérimenter, âgée de 11 mois, ayant été couchée sur le côté droit, garrottée et solidement maintenue, la région inguinale gauche préalablement rasée, M. le professeur Chauveau y a fait des incisions verticales superficielles, analogues à celles que l'on pratique lorsqu'on veut appliquer des ventouses.

M. Lanoix prenant alors une des pustules préalablement enlevées à sa génisse, en a appliqué la face externe sur la face interne de son doigt indicateur gauche, de manière à pouvoir, en râclant le derme adhérent à la face postérieure de la pustule, opérer l'extraction du vaccin, chose très-importante et qui n'est certes pas des plus faciles. La tenant ainsi solidement dans cette position par une de ses extrémités avec le pouce de la main, il a alors, avec une forte lancette, râclé à plusieurs reprises et fortement, et enlevé de la sorte tout le derme situé au-dessus de la pustule. Il a alors pris le vaccin avec l'extrémité et le plat de sa lancette, et porté à plusieurs reprises celle-ci dans les incisions ou scarifications faites sur notre génisse.

Grâce à cette pratique, qui exige, à ce qu'il paraît, beaucoup d'habileté, la pustule est parfaitement mise en évidence dans sa partie contenant le meilleur vaccin et celui qui se trouve le plus naturel.

M. Chauveau a inoculé quatre trayons par un procédé familier à M. Saint-Cyr ainsi qu'à lui-même pour leurs inoculations expérimentales.

L'opération étant terminée, nous avons passé à la vaccination de trois enfants de sept mois, huit mois et un an, non vaccinés, et amenés dans ce but par M. le docteur A. Favre, et par moi-même.

M. Lanoix, prenant une lancette, a commencé par pratiquer de très-petites scarifications à la peau, de manière à les faire assez profondes, mais en évitant le plus possible l'effusion du sang; puis, prenant du vaccin d'une pustule préalablement râclée, comme il a été dit plus haut, il l'a appliqué sur ces scarifications, en passant dessus elles le plat de la lancette couverte du liquide inoculable; un petit carré de baudruche a été mis sur chaque inoculation. Il doit rester en place trois ou quatre heures.

On a fait à chaque enfant deux inoculations à la partie supérieure externe du bras.

Deux adultes, un docteur et un étudiant en médecine, qui s'étaient offerts pour l'expérience, ont été inoculés de la même manière.

L'inoculation a parfaitement réussi sur la génisse ainsi que sur les deux enfants.

Dès le quatrième jour, le 10 décembre, nous étant transportés à l'école vétérinaire avec MM. Diday et Viennois, nous avons constaté, en présence de MM. les professeurs A. Rey et Chauveau, que tous les points inoculés à la génisse étaient le siége d'une inflammation survenue après une incubation de trente heures environ, et tendant partout à la pustulation.

La forme pustuleuse était plus apparente aux endroits inoculés par M. Chauveau. M. Diday se fit, séance tenante, inoculer par deux piqûres avec le fluide recueilli sur l'une de ces deux pustules naissantes des trayons.

La vaccination faite le 6, aux trois enfants avec le fluide de la génisse napolitaine, a également réussi. Dès le troisième jour, on pouvait prédire ce succès, qui est, aujourd'hui, 12, entièrement manifeste.

Les trois enfants vaccinés le 6 décembre avec le vaccin de la génisse napolitaine ont été présentés, le 12, à la séance de la Société de médecine. Nos collègues ont constaté le développement, chez ces enfants, aux points inoculés, de pustules ombiliquées, à contenu puriforme, plus aplaties néanmoins que des boutons vaccinaux ordinaires.

Tels sont, à ce jour, les résultats acquis de cette pratique, qu'il reste sans doute à étudier, à créer quant à ses moyens d'extension, peut-être à circonscrire pour quelques-unes de ses indications, mais que certainement Lyon, qui l'a vu renaître, ne laissera pas éteindre.

OBSERVATIONS ET EXPÉRIENCES

DE SYPHILIS VACCINALE

COMMUNIQUÉES A L'ACADÉMIE DE MÉDECINE,

Par le docteur **AUZIAS-TURENNE.**

Monsieur le président, j'ai l'honneur de transmettre à l'Académie les documents qui suivent, à titre de contribution au débat actuel :

I. Observations. — 1° Voici deux faits dont je dois la communication à un confrère de province, honorable et instruit. Ce qu'il rapporte s'est passé dans un chef-lieu de sous-préfecture. La pièce originale est à la disposition de l'Académie.

« Deux dames âgées de trente à trente et un ans, assez bien douées par la nature, et désireuses de ne rien perdre de leurs avantages, prièrent une sage-femme de les revacciner. Celle-ci pratiqua la petite opération en prenant le vaccin sur un enfant de Paris, en nourrice dans la localité. Du sang coula, dit-on, des piqûres de l'enfant et de celle des deux dames.

» Au bout d'un mois à six semaines, une de ces dames, voyant que ses boutons ne se cicatrisaient pas, me pria de l'examiner : je constatai au bras gauche une ulcération violacée, profonde, d'un centimètre de diamètre, à bords inégaux et renversés. Cette ulcération était recouverte d'une croûte assez épaisse, qui, au dire de la malade, se renouvelait de temps en temps. Le bras droit offrait deux ulcérations moins profondes, mais ayant les mêmes caractères. Les ganglions axillaires et cervicaux étaient engorgés. Il y avait des douleurs nocturnes. Bientôt une roséole cuivrée se répandit par tout le corps. Cependant l'ulcération, qui avait conservé sa teinte violacée, commençait à se cicatriser. »

L'auteur note que les parties sexuelles et que les ganglions de l'aine étaient exempts de toute lésion, mais que plus tard apparut une plaque muqueuse au périnée. Il donne ensuite des détails sur le traitement et sur ses résultats.

La seconde dame attendit plus longtemps avant que de se décider à consulter le médecin. Mêmes accidents aux bras que chez la première. Plus tard, ulcérations aux amygdales, roséole, et deux mois après l'inoculation vaccinale, quelques ulcérations superficielles aux organes génitaux.

L'observateur, médecin des maris, s'est assuré qu'aucun d'eux ne portait des traces de syphilis; il leur a prudemment conseillé l'abstention de rapports conjugaux.

Le vaccinifère ayant été rendu à ses parents n'a pu être examiné.

Une troisième personne soumise à la vaccination en même temps que ces dames, n'a pas voulu montrer ses bras, et a répondu évasivement à toutes les questions qu'on lui a faites. Il s'agit, peut-être, dit le narrateur, d'un troisième accident tenu secret.

2° J'ai publié dans le *Courrier médical* du 30 mai 1863, entre autres faits, la relation d'un enfant dont la matière d'une pustule vaccinale de onze jours avait transmis la syphilis, tandis que la lymphe de la même vésico-pustule, recueillie trois jours plus tôt, avait été inoculée sans danger à deux enfants.

II. Expériences. — 1° Le professeur W. Boëck a écrit à l'Académie des sciences le 18 août 1856 :

«...... Dans la syphilisation des enfants, j'ai souvent fait un mélange de la matière syphilitique avec du vaccin, et je n'ai obtenu que des pustules syphilitiques. Quelques jours plus tard, j'inoculais le même enfant avec du vaccin sans mélange, et j'obtenais les pustules vaccinales les mieux caractérisées.... »

Je rapporte ce texte qu'on a allégué à tort, ce me semble, à l'appui de l'opinion de ceux qui considèrent le sang comme l'unique agent de la contagion dans les *syphilis ex vacciná.*

2° A une date beaucoup plus récente, le même expérimentateur habile a vacciné un enfant atteint de syphilis héréditaire. Le vaccin recueilli ensuite sur cet enfant a été soigneusement mélangé à son propre sang et inoculé dans cet état à deux *spédalques*, exempts de syphilis et déjà vaccinés dans leur enfance. Chez un seul de ces derniers, une vaccine régulière se développa, mais chez aucun des deux — ils ont été longtemps surveillés et le sont encore — la syphilis n'a été le résultat de l'inoculation.

Agréez, monsieur le président, etc.

TABLE DES MATIÈRES

Paris. — Imprimerie de E. MARTINET, rue Mignon, 2.

www.ingramcontent.com/pod-product-compliance
Ingram Content Group UK Ltd.
Pitfield, Milton Keynes, MK11 3LW, UK
UKHW020607230726
13926UKWH00005B/2244

9 782013 607049